Christina Gschwendtn…

111 Dinge über die Wechseljahre, die man wissen muss

111

emons:

Bibliografische Information der Deutschen Nationalbibliothek
Die Deutsche Nationalbibliothek verzeichnet diese Publikation in der Deutschen Nationalbibliografie; detaillierte bibliografische Daten sind im Internet über http://dnb.d-nb.de abrufbar.

FSC
www.fsc.org
MIX
Papier | Fördert gute Waldnutzung
FSC® C083411

Covergestaltung: Karolin Meinert
Lektorat: Julia Lorenzer
Layout: Eva Kraskes, nach einem Konzept
von Lübbeke | Naumann | Thoben
Druck und Bindung: CPI – Clausen & Bosse, Leck
Printed in Germany 2024
ISBN 978-3-7408-2344-3

Vorwort

»Ein Buch über die Wechseljahre? Du kannst doch unmöglich schon im Wechsel sein?« Wie oft habe ich diese Fragen in den letzten Monaten gehört! Der dabei leicht irritierte Blick meiner Freundinnen verriet mir, was sie dachten, aber nicht laut aussprachen. »Ja, ich habe meine Periode noch«, lautete dann auch stets meine Antwort. »Aber das ist nicht der Punkt.«

Ich wusste es lange Zeit selbst nicht besser und setzte die Wechseljahre mit dem Ausbleiben der Periode gleich. Der altersbedingte hormonelle Umstellungsprozess im weiblichen Körper beginnt allerdings viel früher und kann zahlreiche Veränderungen und Beschwerden mit sich bringen. Die Wechseljahre sind mehr als Hitzewallungen. Ich merke, dass mein weibliches Multitasking-Talent nachlässt, meine Stimmung mit dem launischsten Aprilwetter problemlos mithalten kann, mein Körper nach proteinreichen Mahlzeiten giert und sich das nächtliche Gedankenkarussell beim Einschlafen immer schneller dreht.

Jede Frau erlebt die Wechseljahre unterschiedlich. Manche nehmen sie mit Leichtigkeit, andere haben mit enormem Gegenwind zu kämpfen. Jede Frau hat somit andere Fragen auf dem Herzen. Frauengesundheit rund um die Lebensmitte beinhaltet viele wichtige Themen, jedes davon wäre ein eigenes Buch wert.

Die folgenden 111 Seiten sollen einen ersten Überblick über das Klimakterium geben: von den körperlichen Vorgängen und Ursachen möglicher Beschwerden über Fragen rund um Ernährung, Gesundheit, Bewegung und Lebensstil bis hin zu seelischen Herausforderungen wie dem Empty-Nest-Syndrom, Angstzuständen oder Depressionen. Manche Fragestellungen werden Sie vielleicht überfliegen, andere werden Sie belächeln, auf manchen Seiten werden Sie sich unter Umständen wiederfinden, und manche werden Ihnen gar als »Eye-Opener« dienen. Und falls Ihre Freundinnen Sie fragen sollten, ob Sie im Wechsel sind, dann kennen Sie auf jeden Fall die richtige Antwort.

111 Dinge

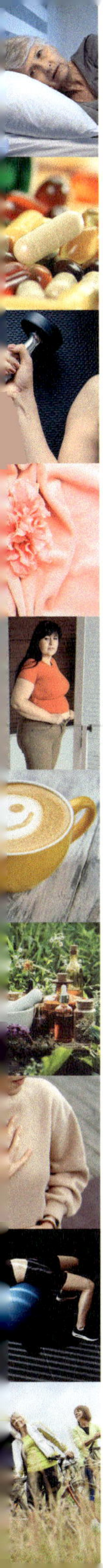

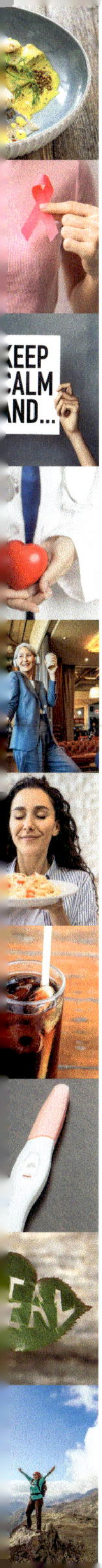

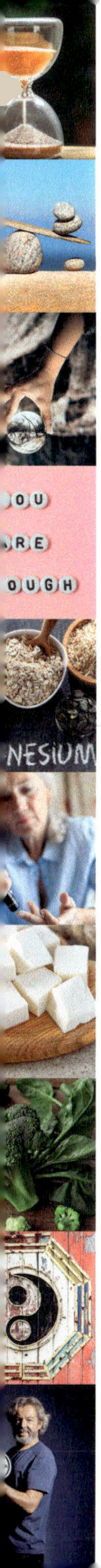

1 Das Klimakterium

Welche Phasen halten die Wechseljahre bereit?

Manche Frauen erleben sie früher, manche später. Für die einen sind sie kein großes Thema, für die anderen eine starke körperliche und seelische Belastung. So unterschiedlich die Wechseljahre empfunden werden, eines steht fest: Jede Frau kommt früher oder später in den Wechsel. Doch was ist damit genau gemeint?

Der medizinische Fachbegriff lautet »Klimakterium« und leitet sich vom griechischen Wort *klimaktér* ab, das mit »Sprosse einer Leiter« übersetzt werden kann. Eine treffende Bezeichnung, denn die natürliche hormonelle Umstellung der Frau in der Lebensmitte passiert nicht schlagartig von heute auf morgen, sondern Schritt für Schritt, Jahr für Jahr – und das über einen längeren Zeitraum hinweg. Im Schnitt dauern die Wechseljahre fünf bis acht Jahre, meist im Alter zwischen Mitte 40 und Mitte 50. Dabei durchläuft der weibliche Körper drei Phasen, die durch unterschiedliche Symptome geprägt sind: die Prämenopause, die Perimenopause und die Postmenopause. Die eigentliche Menopause beschränkt sich dabei auf nur einen einzigen Tag.

Rund um die Lebensmitte geht der Eizellenvorrat, die ovarielle Reserve, zur Neige. Zyklusschwankungen bis hin zum endgültigen Ausbleiben der Periode sind ein Zeichen dafür, dass sich die Hormonproduktion in den Eierstöcken auf das Ende der fruchtbaren Phase vorbereitet. Der Hormonhaushalt, allen voran die weiblichen Sexualhormone Östrogen und Progesteron, befinden sich während dieser Zeit im Ungleichgewicht. Genau diese Disbalance kann zu Beschwerden wie Hitzewallungen, Nachtschweiß, Gewichtszunahme, Stimmungsschwankungen oder verminderter Libido führen.

In der Fachwelt werden diese Leiden unter dem Begriff »klimakterisches Syndrom« zusammengefasst. Pendeln sich die Hormone in der Postmenopause auf ein dauerhaft niedriges Niveau ein, kehrt auch das Wohlbefinden wieder zurück. Der Körper hat sich an die neue hormonelle Situation gewöhnt.

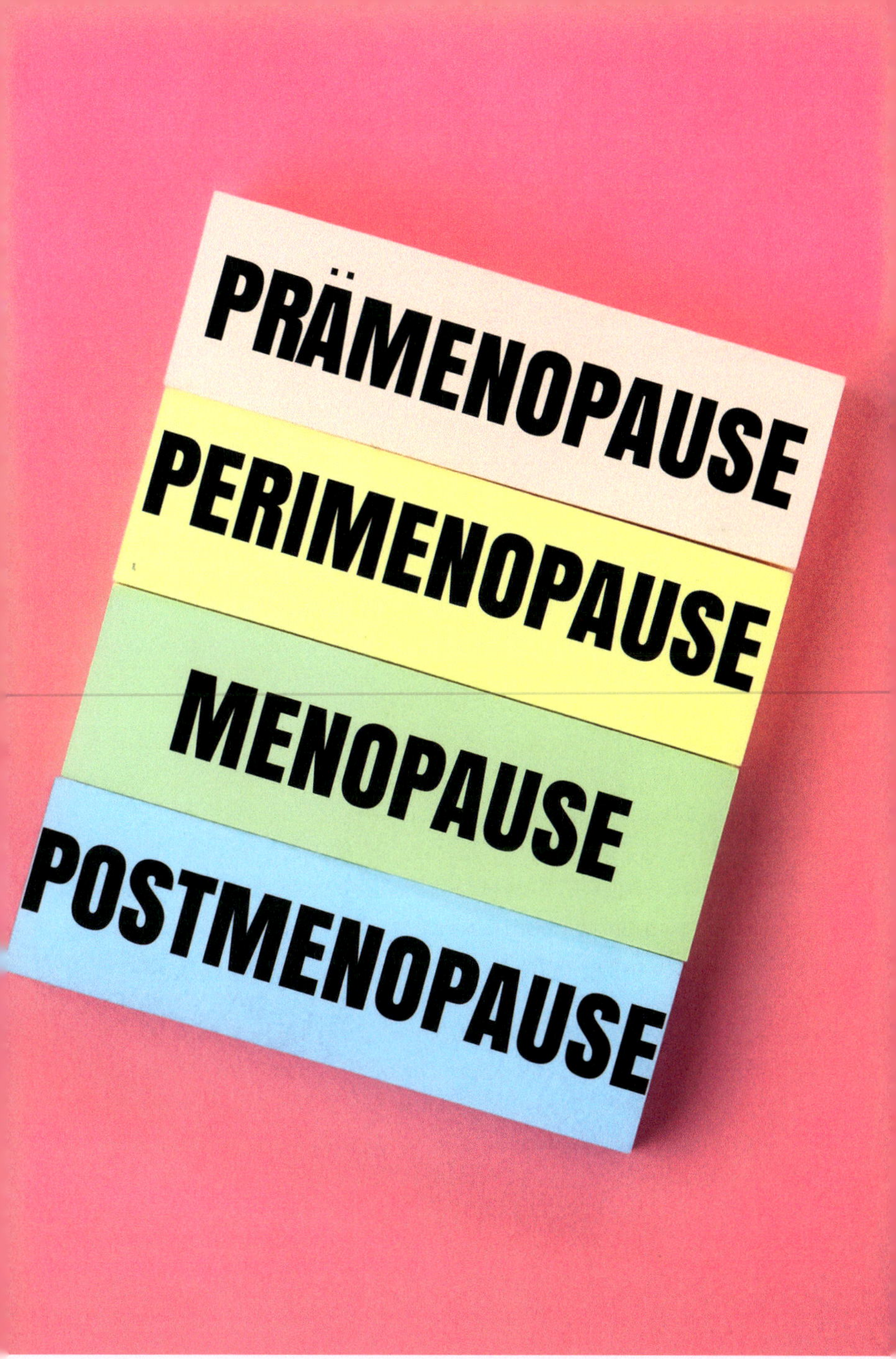

Info Die Wechseljahre sind keine Krankheit, sondern eine Phase der hormonellen Umstellung im weiblichen Körper.

2 Erste Anzeichen

Wie macht sich die neue Lebensphase bemerkbar?

Stillen, wickeln, zahnen, weinen, Bauchweh, Alpträume oder einfach nur kuscheln wollen: Als Mutter ist man von Anfang an gewohnt, dass die Nacht zum Tag wird. Der Gedanke, dass es mit dem zunehmenden Alter der Kinder besser wird, hält einen aufrecht und wach. Doch wie heißt es so schön? Oft kommt es anders, als man denkt. Meine beiden Kinder, acht und zehn Jahre alt, schlafen schon seit Langem problemlos ein und durch. Die Einzige, die hellwach im Bett liegt, bin derzeit ich. Das Einschlafen dauert eine gefühlte Ewigkeit, das Gedankenkarussell im Kopf wird nicht müde, sich zu drehen, und nicht nur Probleme werden gewälzt, sondern auch der Körper – von der einen auf die andere Seite.

Untertags läuft es auch nicht so rund wie sonst. Ich bin unkonzentriert, lasse die Autoschlüssel öfter liegen, habe weniger Geduld, das Gezanke meiner Kinder zu ertragen, und meine Stimmung wechselt wie das Wetter im April: mal sonnig und heiter, dann wieder düster und bewölkt.

Was ist nur los mit mir? Deutet all das etwa schon auf die Wechseljahre hin, trotz Periode? Viele Frauen setzen den Wechsel mit der Menopause, also dem Ausbleiben der Periode, gleich. Aber die hormonelle Umstellung im weiblichen Körper beginnt schon viel früher, um genau zu sein mit der Prämenopause. Erste körperliche Symptome wie Ein- und Durchschlafschwierigkeiten, Konzentrationsschwäche, Gewichtszunahme, Stimmungsschwankungen, Haut- und Haarveränderungen sowie Zyklusschwankungen können sich bemerkbar machen, gefolgt von Hitzewallungen, Nachtschweiß, Antriebslosigkeit und einem verringerten Verlangen nach Intimität.

Wie die körperlichen Veränderungen erlebt werden, zeigt sich von Frau zu Frau unterschiedlich. Gehen die Wechseljahre an einem Drittel der Frauen fast unbemerkt vorbei, klagt ein weiteres Drittel über leichte sowie der Rest über starke Beschwerden, die als große Belastung im Alltag empfunden werden.

Info Die Hormonumstellung rund um die Lebensmitte kann sich sowohl körperlich als auch seelisch äußern.

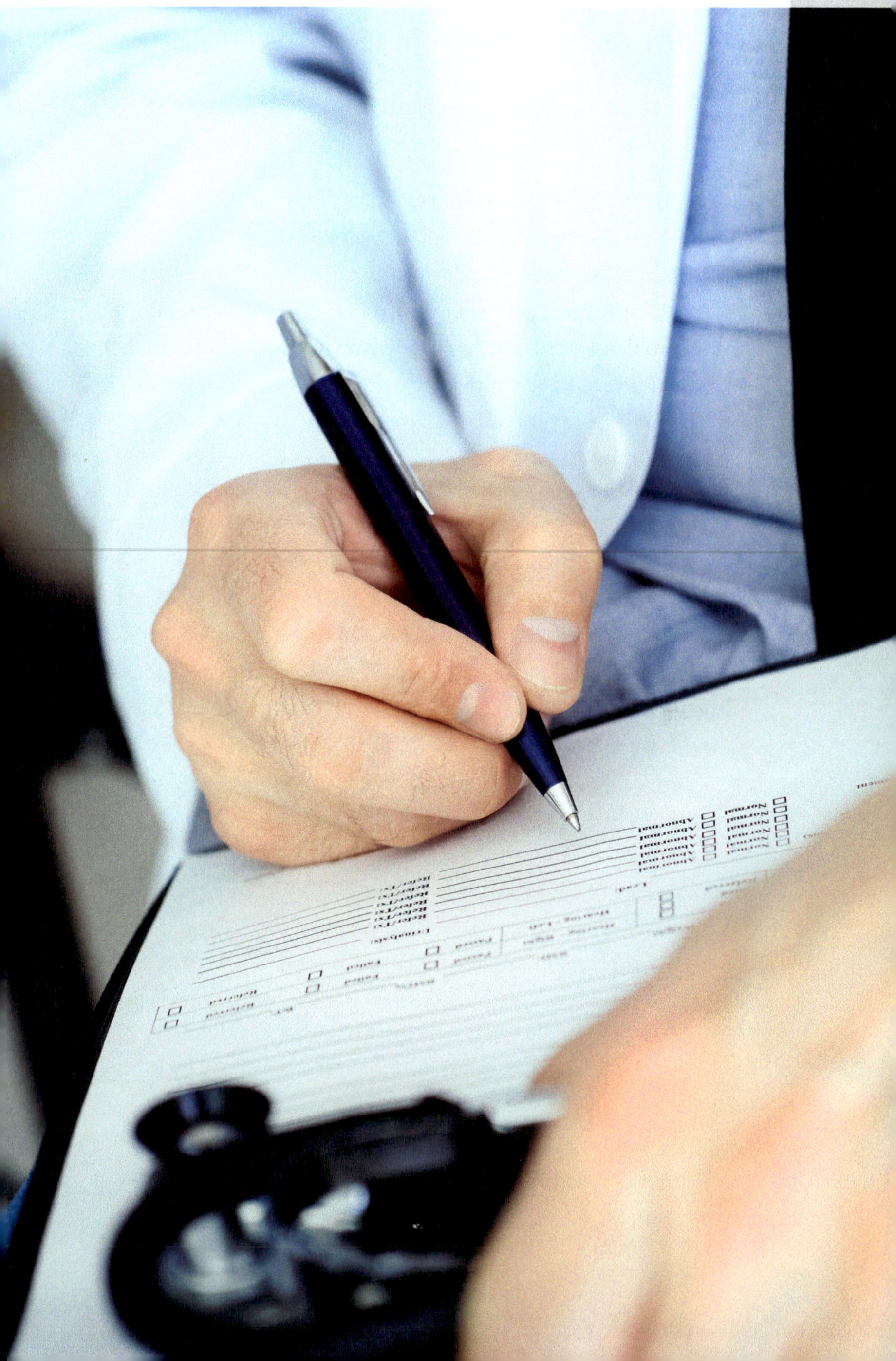

3 Hormonchaos

Was passiert im Körper?

Wie es sich anfühlt, wenn unsere Hormone Achterbahn fahren, kennen wir aus der Pubertät. Sorgte damals die vermehrte Produktion der Geschlechtshormone dafür, dass wir uns unwohl in unserer Haut fühlten, macht uns jetzt das Gegenteil zu schaffen: Unser Körper muss sich daran gewöhnen, dass die Hormonproduktion langsam, aber sicher verringert wird. Körperliche Veränderungen wie etwa Zyklusschwankungen deuten schon darauf hin: Der weibliche Körper bereitet sich auf das Ende der fruchtbaren Lebensphase vor, der Eizellenvorrat schwindet allmählich. Das Zusammenspiel der beiden weiblichen Geschlechtshormone Östrogen und Progesteron, die vor allem in den Eierstöcken gebildet werden und für den weiblichen Zyklus verantwortlich sind, wird nun neu definiert. Diese Umstrukturierung geht nicht spurlos an uns vorbei.

Bleibt der Östrogenspiegel vorerst konstant, kündigt der Gegenspieler, das Progesteron, seinen Rückzug an. Progesteron ist als Hormon der zweiten Zyklushälfte für die Einnistung der Eizelle in der Gebärmutter mitverantwortlich. Fällt der Eisprung immer öfter aus, bildet der Körper weniger Progesteron. Je nach Phase (Prä-, Peri- oder Postmenopause) herrscht eine andere Hormonkonstellation in unserem Körper vor, die über unser Wohl- beziehungsweise Unwohlsein entscheidet.

Nicht umsonst wird Progesteron auch als »Wohlfühlhormon« bezeichnet. Der Progesterongehalt kommt einem Stimmungsbarometer gleich. Verringert sich das Progesteron, können innere Unruhe, Ängste und Panikzustände die Folge sein. Zieht dann auch das Östrogen mit und wird weniger, bedeutet das für unseren Hormonhaushalt und unseren Alltag noch einmal turbulente Zeiten.

Erst wenn sich alles wieder eingespielt hat und die Hormone im Lot sind, fühlen auch wir uns wieder wohl in unserer Haut und sind angekommen: in einem neuen Lebensabschnitt, der zu uns und unserem Körper passt.

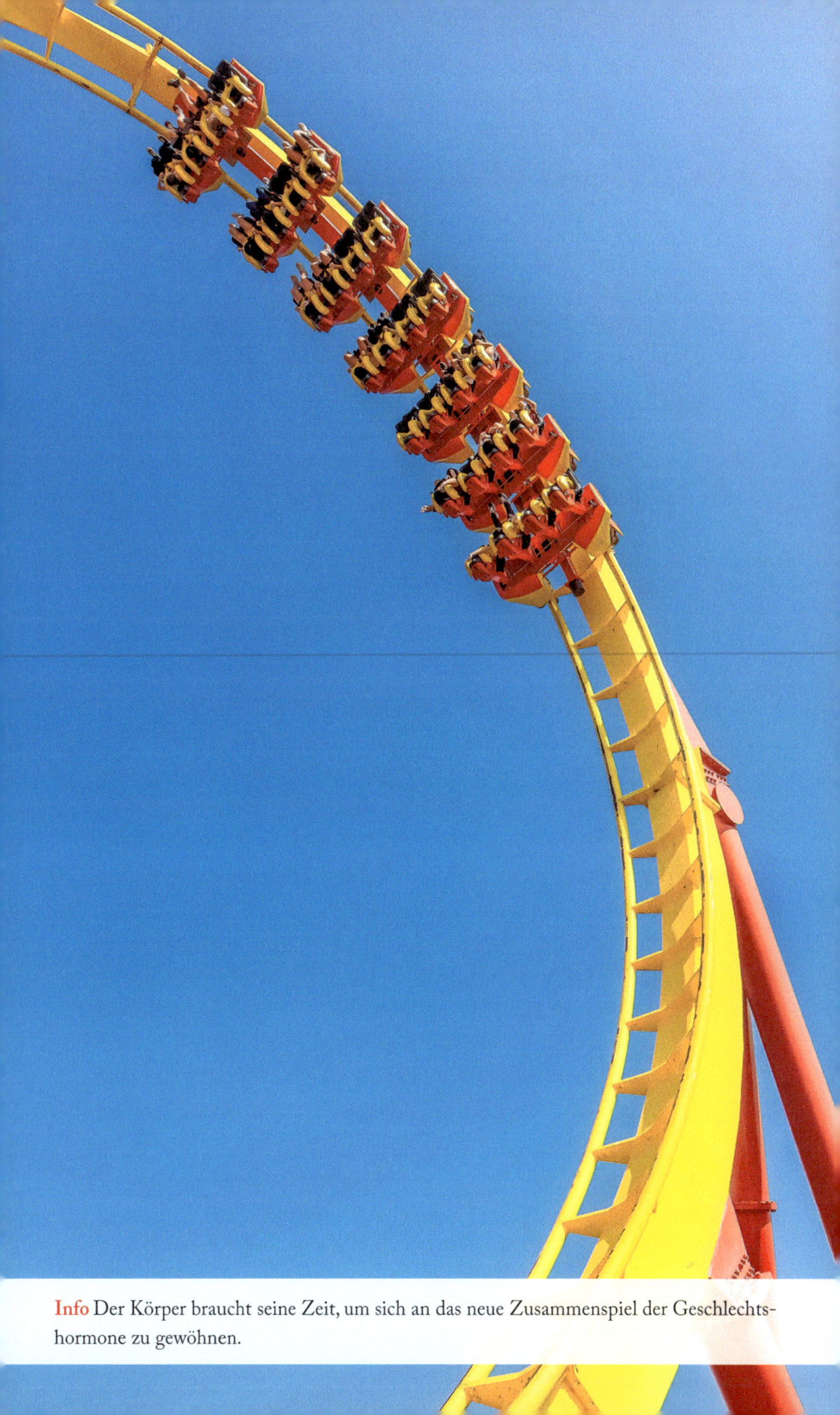

Info Der Körper braucht seine Zeit, um sich an das neue Zusammenspiel der Geschlechtshormone zu gewöhnen.

4 Sinnfrage

Wozu sind die Wechseljahre gut?

Wann ist das richtige Alter, um sich seinen Lebenstraum zu erfüllen? Und wie sieht dieser eigentlich aus? Mit Mitte 40 beendete ich meinen langjährigen Job als Redakteurin bei einem Zeitschriftenverlag, um Buchautorin zu werden. Jetzt schreibe ich dieses Buch, und es fühlt sich genau richtig an. Damals hätte ich diese Entscheidung garantiert nicht mit den Wechseljahren in Verbindung gebracht. Heute weiß ich es besser. Denn genau dieses Alter schreit nach Veränderungen, nicht nur körperlichen.

Rund um die Lebensmitte will vieles hinterfragt werden – und wird es auch: Beziehungen, Freundschaften, die eigene Zufriedenheit, das eigene Leben. Was macht mich wirklich glücklich? Was will ich im Leben noch erreichen? Mit wem möchte ich meine Lebenszeit verbringen? Was und wer hat in meinem Leben keinen Platz mehr? Diese und ähnliche Fragen tauchen immer öfter auf.

Beruflich und privat läuft alles nach Plan, und dennoch möchten es viele Frauen gerade jetzt noch einmal wissen: den Sprung in die Selbständigkeit wagen, die große Liebe finden, sich selbst verwirklichen, sich seinen Lebenstraum erfüllen. So wie die Hormone Achterbahn fahren, scheinen auch unsere Gedanken Loopings zu drehen. Kein Wunder, denn während dieser Zeit wird man allein im Hinblick auf die familiäre Struktur mit vielen Veränderungen konfrontiert. Die Kinder sind aus dem Gröbsten raus oder gar schon ausgezogen, die eigenen Eltern werden vielleicht pflegebedürftig und sind auf unsere Hilfe angewiesen, Verluste in der Familie werden erlitten, altersbedingte Krankheiten bereiten einem Sorgen.

Manches Symptom der Wechseljahre – von Schlafstörungen über innere Unruhe bis hin zu Panikattacken – lässt uns in unserer Routine innehalten und nicht nur unseren Lebensstil, sondern auch unseren Lebensweg hinterfragen. Veränderungen können durchaus herausfordernd und verunsichernd sein, aber der Perspektivwechsel kann auch zur großen Chance für das eigene Lebensglück werden.

Tipp Vielleicht ist genau jetzt der richtige Zeitpunkt für einen Neustart und das ganz persönliche Lebensglück.

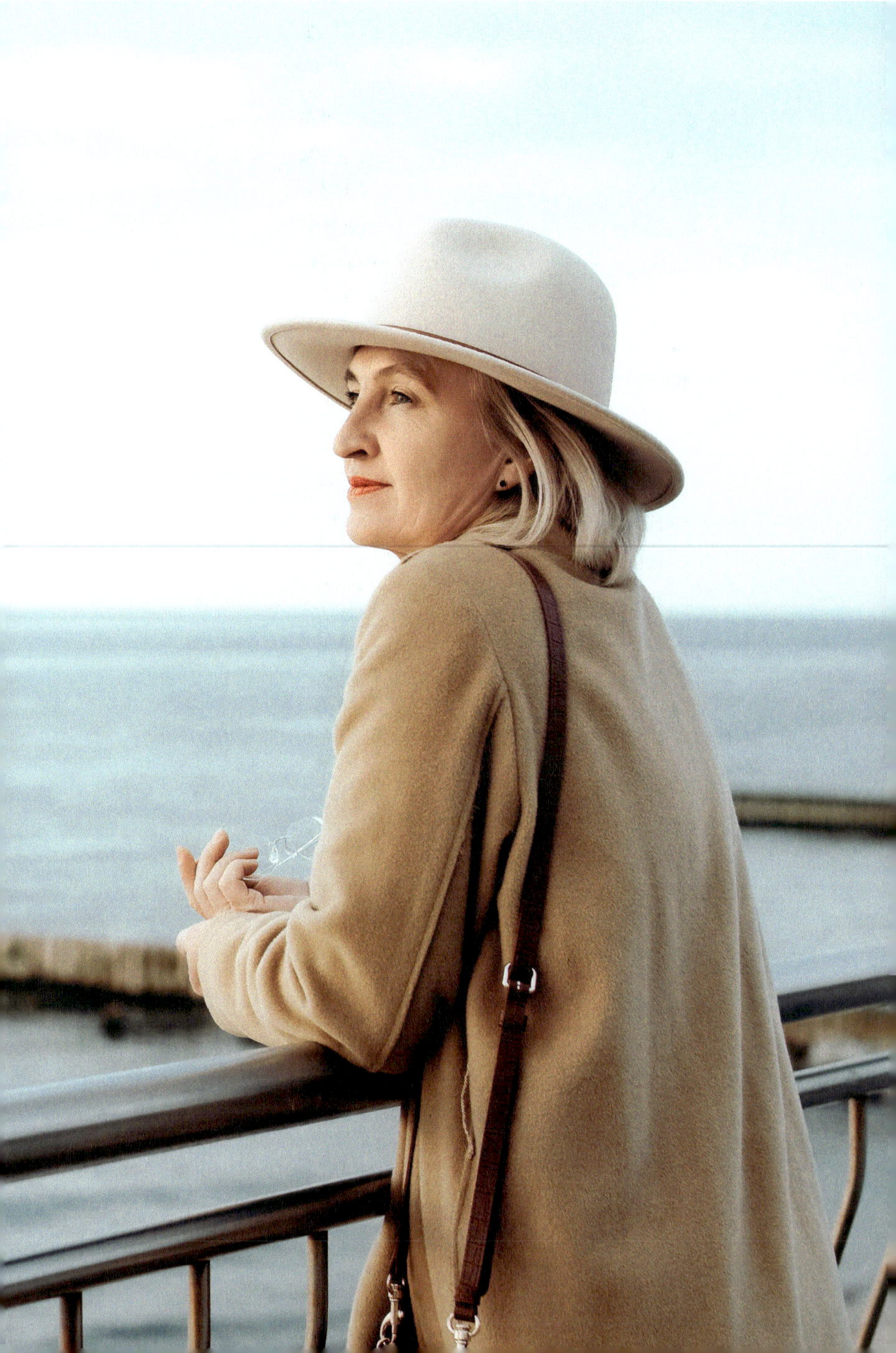

5 Prämenopause

Wann beginnen die Hormone aus der Reihe zu tanzen?

Wechseljahre – ein Wort, bei dem wir Frauen gern weghören und uns nicht betroffen fühlen möchten. Aber früher oder später trifft es jede von uns. Bereits ab dem 40. Lebensjahr bereitet sich der weibliche Körper auf das Ende der fruchtbaren Lebensphase vor. Willkommen in Phase eins: der Prämenopause.

Wie sehen diese Vorbereitungsarbeiten konkret aus, und wie machen sie sich bemerkbar? Da der Vorrat an Eizellen bereits in diesem Alter weniger wird, fällt auch der ein oder andere Eisprung aus, trotz Periode. Normalerweise entsteht nach dem Eisprung aus dem geplatzten Eibläschen der Gelbkörper (Corpus luteum), dort werden die beiden weiblichen Geschlechtshormone Östrogen und Progesteron produziert. Durch die veränderte Eireifung verzögert sich die Gelbkörperbildung oder bleibt gänzlich aus. Dies wiederum hat Auswirkungen auf die Hormonproduktion in den Eierstöcken: Die Produktion des sogenannten Gelbkörperhormons Progesteron, das normalerweise in der zweiten Zyklushälfte gebildet wird, fällt geringer aus, das Östrogen bleibt vorerst gleich. Es kommt zu einer Östrogendominanz. Dieses hormonelle Ungleichgewicht zeigt sich vor allem im Menstruationszyklus.

Wer seinen Zyklus bisher stets nach der Uhr stellen konnte, muss jetzt mit ersten Unregelmäßigkeiten rechnen. Die Zyklen können länger, die Regel kann kürzer, aber stärker ausfallen. Auch Zwischenblutungen sind während der Prämenopause keine Seltenheit. Die veränderte Hormonkonstellation kann aber auch für andere Baustellen sorgen: Stimmungsschwankungen, erhöhte Reizbarkeit, Wassereinlagerungen, Gewichtszunahme, Migräne, Gelenkschmerzen und Spannungsgefühle in der Brust können erste Anzeichen für die Prämenopause sein.

Ein Hormoncheck mittels Blutbild zeigt, ob und inwieweit das hormonelle Ungleichgewicht bereits im Gang ist und wie sich die Progesteron- und Östrogenkurve verhält.

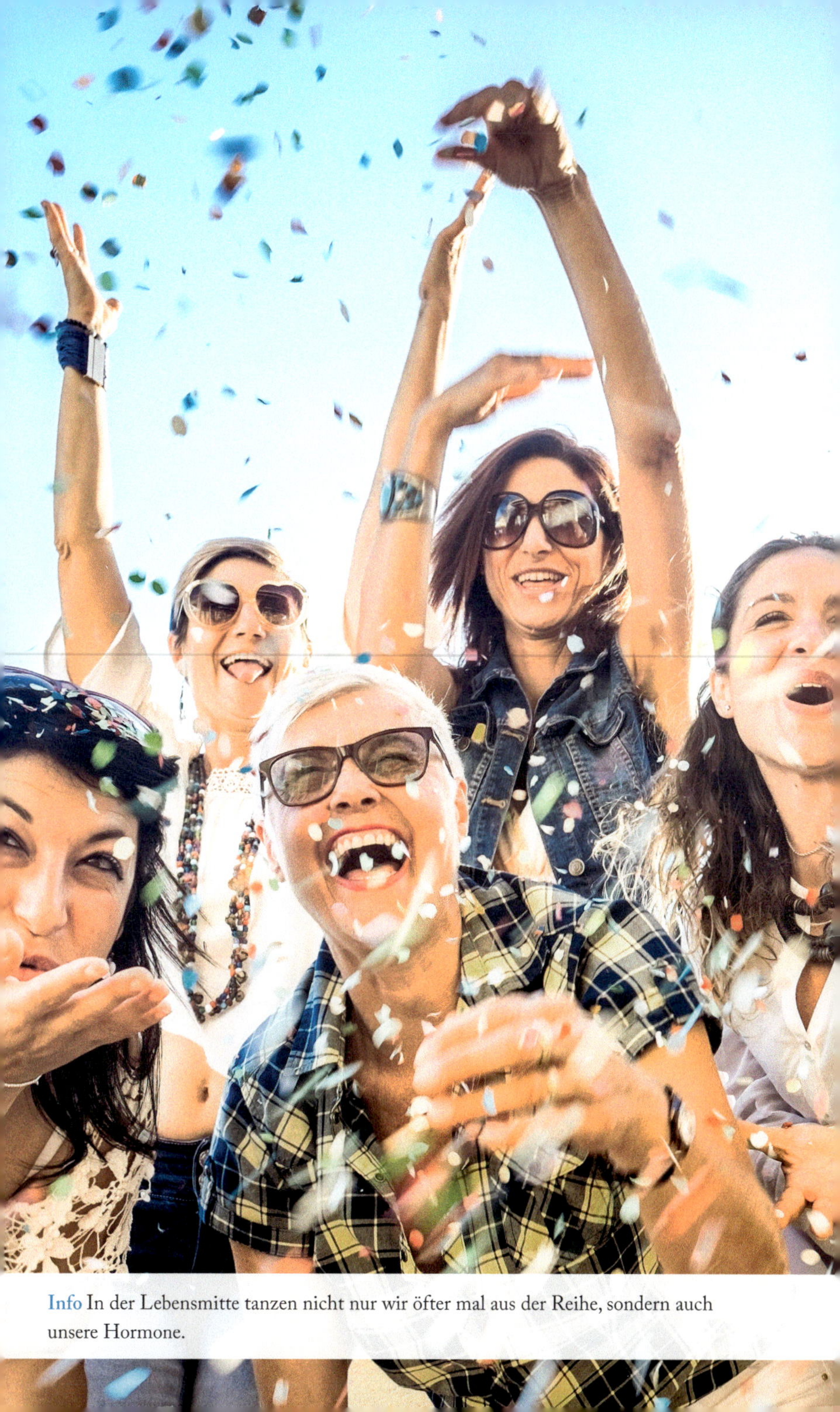

Info In der Lebensmitte tanzen nicht nur wir öfter mal aus der Reihe, sondern auch unsere Hormone.

6 Perimenopause

Wie zeigt sich die heiße Phase?

Die Perimenopause gilt als die heiße Phase der Wechseljahre und dauert im Schnitt vier bis fünf Jahre. Ab wann sie eintritt, ist von Frau zu Frau unterschiedlich. Während dieser Zeit nehmen die körperlichen Beschwerden wie Hitzewallungen, Nachtschweiß, Schlafstörungen, Konzentrationsschwäche, Libidoverlust, Blasenschwäche, Haar- und Hautveränderungen sowie Herz- und Kreislaufbeschwerden zu. Ein Drittel der Frauen empfindet diese Symptome als große Belastung im Alltag. Ärztlichen Rat einzuholen und sich Unterstützung zu suchen ist da bestimmt kein Fehler.

Wie sehr das Zusammenspiel der Hormone unser körperliches und auch mentales Wohl- beziehungsweise Unwohlsein beeinflusst, spürt man als Frau oft schon vor dem Wechsel. Stichwort: Stimmungsschwankungen im Laufe des Monatszyklus. Während des Klimakteriums wird dies einmal mehr deutlich. So ist die Perimenopause vom Auf und Ab der Hormone geprägt. Nachdem in der Prämenopause das Progesteron schrittweise seinen Rückzug verkündet hat, folgt nun das Östrogen.

Gerät der Östrogenspiegel aus dem Lot, hat nicht nur der Körper mit dieser Umstellung zu kämpfen, sondern auch die Seele. Hormone fungieren in unserem Organismus primär als Botenstoffe, ohne sie geht nichts. Es verwundert daher nicht, dass unser Körper sich bereits durch die kleinste Disbalance gestört fühlt und auf Hormonschwankungen dementsprechend reagiert, nicht nur körperlich.

Auch unsere Psyche leidet. »Östrogen und Progesteron haben einen Einfluss auf die Bildung des Glückshormons Serotonin. Fährt der Körper deren Produktion nun herunter, können sich depressive Verstimmungen und Antriebslosigkeit breitmachen«, erklärt Dr. Ulrike Kaufmann von der Universitätsklinik für Frauenheilkunde der Medizinischen Universität Wien. Selbst die stärksten Powerfrauen sehen sich dann schwer in der Lage, ihren Alltag wie gewohnt zu meistern.

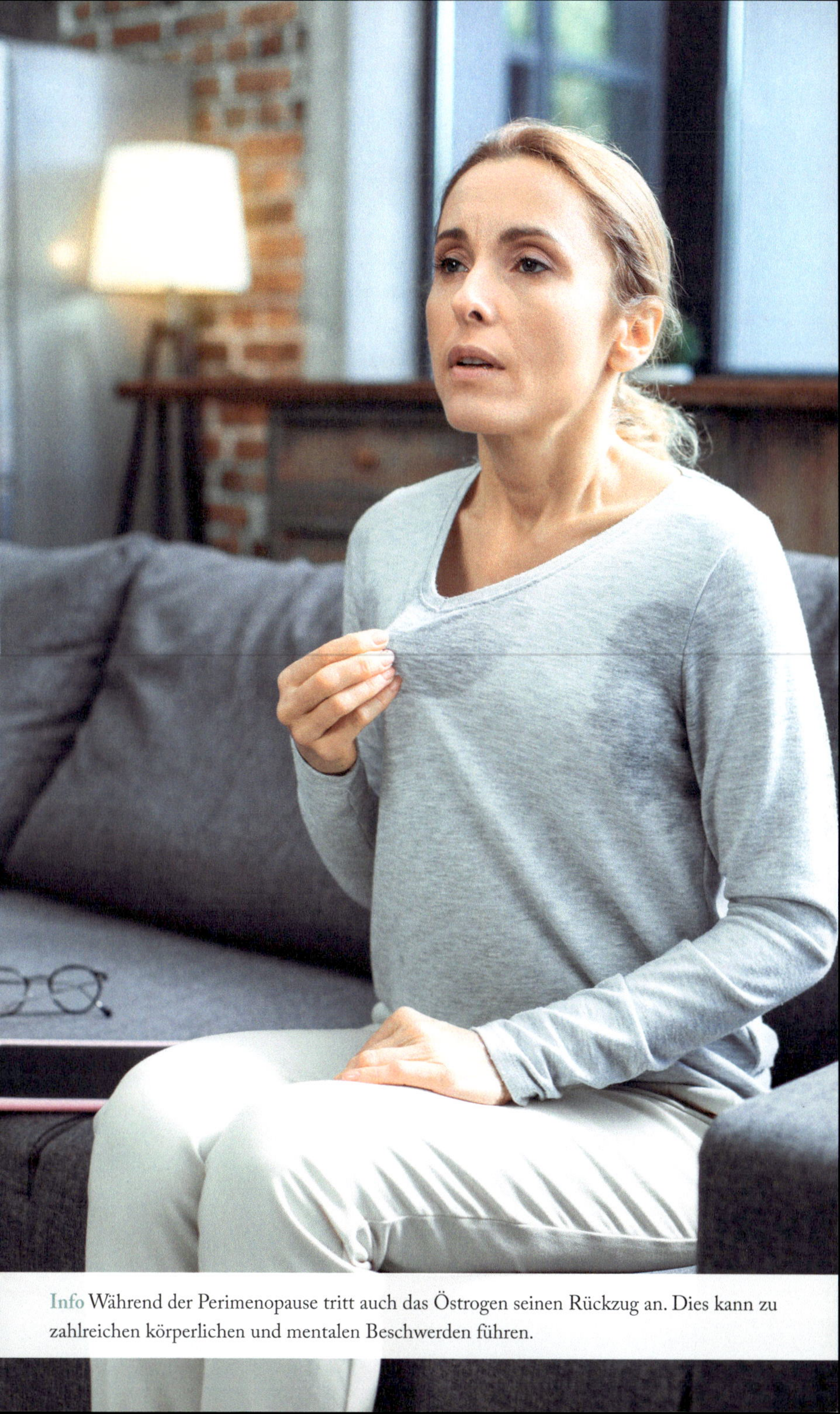

Info Während der Perimenopause tritt auch das Östrogen seinen Rückzug an. Dies kann zu zahlreichen körperlichen und mentalen Beschwerden führen.

7 Menopause

Wann heißt es Menopause?

»Du bist doch noch nicht im Wechsel, oder?« Diese Frage bekomme ich, seit ich an diesem Buch arbeite, sehr oft zu hören. Immer wieder stelle ich fest, dass der Begriff »Wechseljahre« im Alltagsverständnis mit dem Begriff »Menopause« gleichgesetzt wird.

Die Menopause bezeichnet jedoch nur einen einzigen Tag. Das Wort leitet sich vom Griechischen ab: »Meno« steht für »Monat« und »pausis« für »Ende«. Die Menopause definiert also den Zeitpunkt der letzten Menstruation. Um genau zu sein: Den Zeitpunkt, an dem mindestens ein Jahr lang die Periode ausgeblieben ist.

»Der weibliche Körper hat bei der Geburt im Durchschnitt ein bis zwei Millionen Eizellen. Ab der fruchtbaren Phase, der Pubertät, sind es rund 400.000, davon reift jeden Monat eine Eizelle in einem Eibläschen heran und wird mit dem Eisprung auf seine Reise geschickt. Alle übrigen 100 bis 1.000 Follikel werden abgestoßen. Es ist nur eine Frage der Zeit, wann der Vorrat aufgebraucht ist und der Körper mit der hormonellen Umstellung darauf reagiert. Im Durchschnitt bekommen die meisten Frauen mit Mitte 40 die ersten Anzeichen der Wechseljahre zu spüren. Anfang 50 setzt dann im Schnitt die Menopause ein und signalisiert damit das Ende der fruchtbaren Lebensphase«, erklärt Dr. Ulrike Kaufmann von der Universitätsklinik für Frauenheilkunde der Medizinischen Universität Wien.

Auch wenn für die meisten Frauen die Familienplanung in diesem Alter längst abgeschlossen ist, wird das Ende der Fruchtbarkeit oft mit gemischten Gefühlen gesehen und erlebt. Fruchtbarkeit wird mit Jugend, Leben und Lebendigkeit gleichgesetzt. Die Menopause führt einem den Prozess des Alterns einmal mehr vor Augen. Ein Grund mehr, seinen Fokus verstärkt auf sich selbst und sein Leben zu richten. Denn aufgrund der gesteigerten Lebenserwartung können noch viele gute Jahre vor uns liegen, die erfüllt gelebt werden wollen.

Info Die Menopause wird rückblickend definiert. Erst wenn man ein Jahr lang keine Regel hatte, spricht man von Menopause.

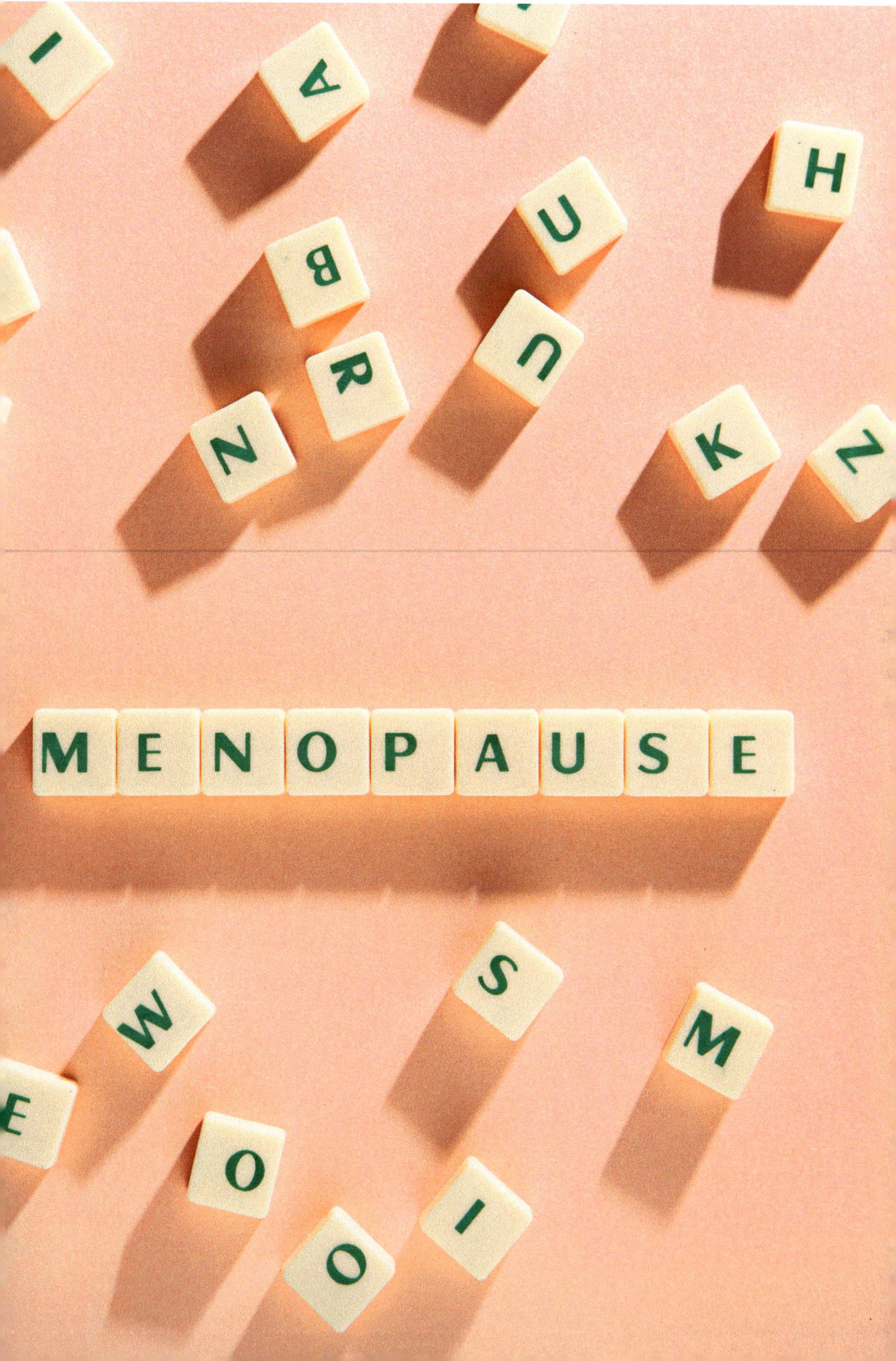

8 Postmenopause

Wann ist wieder alles im Lot?

Die Menopause geht nahtlos in die Postmenopause über. Während der längsten Phase der Wechseljahre – die Postmenopause dauert 10 bis 15 Jahre – beginnt sich der Körper zwar nach und nach an die hormonelle Umstellung zu gewöhnen, dennoch können noch zahlreiche unangenehme Begleiterscheinungen das tägliche Wohlbefinden beeinträchtigen.

Während der Postmenopause erreicht die Östrogenproduktion ihren Tiefststand. Östrogene werden nicht mehr wie bisher in den Eierstöcken gebildet, sondern ausschließlich in der Nebenniere. Die Produktion der männlichen Geschlechtshormone (Androgene), darunter auch Testosteron, fällt zwar nun auch geringer aus, aber durch den »Komplettausfall« des Östrogens kommt es zu einem relativen Übergewicht der Androgene.

Dieser Umstand sorgt für unliebsame Begleiterscheinungen wie Haare an den falschen Stellen, trockene Schleimhäute, Schwächung des Beckenbodens, Rücken- und Gelenkschmerzen. Während dieser Zeit erkranken die meisten Frauen an Osteoporose. Der Mangel am Sexualhormon Testosteron kann sich auch in einem veränderten Lustempfinden bemerkbar machen. Die Empfindlichkeit an den erogenen Zonen nimmt ab, sexuelle Anreize werden weniger stark wahrgenommen. Eine Situation, die so manche Ehe und Beziehung auf den Prüfstand stellen kann und eng mit dem seelischen Wohlbefinden verknüpft ist.

Wenn die ersehnte Ruhe nach dem Sturm noch nicht in Sichtweite ist, kann das ziemlich an den Nerven zerren. Der Alltag während dieser Lebensphase lässt Energieressourcen schneller schwinden, die Belastbarkeit sinkt, und das Reaktionsvermögen erscheint uns deutlich verlangsamt. Der Körper signalisiert uns, einen Gang herunterzuschalten. Hinschauen und wahrnehmen, so lautet jetzt die Devise. Überdenken wir unseren Lebensstil und holen wir uns Hilfe. Denn auch wenn jede Frau diese Zeit des Umbruchs anders erlebt, wir sitzen alle im selben Boot.

Info Die Schwankungen des Östrogen- und Progesteronspiegels stellen sich nach und nach ein.

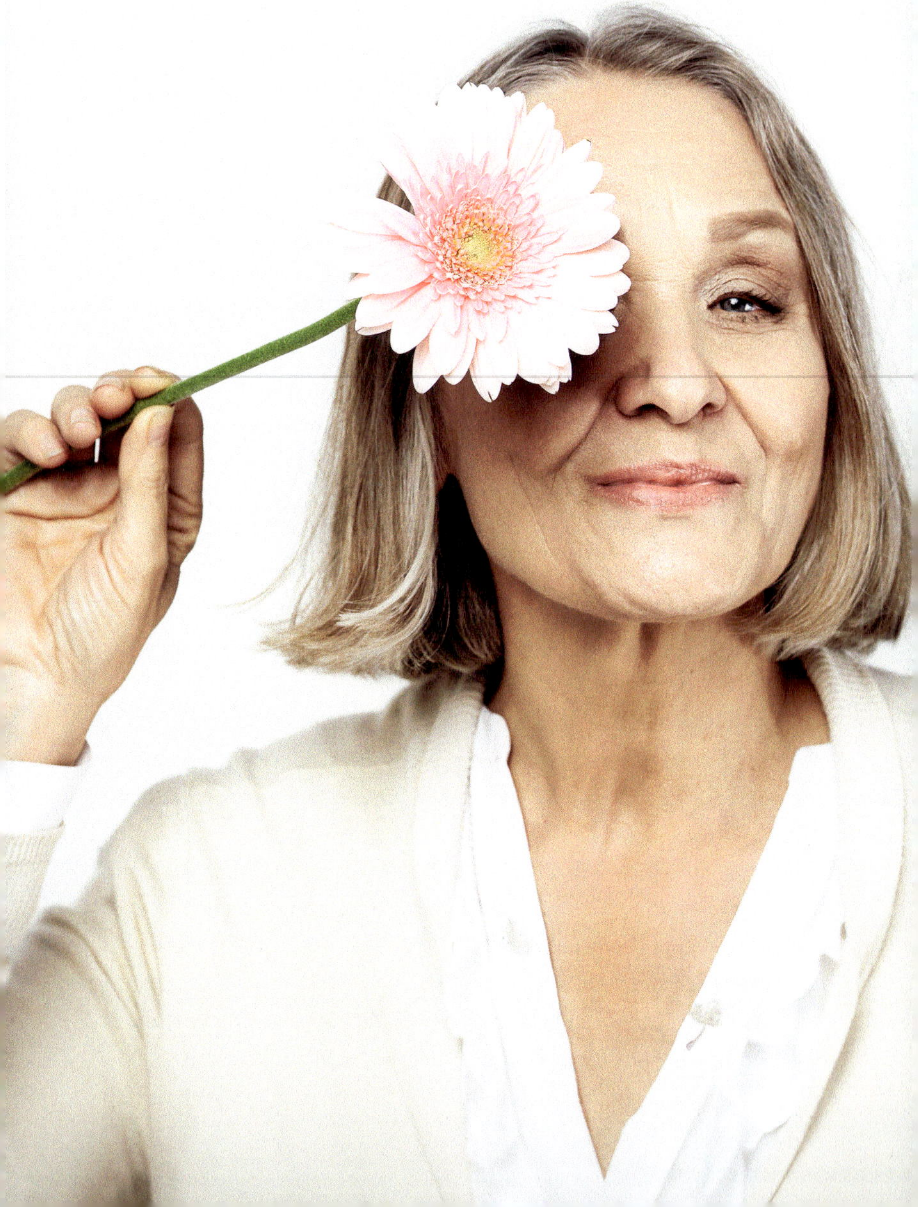

9 Östrogene

Welche Aufgaben erfüllen die Weiblichkeitshormone?

In diesem Buch wird im Zusammenhang mit der hormonellen Disbalance immer wieder die Rede von den beiden weiblichen Sexualhormonen Östrogen und Progesteron sein. Werfen wir daher einen genaueren Blick auf das Östrogen.

Streng genommen handelt es sich hierbei um eine ganze Gruppe von Östrogenen wie Östradiol, Östriol und Östron. Östrogene, konkret das Östradiol, werden im allgemeinen Sprachgebrauch auch als »Weiblichkeitshormone« bezeichnet, sind sie doch die Hauptverantwortlichen in puncto Fruchtbarkeit und Fortpflanzung und vor allem in der ersten Hälfte des weiblichen Zyklus von großer Bedeutung. Ohne Östradiol kein Eisprung. Auch die Gebärmutterschleimhaut ist bei ihrem Aufbau auf das weibliche Geschlechtshormon angewiesen. Östradiol sorgt nicht nur für Nachwuchs, sondern beeinflusst auch unser seelisches Wohlbefinden und steuert unsere Libido. Vor dem Eisprung ist die Östrogenkonzentration am höchsten.

Östrogene werden primär in den Eierstöcken gebildet – während der Schwangerschaft auch in der Plazenta – sowie in der Nebennierenrinde und im Fettgewebe. Apropos Fettgewebe: Die Umwandlung der männlichen Geschlechtshormone (Androgene) in Östrogene erfolgt primär im Viszeralfett, also jenem Bauchfett, das die inneren Organe umschließt. Das erklärt, warum viele übergewichtige Frauen im Wechsel trotz des sinkenden Östrogenspiegels erhöhte Östrogenwerte im Blut aufweisen.

Trockene Augen, ein trockener Mund, Harnwegsinfekte, Blasenschwäche, schmerzende Gelenke, Scheidentrockenheit: All das kann auf einen Mangel an Östriol hindeuten. Das sogenannte Schleimhautöstrogen sorgt für gesunde, feuchte und intakte Schleimhäute. Wird Östron bei geschlechtsreifen Frauen in den Eierstöcken oder der Nebenniere gebildet, wird dieses Geschlechtshormon nach der Menopause gänzlich im Fettgewebe produziert. Ein hoher Östrongehalt im Blut ist ein zuverlässiger Indikator dafür, dass man im Wechsel ist.

Info Gerät der Östrogenspiegel ins Wanken, bleibt dies meist nicht unbemerkt.

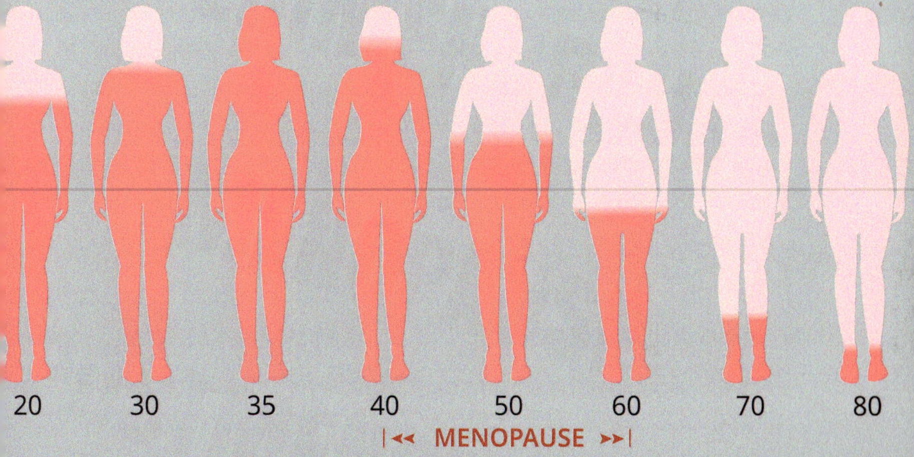

10_Progesteron

Wann kommt das Gelbkörperhormon ins Spiel?

Als Gegenspieler des Östrogens zählt das Progesteron ebenfalls zu den wichtigen weiblichen Geschlechtshormonen. Ab der Pubertät gilt Progesteron – es gehört zur Gruppe der Steroidhormone – als das Hormon der zweiten Zyklushälfte. Gebildet wird das sogenannte Gelbkörperhormon, wie der Name schon sagt, im Gelbkörper, der infolge des Eisprungs entsteht. Das sogenannte Mutterschaftshormon sorgt dafür, dass die Gebärmutterschleimhaut optimal für die befruchtete Eizelle vorbereitet ist und sich diese einnisten kann. Während einer Schwangerschaft wird Progesteron, wie auch Östrogen, zusätzlich in der Plazenta produziert. Der Progesterongehalt ist dementsprechend hoch.

Aber nicht nur bei der Fortpflanzung wird dem Progesteron eine tragende Rolle zugeschrieben. Progesteron erfüllt in unserem Körper vielfältige Aufgaben. »Unser vegetatives Nervensystem, das den Herzschlag, den Schlaf und den Blutdruck reguliert, wird vom Progesteron beeinflusst. Auch wirkt sich Progesteron positiv auf Haut und Haare aus und fördert den Aufbau neuer Knochensubstanz«, erklärt Gynäkologe Dr. Markus Metka.

Sinkt der Progesteronspiegel durch Ausbleiben des einen oder anderen Eisprungs, was in der Prämenopause ab 40 Jahren durchaus der Fall sein kann, findet die Bildung des Hormons nicht mehr wie bisher im Gelbkörper statt, sondern nur noch in geringer Dosis in der Nebennierenrinde. Die Folge? Unregelmäßigkeiten des Zyklus und Beschwerden wie Gereiztheit, Herzrasen oder innere Unruhe. »Progesteron wirkt angstlösend, entspannend und beruhigend. Ein Progesteronmangel kann sich in Schlafstörungen, Angstzuständen und Stimmungsschwankungen äußern«, so der Präsident der Österreichischen Menopause- und Andropause-Gesellschaft. Der Körper spürt, dass ihm das Wohlfühlhormon abhandenkommt. Ist der Progesteronspiegel hoch, befinden auch wir uns in Hochstimmung, ist er niedrig, haben auch wir ein Tief.

Info Der Progesteron-Referenzwert liegt bei Frauen nach der Menopause bei unter 0,3 Nanogramm pro Milliliter.

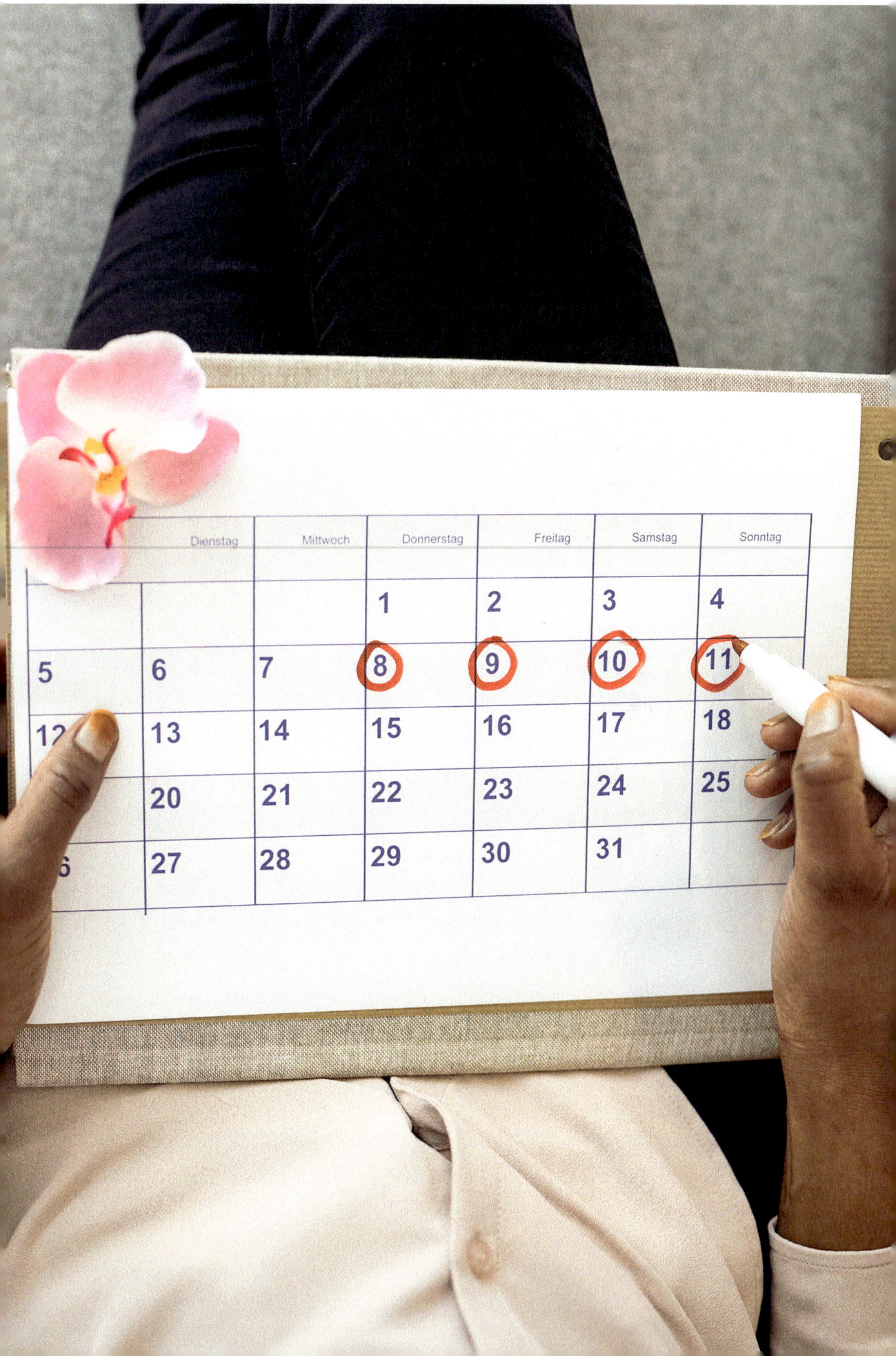

11 Testosteron

Wie wirkt das Männerhormon im weiblichen Körper?

Testosteron gilt als *das* Männerhormon schlechthin und zählt zu den Androgenen. Muskeln, Körperbehaarung, Bartwuchs, sexuelles Verlangen, dominantes Verhalten – all diese männlichen Attribute stehen und fallen mit dem Testosteronspiegel.

Auch im weiblichen Körper wird täglich Testosteron gebildet, zwar um das Zehnfache weniger als beim Mann, es ist aber durchaus nicht weniger bedeutend. Der Anteil an Testosteron, der vom Körper nicht in die weiblichen Sexualhormone Östradiol und Östriol umgewandelt wird, steuert bei uns Frauen ebenfalls die Libido, sorgt für Antrieb und Energie. Mit dem Wechsel lässt nicht nur die Östrogen- und Progesteronbildung nach, sondern auch die Eierstöcke stellen nach und nach die Testosteronproduktion ein.

Keine Lust auf Intimität? Keine Energie im Alltag? Sexuelle Lustlosigkeit, Antriebslosigkeit, depressive Verstimmungen, verminderte Belastungsfähigkeit, Erschöpfungszustände: All das kann mit einem niedrigen Testosteronwert einhergehen. Testosteron spielt auch eine wichtige Rolle für den Muskelaufbau. So kann auch bei Blasenschwäche (schwache Beckenbodenmuskulatur), Gelenk- und Muskelschmerzen sowie Osteoporose (die Knochendichte sinkt, das Risiko für Knochenbrüche steigt) ein Testosteronmangel zugrunde liegen. Auch Probleme wie unreine Haut, Haarausfall oder Haarwuchs an unerwünschten Stellen wie Kinn oder Brust können auf zu wenig Testosteron hindeuten. Ein Blutbild mit Hormonstatus gibt Aufschluss über den Ist-Zustand.

Ob als Creme, Gel, Kapseln, Pflaster oder Injektion: Wer eine Testosteronersatztherapie in Betracht zieht, sollte dies nur in Absprache mit einem Arzt tun. Bis dato gibt es keine zugelassenen Testosteronpräparate speziell für Frauen, Rezepte werden im »Off-Label-Use« ausgestellt. Manche Hormonexperten setzen auch auf das Hormon Dehydroepiandrosteron (DHEA), eine Vorstufe von Testosteron.

Info Die Testosteronwerte schwanken im Tagesverlauf. Morgens sind sie meist höher als abends.

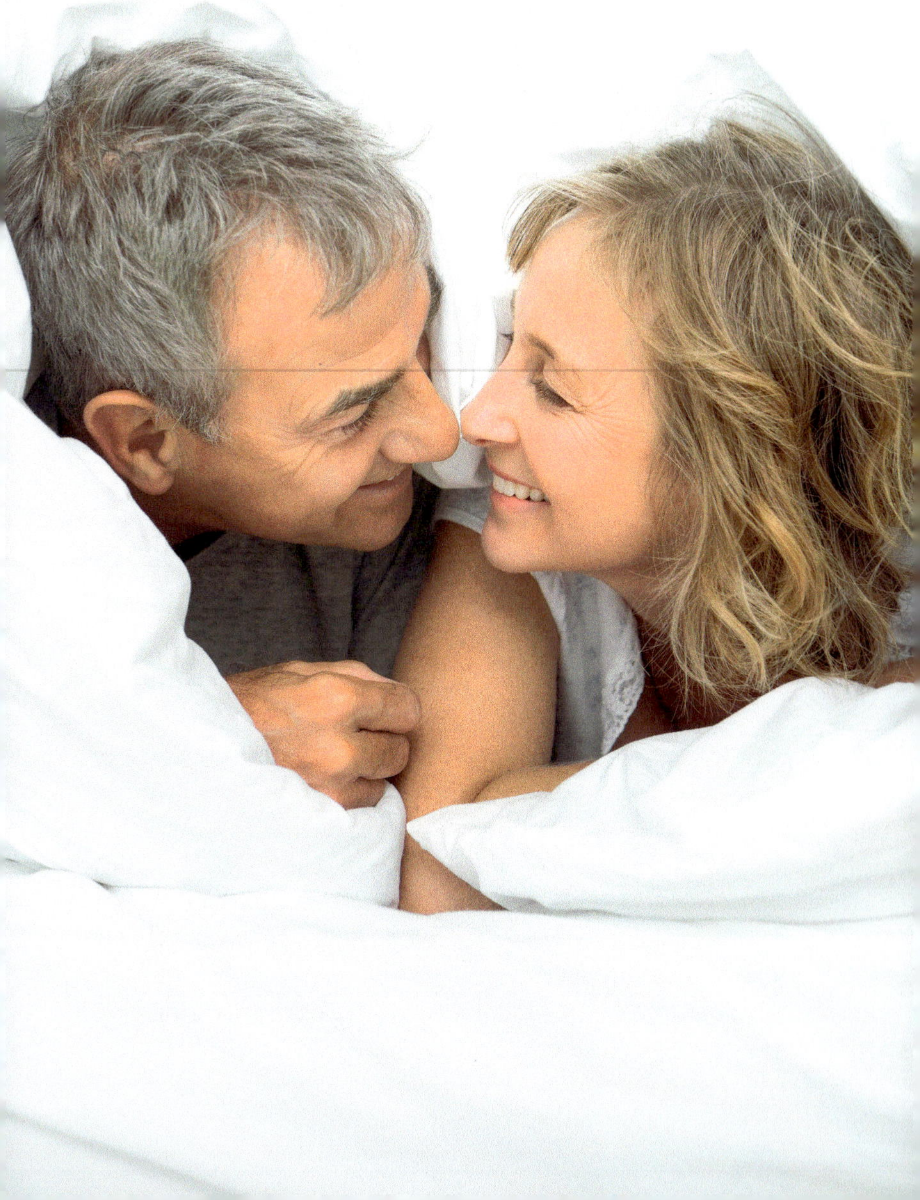

12 Östrogendominanz

Wann übernehmen Östrogene die Oberhand?

Fein aufeinander abgestimmt, beherrschen die beiden Geschlechtshormone Östrogen und Progesteron ihr Wechselspiel perfekt, und wir fühlen uns wohl. Doch bereits die geringsten Abweichungen im Hormonhaushalt können den Körper aus dem Konzept bringen. Stimmungsschwankungen, Regelschmerzen, unangenehme Spannungsgefühle in den Brüsten: All das kann auf eine Östrogendominanz hindeuten.

»Hier gilt es, zwischen der absoluten und der relativen Östrogendominanz zu unterscheiden. Bei der absoluten Östrogendominanz sind die Östrogenwerte zu hoch, die Progesteronwerte normal. Bei der relativen Östrogendominanz sinkt die Progesteronbildung, der Östrogenspiegel bleibt jedoch konstant. Auch eine Kombination aus hohen Östrogenwerten und zugleich niedrigem Progesteronspiegel ist möglich«, informiert Dr. Markus Metka.

Frauen im Wechsel setzen diese Phase meist mit einem Mangel des Fruchtbarkeitshormons Östrogen gleich. Das stimmt zwar, denn die Eierstöcke stellen nach und nach die Östrogenproduktion ein, doch den Anfang übernimmt das Progesteron, das normalerweise in der zweiten Zyklushälfte den Körper auf eine mögliche Schwangerschaft vorbereitet. Ausbleibende Eisprünge ab der Prämenopause scheinen das Schwangerschaftshormon in seiner Funktion überflüssig zu machen. Der Körper beginnt, dessen Produktion zu drosseln.

Auch Stress kann zu einer Östrogendominanz führen. Wie das? Ab der Menopause wird Progesteron nicht mehr wie bisher in den Eierstöcken, konkret im Gelbkörper, produziert, sondern von der Nebennierenrinde synthetisiert. Die Nebenniere zählt zu den Haupthormondrüsen und ist unter anderem für die Produktion des Stresshormons Cortisol verantwortlich. Hoher Stresslevel – hoher Cortisolspiegel. Die Nebenniere ist überfordert. Die Folge: Die Progesteronbildung erfolgt auf Sparflamme, der Östrogenspiegel bleibt konstant. Es kommt zur relativen Östrogendominanz.

Info Auch Übergewicht begünstigt eine Östrogendominanz: Je mehr Fettgewebe, desto mehr Östrogen kann gebildet werden.

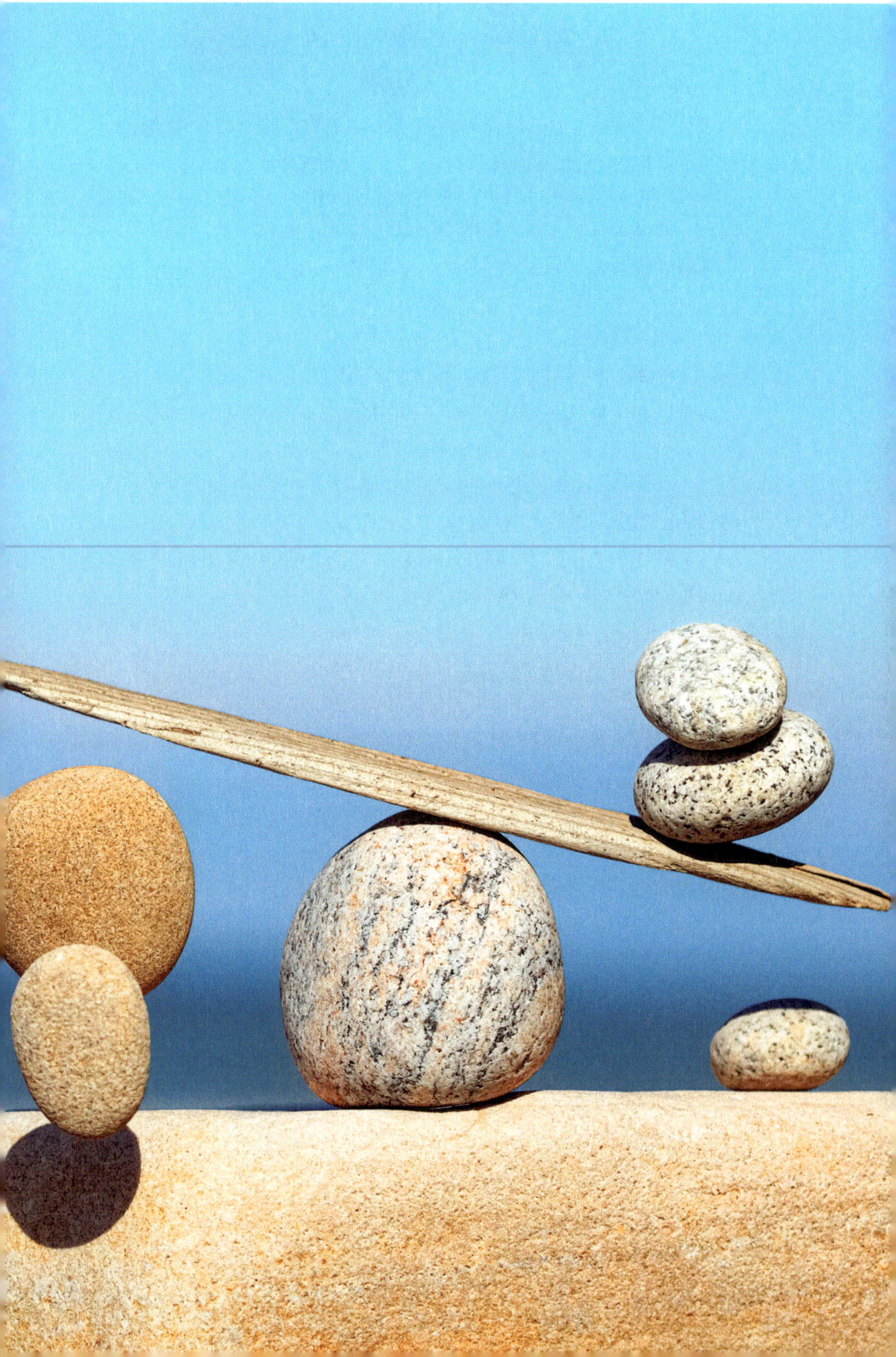

13 Hormonstatus

Welche Werte werden ermittelt?

Gewisse Beschwerden sind eindeutig dem Klimakterium zuzuschreiben, andere weniger. Nach Abklärung mit dem Gynäkologen, der das körperliche und seelische Befinden stets auch hinsichtlich des Klimax-Scores – also des Indexes für den Grad der klimakterischen Beschwerden – berücksichtigt, kann ein Blick auf den Hormonstatus Licht ins Dunkel bringen.

Bei der Blutabnahme stehen folgende Hormone im Fokus des Interesses: FSH (follikelstimulierendes Hormon), LH (luteinisierendes Hormon), Östradiol, Progesteron, SHBG (Sexual Hormone Binding Globuline), DHEA (Dehydroepiandrosteron), Testosteron und TSH (Thyreoidea-stimulierendes Hormon). FSH und LH regulieren den Zyklus. Je höher deren Wert und je geringer das Östradiol, desto mehr nähert sich der Körper der Menopause an. Erste Zyklusunregelmäßigkeiten deuten auf einen sinkenden Progesteronspiegel hin. Für aussagekräftige Progesteronwerte macht eine Blutabnahme zwischen dem 20. und dem 25. Zyklustag Sinn. Prinzipiell empfiehlt es sich, den Hormonstatus zwischen dem zweiten und fünften Zyklustag durchführen zu lassen oder, falls man sich bereits in der Prämenopause befindet, an den Tagen, an denen die Beschwerden als besonders unangenehm erlebt werden.

Für die Bildung von Östrogenen und Progesteron braucht es das Vorläuferhormon DHEA. Ein geringer Östrogen- und Progesteronspiegel hat zwangsläufig auch eine geringe DHEA-Konzentration als Ursache. Auch der SHBG-Wert ist ein wichtiger Laborparameter. Dieses Protein wird in der Leber gebildet und sorgt dafür, dass Östrogene und Testosteron im Blut gebunden, gespeichert und transportiert werden. Um die freie aktive Menge der Sexualhormone zu ermitteln, muss daher stets auch der SHBG-Wert berücksichtigt werden.

Da Schilddrüsenfunktionsstörungen ähnliche Beschwerden wie die Wechseljahre hervorrufen können, umfasst ein aussagekräftiger Hormonstatus immer auch die Schilddrüsenwerte (TSH).

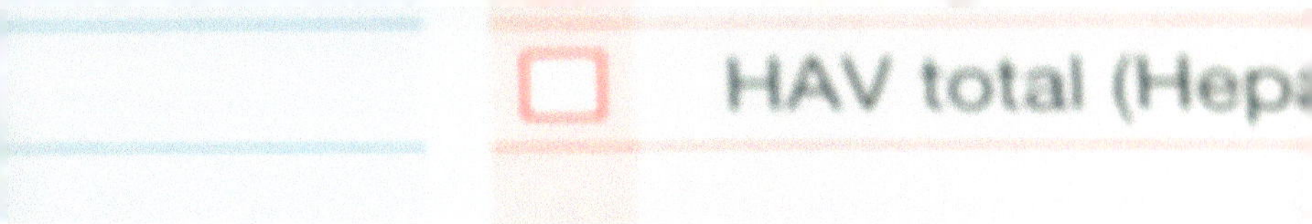

Info Alle Werte sollten immer in ihrer Gesamtheit gesehen und interpretiert werden.

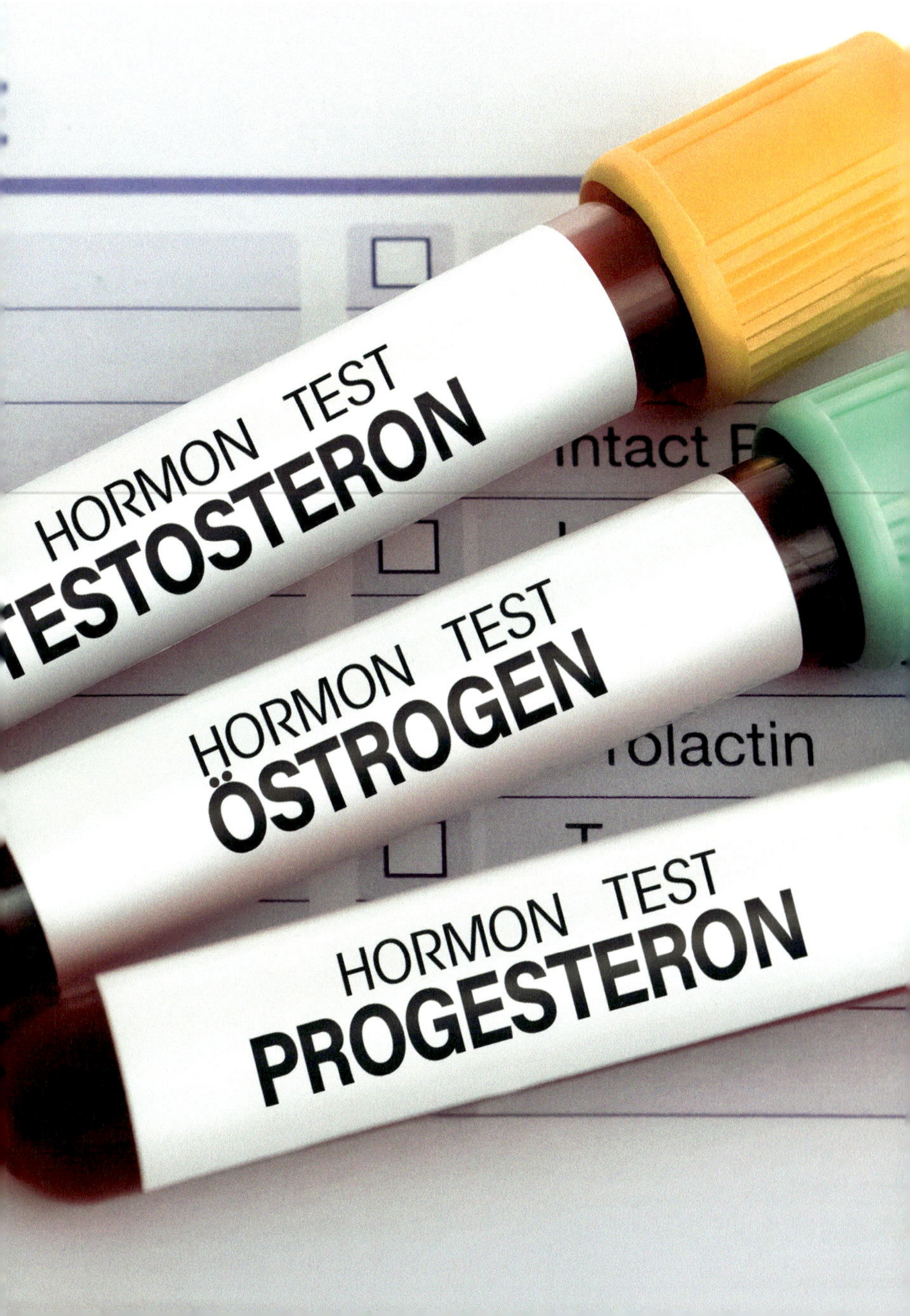

14 Hormonersatztherapie

Wie wirken bioidentische Hormone?

Klimakterische Beschwerden können das Wohlbefinden enorm beeinträchtigen. Je nach Leidensdruck und Symptomatik ziehen Betroffene eine Hormonersatztherapie (HRT) in Erwägung. Dabei werden dem weiblichen Körper bioidentische Hormone zugeführt. »Bioidentische Hormone werden im Labor aus Hormonvorstufen gewonnen und sind strukturell identisch mit unseren körpereigenen Hormonen. Da die chemische Struktur bioidentischer Hormone exakt mit der körpereigenen Hormonstruktur übereinstimmt, können sie auch an unsere Hormonrezeptoren andocken und so ihre Wirkung entfalten«, erklärt Gynäkologin Dr. Jutta Reiss-Back.

Die Vorsilbe »bio« kann falsch verstanden werden. »Im Gegensatz zu den synthetischen Hormonen, bei denen die chemische Struktur von den körpereigenen Hormonen abweicht, ist das bei bioidentischen Hormonen nicht der Fall. Diosgenin, enthalten in der Yamswurzel, dient dabei als Grundsubstanz für die Herstellung der bioidentischen Hormone Östradiol und Progesteron. Mit ›pflanzlich‹ hat bioidentisch allerdings nichts zu tun«, klärt Gynäkologe Dr. Andreas Nather auf.

Und wie sieht es mit den Nebenwirkungen aus? »Die HRT setzt prinzipiell auf niedrige Dosierungen, ganz nach dem Motto: So viel und so lange es notwendig ist, so bioident und so physiologisch wie möglich«, erklärt Dr. Nather. Die individuelle Therapiedauer sollte stets nach ausführlicher Anamnese und in enger Absprache mit dem behandelnden Arzt festgelegt werden. »Aufgrund ihrer körperidenten Hormonstruktur können bioidentische Hormone genau an die individuellen Hormondefizite, also an den jeweiligen Hormonbedarf, angepasst werden. Dabei gilt es, lediglich die fehlende Hormonkonzentration im Körper zu regulieren«, informiert Dr. Reiss-Back.

Bei der Anwendungsform stehen Tabletten, Pflaster, Gels oder Cremes zur Verfügung. Im Endeffekt muss jede Frau selbst entscheiden, ob eine Hormonersatztherapie für sie in Frage kommt.

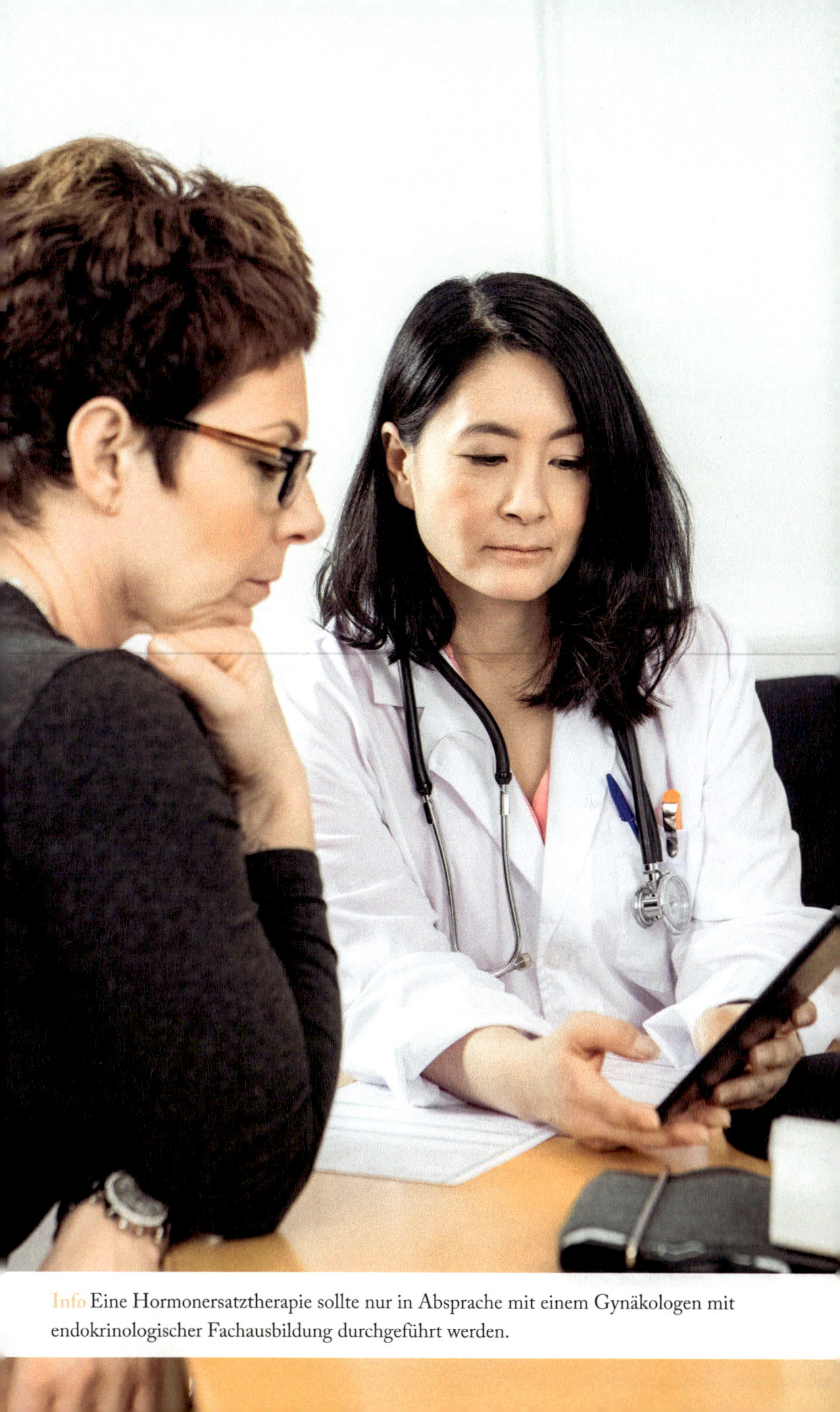

Info Eine Hormonersatztherapie sollte nur in Absprache mit einem Gynäkologen mit endokrinologischer Fachausbildung durchgeführt werden.

15 Window of Opportunity

Hormone: Eine Frage des Timings?

Bei der Behandlung mit bioidentischen Hormonen fällt immer wieder der Begriff »Window of Opportunity«. Damit ist das Zeitfenster gemeint, in dem die Therapiemaßnahmen hinsichtlich menopausaler Beschwerden am besten greifen und einen präventiven Zusatznutzen für unsere Gesundheit im Alter versprechen. Oder anders formuliert: Erfolgt der Beginn der Hormonersatztherapie (HRT) früh genug, lässt sich das Risiko für altersbedingte Krankheiten wie Herz-Kreislauf-Erkrankungen minimieren. »In diversen Studien konnte bei frühem Beginn einer adäquaten Hormonersatztherapie eine Reduktion des kardiovaskulären Risikos und der Gesamtmortalität gezeigt werden. Weiters weisen Studien darauf hin, dass eine frühzeitige Hormonbehandlung während der Wechseljahre auch einen vorbeugenden Effekt auf Osteoporose und Demenz erzielen kann«, betont Gynäkologe Dr. Andreas Nather.

Timing ist alles. Das »Window of Opportunity« öffnet sich mit Beginn der Perimenopause und schließt sich spätestens zehn Jahre nach der letzten Menstruation, vorausgesetzt, es liegen keine Alterserkrankungen vor. Wird das Zeitfenster der Behandlung ignoriert und zu spät mit der Hormonersatztherapie begonnen, steigt aufgrund des altersbedingten Zustandes der Blutgefäße die Gefahr von Thrombose, Herzinfarkt und Schlaganfall.

Das »Window of Opportunity« im Zuge einer Behandlung mit bioidenten Hormonen gilt nur für absolut gesunde Menschen. Ein hoher Blutdruck, erhöhte Cholesterinwerte, Übergewicht und Diabetes sprechen gegen eine Hormonersatztherapie. Auch Brustkrebs-Patientinnen und Frauen mit überstandenem Mammakarzinom wird von einer Hormonersatztherapie abgeraten, da sie laut Deutschem Krebsforschungszentrum das Risiko für einen Rückfall erhöhen kann. Eine von Experten vertretbare Alternative wäre die Anwendung von Cremes mit schwach dosiertem Östrogen, etwa bei Scheidentrockenheit.

Info Eine Hormonersatztherapie zum richtigen Zeitpunkt kann das Risiko altersbedingter Krankheiten reduzieren.

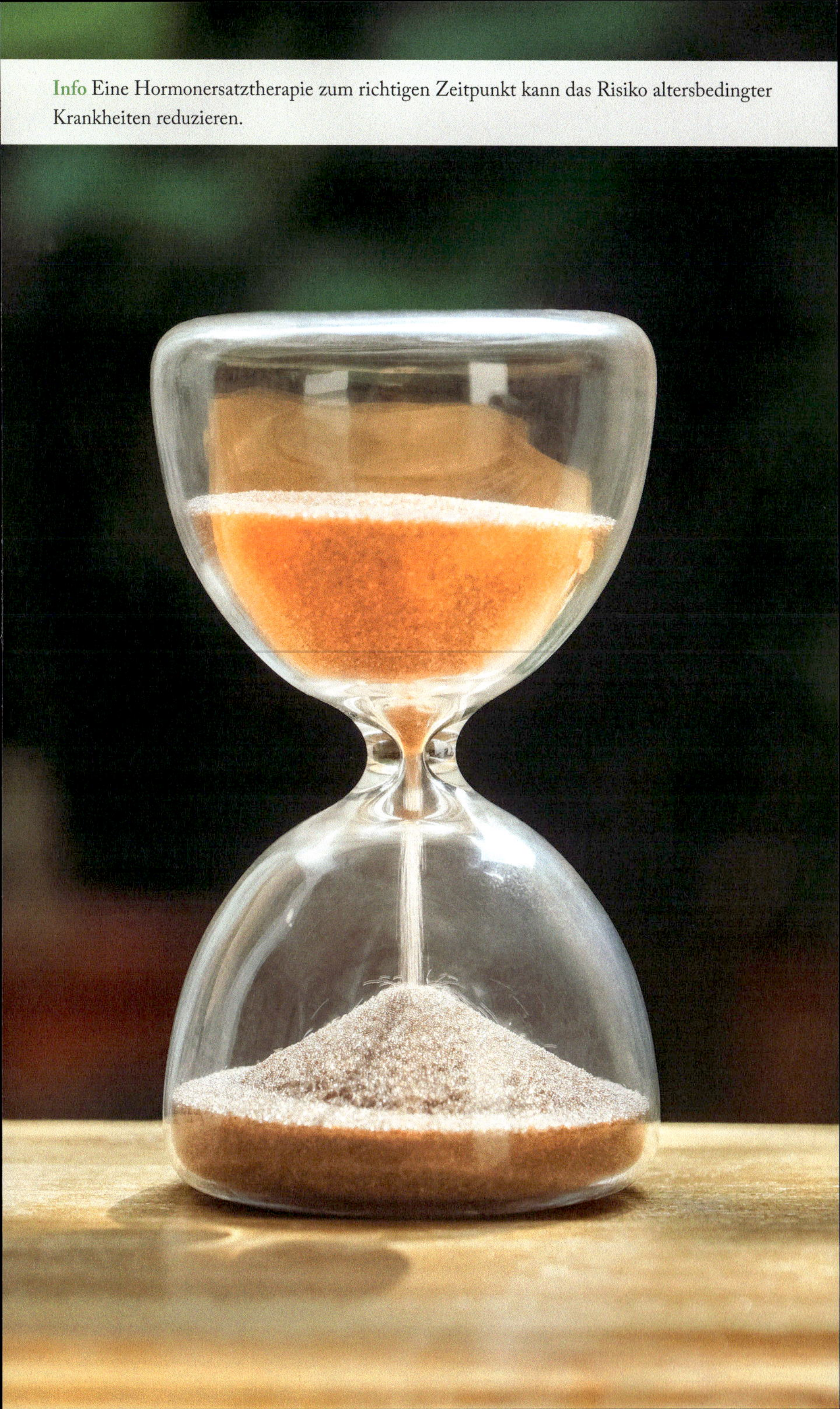

16 Brustkrebsrisiko

Erhöhen Hormonpräparate das Brustkrebsrisiko?

Hormonpräparate ja oder nein? Bei diesem Thema scheiden sich die Geister. Die Verunsicherung hinsichtlich eines möglicherweise erhöhten Brustkrebsrisikos ist groß.

Wie lässt sich als Laie die Situation bewerten, wenn sogar in der Fachwelt intensive Kontroversen vorherrschen? Als prominenteste Grundlage und Auslöser für die heftige fachliche und mediale Debatte gilt die 2002 veröffentliche amerikanische WHI-1-Studie (Women's Health Initiative). Die zentrale Fragestellung lautete damals: Inwiefern lässt sich Herz-Kreislauf-Erkrankungen nach der Menopause mit Hormonen vorbeugen? Als sich herausstellte, dass die Risiken für Brustkrebs, Thrombosen, Herzerkrankungen und Schlaganfälle höher waren als der Nutzen, wurde die Studie frühzeitig abgebrochen. Zweifel machten sich breit, sowohl bei den Patientinnen als auch bei der Ärzteschaft. Hormonersatztherapien wurden seit diesem Zeitpunkt weniger verordnet.

Mittlerweile haben die Autoren der Studie in einschlägigen Fachmedien auf die jahrelangen fehlerhaften Interpretationen ihrer Daten hingewiesen und die Ergebnisse relativiert: angefangen vom Durchschnittsalter der Teilnehmerinnen von 63 Jahren – also Frauen, die die Wechseljahre längst hinter sich hatten – bis zum Vorhandensein von Risikofaktoren wie Adipositas, Rauchen, Bluthochdruck oder Diabetes. »Wirft man einen Blick auf die Altersgruppe zwischen 50 und 59 Jahren, ist bei fünf Jahre langer Kombinationsbehandlung mit konjugierten Stutenöstrogenen (CEE) und Medroxyprogesteronacetat (MPA) mit drei von 1.000 Frauen, die zusätzlich an Brustkrebs erkranken, zu rechnen«, so Prof. Dr. Petra Stute. »Bei hysterektomierten Frauen (ohne Gebärmutter) sinkt das Mammakarzinom-Risiko bei einer Östrogenersatztherapie etwa um 2,5 Fälle pro 1.000«, ergänzt die Leiterin der Gynäkologischen Endokrinologie und des Menopausezentrums der Universitätsklinik für Frauenheilkunde Bern.

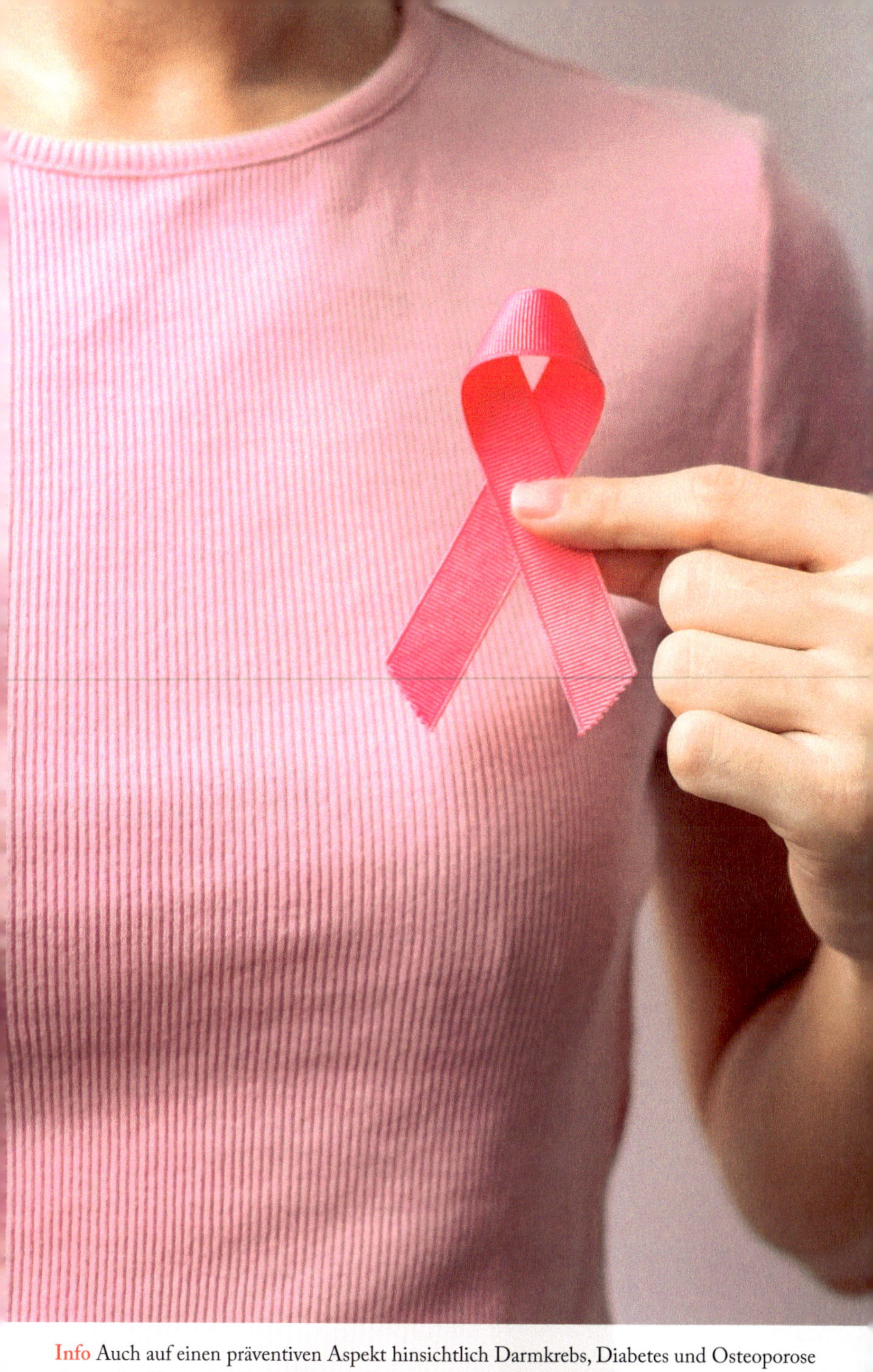

Info Auch auf einen präventiven Aspekt hinsichtlich Darmkrebs, Diabetes und Osteoporose deuten die Neuinterpretationen der WHI-Studie hin.

17 Mammografie

Warum sollte diese Vorsorge ein Fixtermin sein?

Mit rund 70.550 Neuerkrankungen jährlich (Stand 2023) ist Brustkrebs die häufigste Krebserkrankung von Frauen in Deutschland. Eine von sechs betroffenen Frauen erhält vor dem 50. Lebensjahr die lebensverändernde Diagnose, knapp zwei von fünf Betroffenen erkranken nach dem 70. Lebensjahr. Für die einen sind das nur Zahlen, für jede achte Frau ist das jedoch die schockierende Realität. Seit meinem 40. Lebensjahr trage ich alle zwei Jahre einen Fixtermin in meinen Kalender ein, an dem es nichts zu rütteln gibt: die Mammografie. Und alle zwei Jahre atme ich erleichtert auf, wenn es heißt: Alles okay!

Neben dem Alter zählen auch familiäre Vorbelastungen, also an Brust- oder Eierstockkrebs erkrankte Verwandte, sowie dichtes Brustgewebe zu den Risikofaktoren. Beim Blick auf weitere Risikofaktoren wie Übergewicht, Fettleibigkeit, Bewegungsmangel, übermäßigen Alkoholkonsum und Rauchen wird schnell klar, warum ein gesunder Lebensstil einmal mehr von Bedeutung ist.

Die jährliche ärztliche Tastuntersuchung der Brust beziehungsweise das regelmäßige Selbstabtasten erspart auf keinen Fall die Mammografie. Bei dieser so wichtigen Vorsorge handelt es sich um eine niedrig dosierte Röntgenuntersuchung, die in Österreich für alle sozialversicherten Frauen ab 40 kostenfrei ist, in Deutschland für Frauen zwischen 50 und 69 Jahren. In Österreich beinhaltet das Brustkrebsfrüherkennungsprogramm für Frauen mit dichtem Brustgewebe zusätzlich eine Ultraschall-Untersuchung.

Keine Frau lässt sich gern die Brüste zwischen zwei Kunststoffplatten pressen. So unangenehm die Untersuchung auch sein mag: Sie kann Leben retten! Dank dieser so wichtigen Früherkennungsmaßnahme kann Brustkrebs nachgewiesen werden, noch bevor er tastbar ist. Wie sehr diese Krankheit das Leben verändern kann, zeigen immer wieder Erfahrungsberichte von betroffenen Frauen, die dabei stets auf die Wichtigkeit der Mammografie hinweisen.

Info Je eher das Mammakarzinom entdeckt wird, desto höher sind die Heilungschancen.

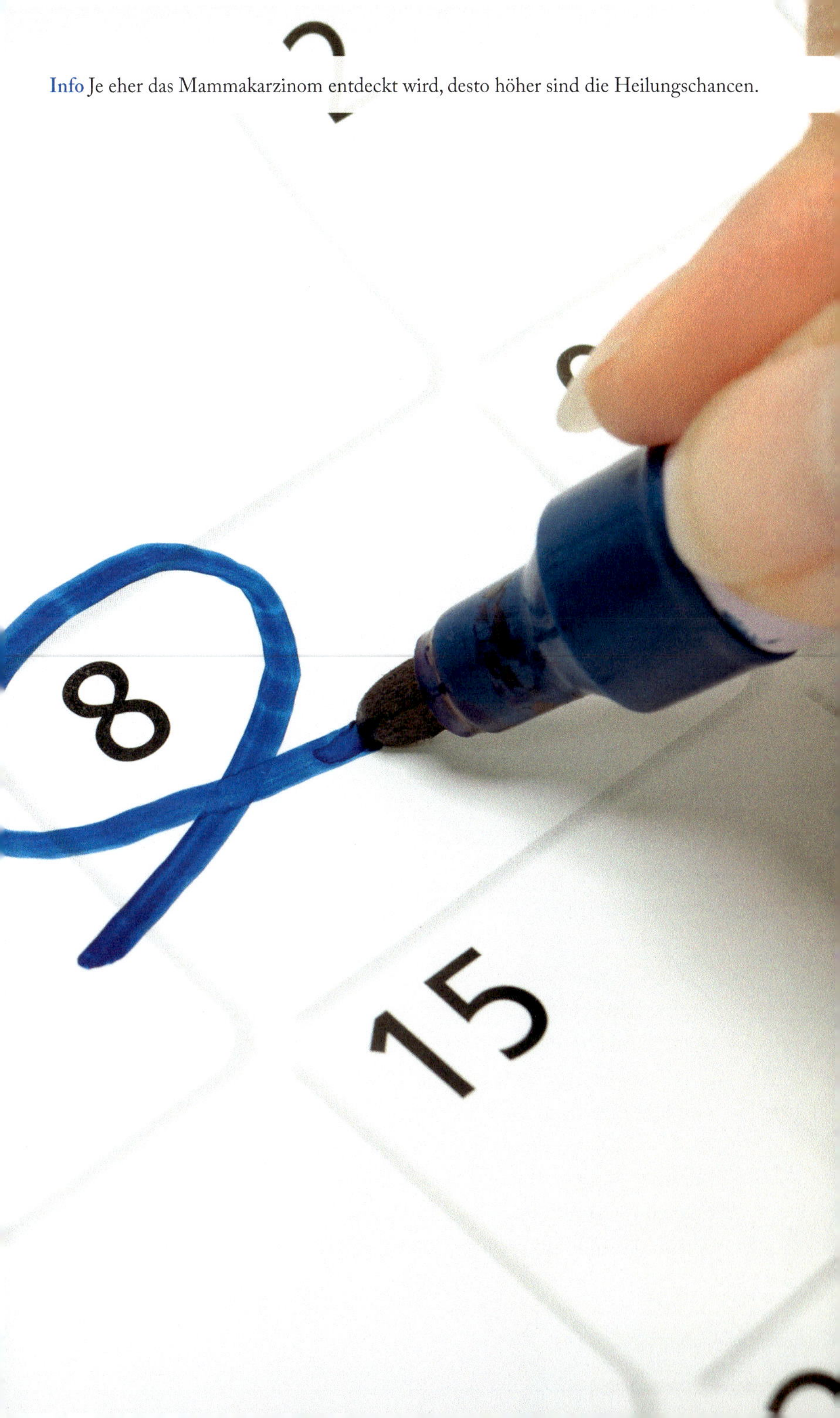

18 Mastodynie

Warum beginnt die Brust zu spannen?

Empfindliche Brustwarzen, ein Spannen, Stechen und Ziehen in der Brust – viele Frauen kennen diese Symptome des prämenstruellen Syndroms nur zu gut, die pünktlich wie ein Schweizer Uhrwerk in der zweiten Zyklushälfte nach dem Eisprung, ein paar Tage vor der Regel, einsetzen.

Hauptverursacher der zyklusbedingten Mastodynie, so lautet der Fachbegriff für das Spannungsgefühl in den weiblichen Brüsten, ist der schwankende Hormonspiegel. Es verwundert also kaum, dass die natürliche hormonelle Disbalance der Wechseljahre ähnliche Beschwerden auf den Plan ruft. Infolge des Progesteronmangels und der damit verbundenen Östrogendominanz kann es nicht nur in den Händen, Füßen und Beinen zu Wassereinlagerungen kommen, sondern auch in der Brust. Diese Ödeme sind gesundheitlich unbedenklich, führen jedoch zu unangenehmen Spannungsgefühlen und Brustschmerzen. Der BH zwickt und spannt, die tägliche Laufrunde wird zur Qual.

Da das Brustgewebe bei jeder Frau unterschiedlich stark empfindlich ist, variiert die Beeinträchtigung im Alltag dementsprechend und reicht von leichter Berührungsempfindlichkeit über unangenehmen Druck bis zu Schmerzen bei jeder Bewegung. Auch Hitzegefühle in der Brust sind ein typisches Anzeichen dafür, dass die Bildung des Progesterons nachlässt.

Viele Frauen setzen auf pflanzliche Unterstützung wie Mönchspfeffer. Dieser Heilpflanze wird eine hormonregulierende Wirkung nachgesagt. Auch Wechseljahre-Tees aus Frauenmantel und Schafgarbe werden in Apotheken gern empfohlen. Eine sofortige Linderung des unangenehmen Brustspannens versprechen kühlende Quarkwickel – vielen noch aus Kindheitstagen bei Verstauchungen oder Fieber bekannt. Obwohl aussagekräftige Studien über die schmerzlindernde Wirkung von Quark fehlen: Auch bei Milchstau und Brustdrüsenentzündungen stillender Frauen raten Hebammen zu diesem altbewährten Hausmittel.

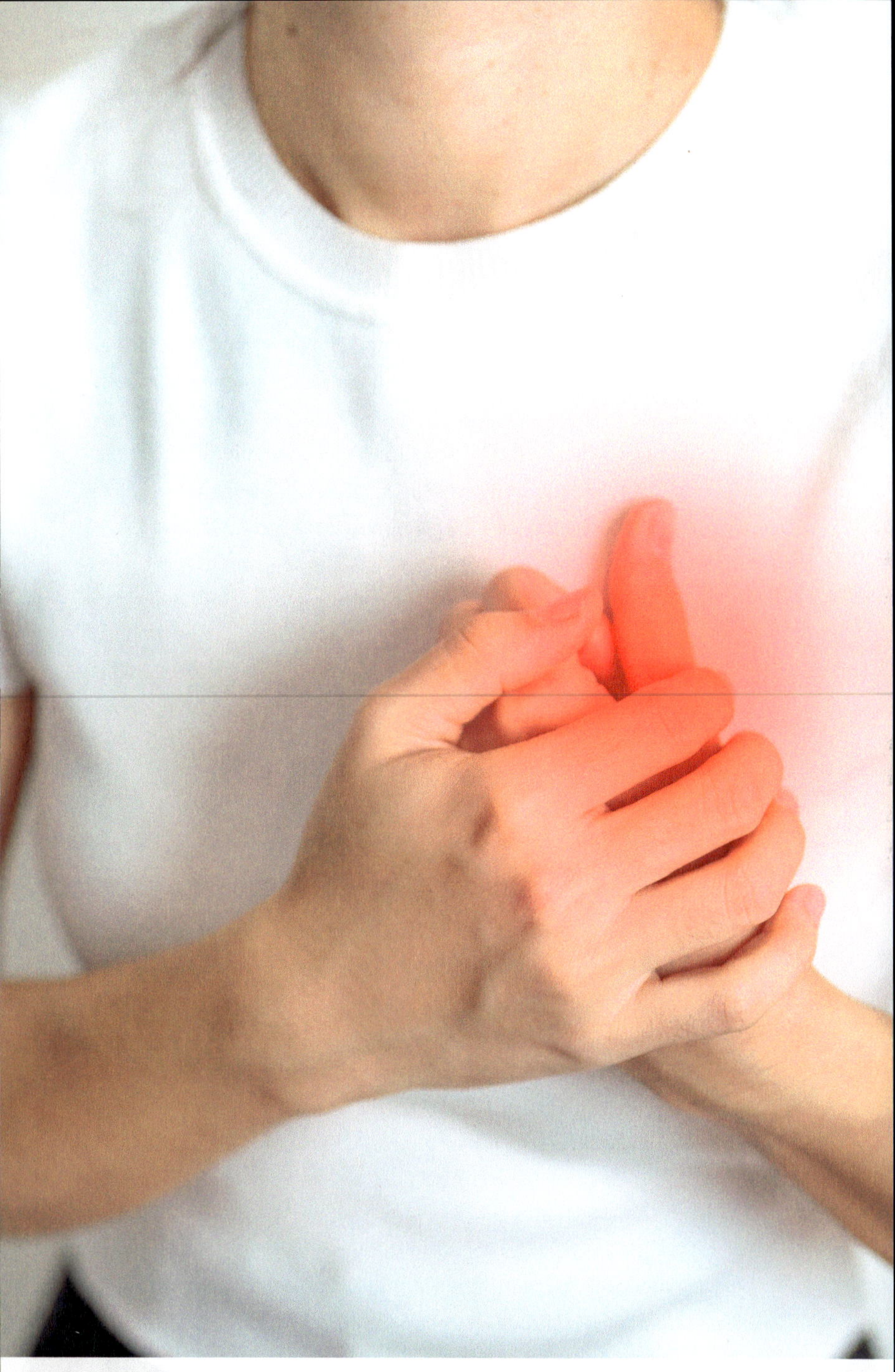

Tipp Bei leichten Spannungsgefühlen können Massagen mit Lavendel- oder Rosenöl wohltuend sein.

19 Mastopathie

Wieso verändert sich das Brustgewebe?

O-Ton des behandelnden Arztes neulich bei der Mammografie: »Brüste sind nur Fettlaberl.« Beruhigt, dass alles in Ordnung ist, ziehe ich mir meinen BH wieder an und denke leicht irritiert über die Wortwahl des Arztes nach. De facto hat er Recht, denn die weibliche Brust besteht im Wesentlichen aus Drüsen- und Fettgewebe, aber welche Frau betrachtet ihre Brüste so emotionslos?

Jede Veränderung wird meist mit Besorgnis wahrgenommen. Bereits ab 35 bildet sich das Drüsen- und Bindegewebe zurück, das Fettgewebe nimmt zu. Mit den Wechseljahren können sich neben dem Spannungsgefühl auch kleine Knoten und Zysten bemerkbar machen. Verhärtungen in der Brust lassen sofort die Alarmglocken läuten. Immerhin gilt Brustkrebs als die weltweit häufigste bösartige Tumorart bei Frauen, die sich insbesondere während des Klimakteriums manifestiert.

Bei der gutartigen, hormonbedingten Veränderung des Brustgewebes, der Mastopathie, besteht allerdings kein Grund zur Sorge. Die verschiebbaren Knoten – meist so groß wie ein Kirschkern – sind unter der Haut gut ertastbar und in der Regel harmlos. Lässt das Gelbkörperhormon Progesteron in seiner Funktion als Gegenspieler zum Östrogen nach, kann sich das auch auf das Brustdrüsengewebe auswirken. Bei der sogenannten zystischen Mastopathie handelt es sich um viele kleine Flüssigkeitskapseln (Zysten).

Bilden sich im Brustgewebe vermehrt Bindegewebsfasern, spricht man von einer fibrösen Mastopathie. Mischformen sind besonders häufig. Nach der Postmenopause gehen die mastopathischen Veränderungen meist wieder zurück.

Ein regelmäßiges monatliches Abtasten der Brust ist für unsere Brustgesundheit entscheidend. Knoten, Veränderungen oder Schmerzen in der Brust sollten auf jeden Fall mit dem Gynäkologen abgeklärt werden, um festzustellen, ob es sich um eine Mastopathie oder eine andere Erkrankung handelt.

Info Auch eine Schilddrüsenerkrankung kann eine Mastopathie begünstigen.

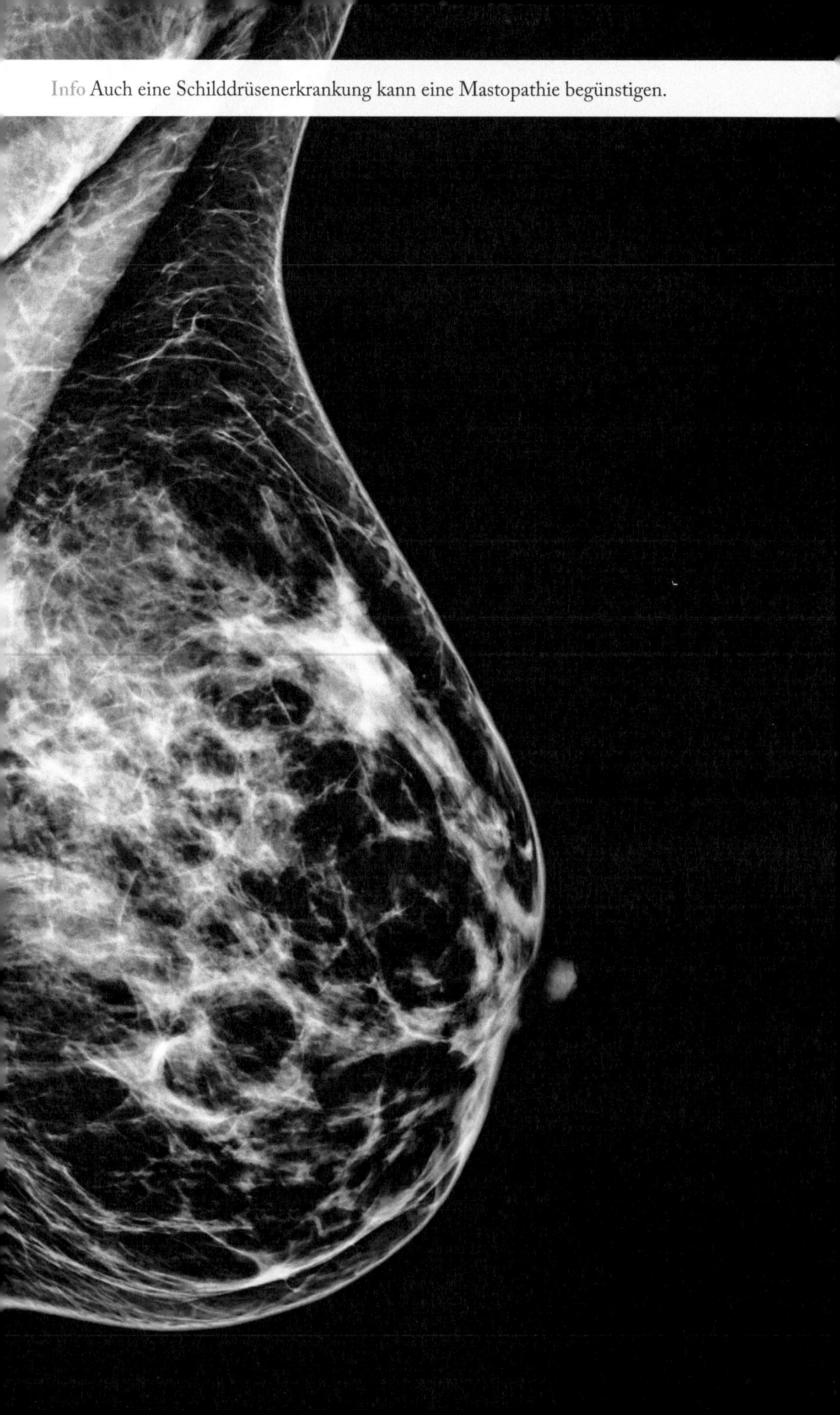

20 Phytoöstrogene

Wie wirken sekundäre Pflanzenstoffe?

Jede Frau erlebt die Wechseljahre anders. Schwebt die eine völlig unbeirrt und cool – ohne auch nur mit der Wimper zu zucken – durch diese Lebensphase, schleppt sich die andere mit einem schweren Rucksack durch den neuen Alltag. Studien belegen: Ein Drittel aller Frauen empfindet die Wechseljahre als starke körperliche und seelische Belastung. Dementsprechend groß kann der Wunsch nach mehr Ausgeglichenheit sein. Bei der Suche nach einer Antwort auf die Frage, wie sich das Hormonchaos auf natürliche Art und Weise regulieren lässt, wird man zwangsläufig über den Begriff »Phytoöstrogene« stolpern.

Diese sekundären Pflanzenstoffe ähneln in ihrer chemischen Struktur dem körpereigenen Geschlechtshormon Östradiol und gehören folgenden drei Strukturklassen an: den Isoflavonen, den Lignanen und den Coumestanen. Klingt vielversprechend, gilt doch der altersbedingte Östrogenmangel als Hauptschuldiger für unser menopausales Unwohlsein. Wenn es so einfach wäre! Phytoöstrogene können sowohl hemmend als auch aktivierend wirken, dies hängt unter anderem von den körpereigenen Östrogenen und der Art des sekundären Pflanzenstoffes ab.

Unabhängig von ihrer Bedeutung in der Menopause gilt der prinzipielle Einfluss der sekundären Pflanzenstoffe auf zahlreiche Stoffwechselprozesse als unumstritten. Dabei kommt den Phytoöstrogenen Isoflavone und Lignane die größte Bedeutung für den menschlichen Stoffwechsel zu. Laut Gesellschaft für Ernährung e. V. (DGE) entfalten Phytoöstrogene neurologische, entzündungshemmende und antibakterielle Wirkungen.

Bisher weiß man von etwa 100.000 verschiedenen sekundären Pflanzenstoffen, bis zu 10.000 kommen in unserer Nahrung vor. So sind etwa Soja und Sojaprodukte, aber auch Hülsenfrüchte wie Kichererbsen und Bohnen reich an Isoflavonen. Leinsamen, Sesam und Kürbiskerne sowie Weizen, Gerste und Hafer enthalten Lignanen. Mungbohnen sind reich an Coumestanen.

Info Bei Schwankungen des Östrogenspiegels können Phytoöstrogene eine ausgleichende Wirkung erzielen.

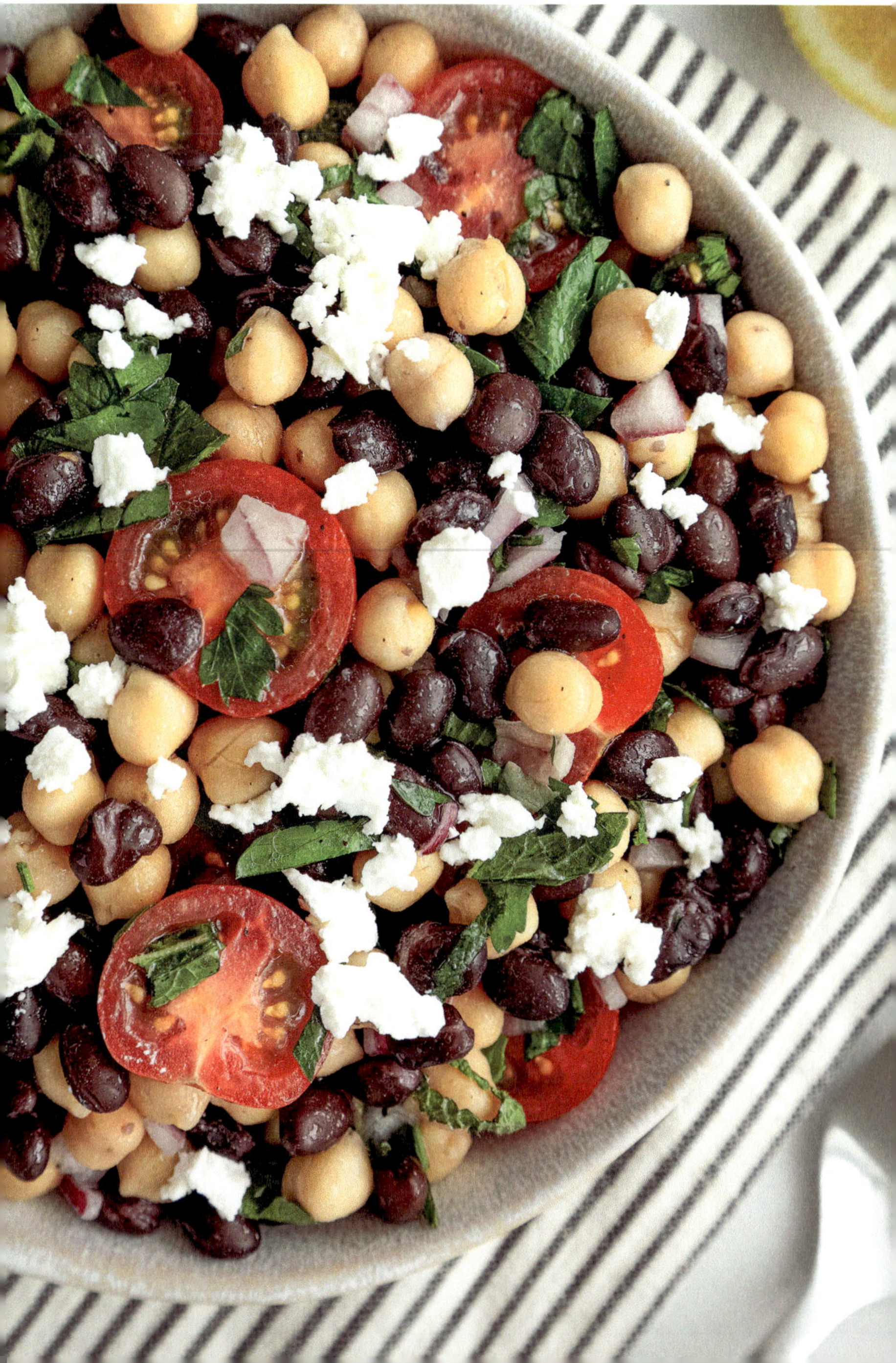

21 Isoflavone

Warum gelten Soja und Rotklee als Turbo-Booster?

Isoflavone zählen zu den sekundären Pflanzenstoffen und sind als Phytoöstrogene wahre Turbo-Booster bei klimakterischen Beschwerden. Als wichtigste Isoflavonquellen gelten Soja und Rotklee. Betrachtet man die chemische Struktur und den Aufbau der darin enthaltenen Isoflavone, so ähneln sie dem körpereigenen Östrogen. »Sie haben die Fähigkeit, sich an unsere Östrogenrezeptoren zu binden und eine zwar schwächere, aber doch ähnliche Wirkung wie das Geschlechtshormon Östrogen zu erzielen«, so Gynäkologe Dr. Markus Metka. Isoflavone werden nicht ohne Grund als Mittel der ersten Wahl von der Österreichischen Menopausegesellschaft empfohlen. Ihnen wird eine harmonisierende Wirkung auf den Östrogenspiegel nachgesagt, sie sollen den Fettstoffwechsel und die Gefäßelastizität positiv beeinflussen, die Knochendichte verbessern sowie für erholsame Nächte und emotionale Ausgeglichenheit sorgen.

Sojamehl, -sprossen, -bohnen, -joghurt, -milch oder Tofu: Die asiatische Küche liebt Soja. So gelten die Asiaten, die täglich bis zu 60 Milligramm Phytoöstrogene zu sich nehmen, als Spitzenreiter beim Konsum von Sojaprodukten. Mit nur 5 Milligramm täglich haben westliche Industrieländer, darunter auch Österreich und Deutschland, eindeutig Nachholbedarf.

Viele Frauen setzen auf Isoflavone in Form von Extrakten. Dabei sollte man sich immer ärztlich beraten lassen. Die wissenschaftliche Meinung, ob mit der Einnahme von Phytoöstrogenen ein erhöhtes Brustkrebsrisiko einhergeht, ist zweigeteilt. »Mittlerweile bestätigen Studien, dass Isoflavone bei Brustzellen über eine hemmende Wirkung verfügen und sogar einen schützenden Effekt haben«, so Dr. Metka. Dazu das deutsche Krebsforschungszentrum: »Nach Einschätzung diverser Fachgesellschaften sind ein bis zwei Portionen sojahaltiger Nahrungsmittel pro Tag (Isoflavongehalt zwischen 25 und 50 Milligramm) auch für Brustkrebspatientinnen unbedenklich.«

Tipp 150 Gramm Tofu und 250 Milliliter Sojamilch enthalten rund 60 Milligramm Isoflavone – laut Wissenschaft die ideale tägliche Menge.

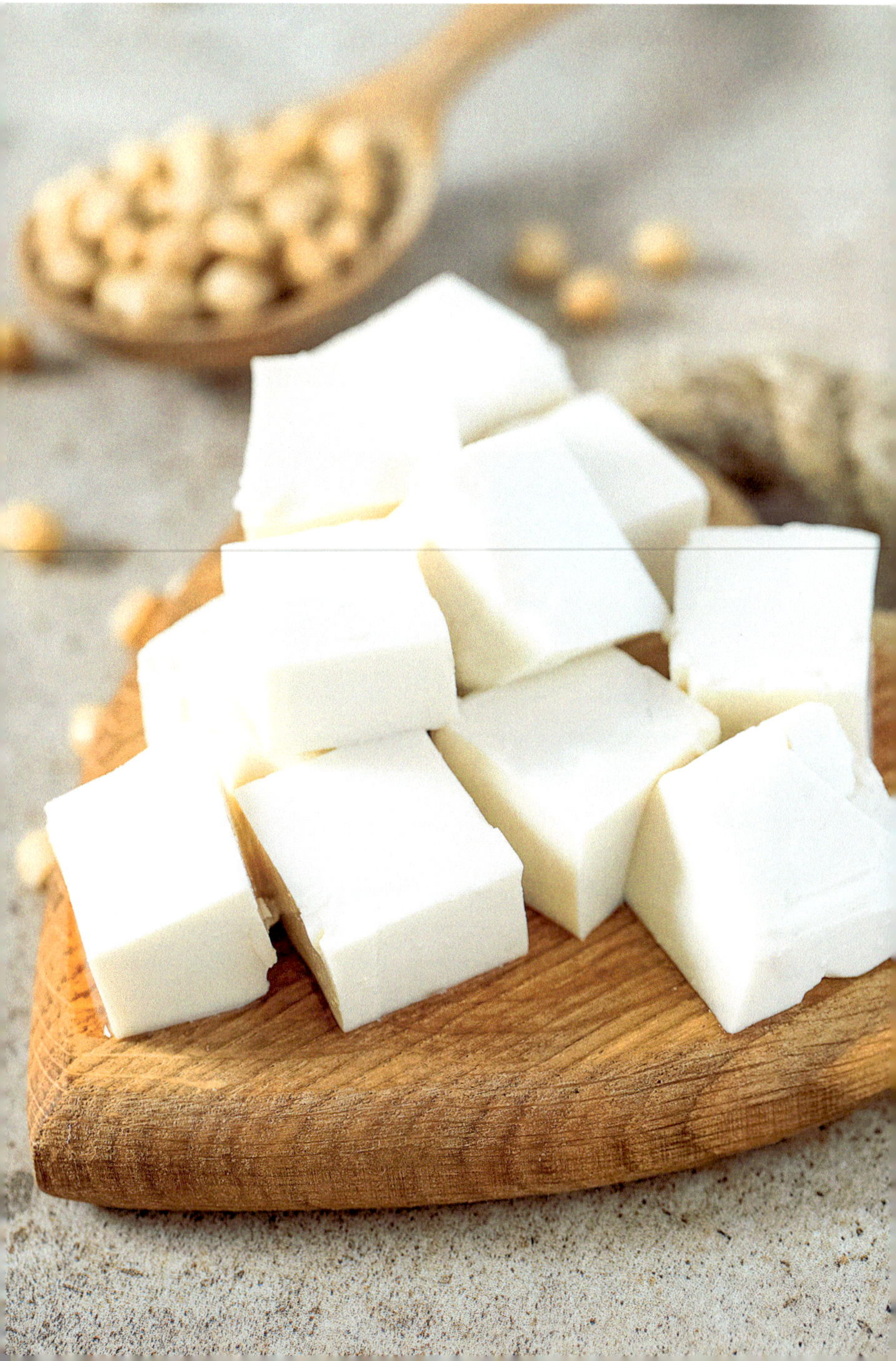

22 Schilddrüse

Warum gehören die Schilddrüsenwerte gecheckt?

Hitzewallungen, schlaflose Nächte, ein Plus auf der Waage, trockene und fahle Haut sowie Antriebslosigkeit. Als mir eine Freundin ihre Beschwerden schilderte, dachte ich sofort: Klassischer Fall von Wechseljahren! Aber dem war nicht so. Zwar lag der Grund ihres Unwohlseins auch an den Hormonen, aber an jenen der Schilddrüse.

Das Tückische: Eine Schilddrüsenfunktionsstörung kann ähnliche Symptome wie das Klimakterium hervorrufen und birgt daher das Risiko, erst auf Umwegen erkannt und behandelt zu werden.

Die Schilddrüse gehört zu den lebensnotwendigen Hormondrüsen des Körpers. Dieses schmetterlingsförmige, 10 bis 20 Gramm leichte Organ, das sich unterhalb des Kehlkopfes befindet, produziert Schilddrüsenhormone, die für das reibungslose Funktionieren vieler Organsysteme entscheidend sind. Die Hormone Trijodthyronin (T3) und Thyroxin (T4) erhöhen unter anderem je nach Bedarf unseren Grundumsatz und Energieverbrauch. Auch das Hormon Calcitonin, das am Kalzium- und Knochenstoffwechsel beteiligt ist, wird in der Schilddrüse gebildet. Das Thyreoidea-stimulierende Hormon (TSH) wird in der Hirnanhangsdrüse produziert und ist ein erster maßgeblicher Indikator für eine mögliche Schilddrüsenfehlfunktion.

Bei jeder vierten Frau im Wechsel treten Probleme mit der Schilddrüse auf. Vor allem die Östrogendominanz scheint die Hormonrezeptoren der Schilddrüse aus dem Konzept zu bringen. Meist handelt es sich um eine Schilddrüsenunterfunktion (Hypothyreose), das heißt, in der Schilddrüse werden zu wenige Schilddrüsenhormone gebildet. Auch die chronische Schilddrüsenunterfunktion (Hashimoto) tritt häufig rund um die Lebensmitte auf. Wesentlich seltener liegt eine Schilddrüsenüberfunktion (Hyperthyreose) vor. Aber auch diese gehört behandelt, da sie das Risiko altersbedingter Erkrankungen des Herzens und der Knochen (Osteoporose) erhöhen kann.

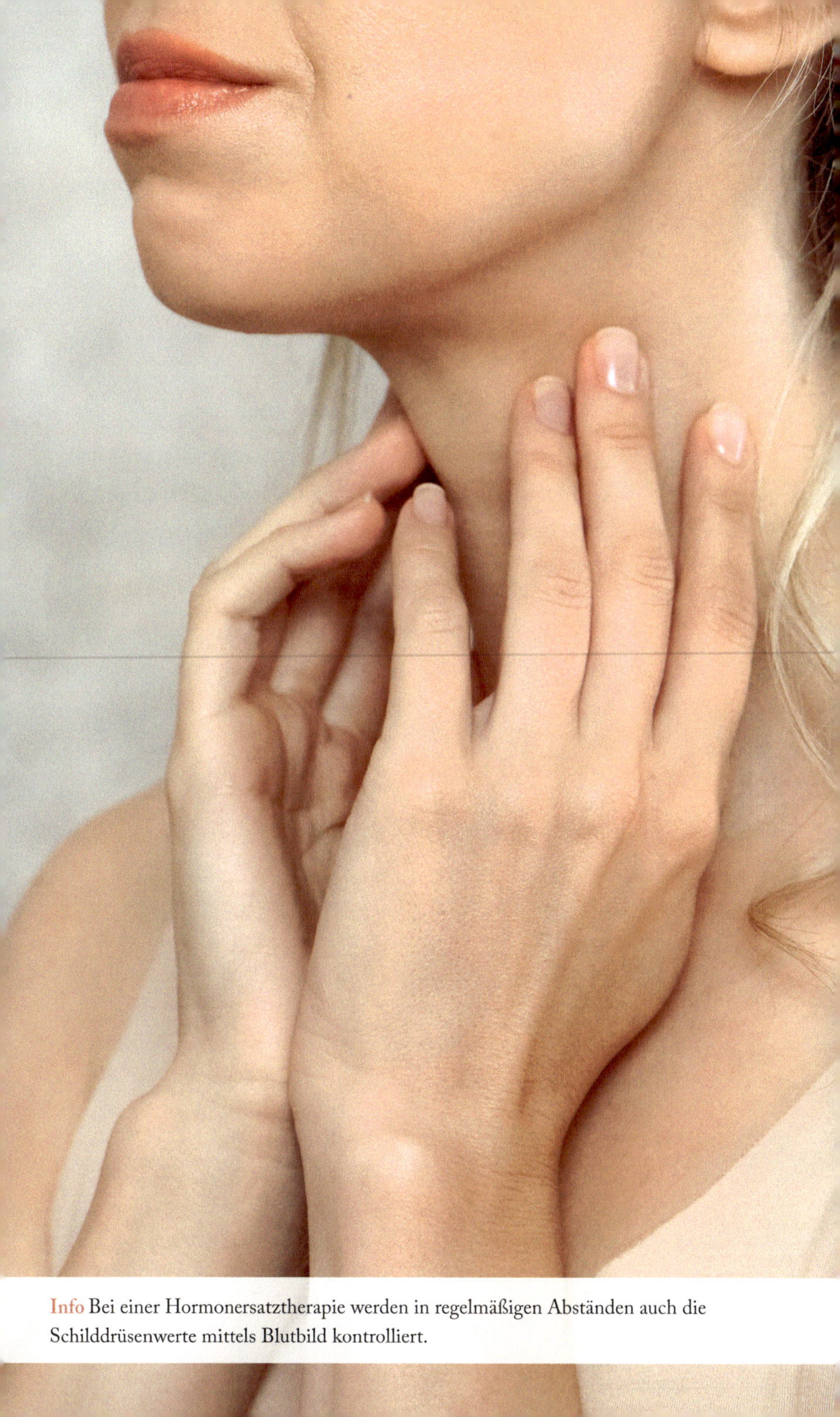

Info Bei einer Hormonersatztherapie werden in regelmäßigen Abständen auch die Schilddrüsenwerte mittels Blutbild kontrolliert.

23 Frauenherzen

Warum steigt das Herzinfarkt-Risiko ab 65?

Frauenherzen verlangen in den Wechseljahren besondere Aufmerksamkeit. Herzinfarkt ist längst keine »Männerkrankheit« mehr. In Deutschland sterben jährlich mehr als 20.000 Frauen daran. »Herzerkrankungen wie Koronare Herzkrankheit, Herzschwäche oder Rhythmusstörungen wie Vorhofflimmern und Vorhofflattern sind bei Frauen der häufigste Grund für Krankenhauseinweisungen und vorzeitigen Tod«, so die Kardiologin Prof. Dr. Christiane Tiefenbacher, Vorstandsmitglied der Deutschen Herzstiftung. »Aufgrund des hormonellen Schutzes treten diese Erkrankungen bei Frauen meist zehn Jahre später als bei Männern auf«, informiert die Kardiologin.

Was aber ist mit »hormonellem Schutz« gemeint? Die weiblichen Geschlechtshormone beeinflussen Entzündungsreaktionen sowie die Blutgerinnung und wirken erweiternd auf die Blutgefäße. »Östrogene können vor der Bildung von arteriosklerotischen Ablagerungen in den Gefäßen schützen. Fällt diese Schutzwirkung in der Menopause weg, steigt das Herzinfarkt-Risiko für Frauen ab 65 deutlich an. Laut Studien und Statistiken macht das weibliche Geschlecht nach einem Herzinfarkt auch weniger gute Genesungsfortschritte als Männer.«

Sind die Risikofaktoren für Herz- und Gefäßerkrankungen mit Bluthochdruck, Diabetes, Übergewicht sowie Lebensstilfaktoren wie Rauchen, Bewegungsmangel oder Stress dieselben wie für Männer, zeigen sich die Symptome eines weiblichen Herzinfarktes anders. »Bei Frauen kann sich ein Herzinfarkt durch Atemnot, ein Ziehen in den Armen, unerklärliche Müdigkeit, Angstzustände, Schweißausbrüche, Übelkeit oder Erbrechen, Schmerzen im Oberbauch oder im Rücken bemerkbar machen«, informiert Tiefenbacher. Auch wenn die Symptome unspezifisch sind und der typische Brustschmerz als Hauptsymptom oft nicht im Vordergrund steht, sollten Frauen ab einem gewissen Alter auch immer die Gefahr eines Herzinfarkts im Hinterkopf haben. Jede Minute ist entscheidend.

Info Die hormonelle Veränderung im Wechsel kann die Risikokonstellation für Herz und Gefäße verschärfen.

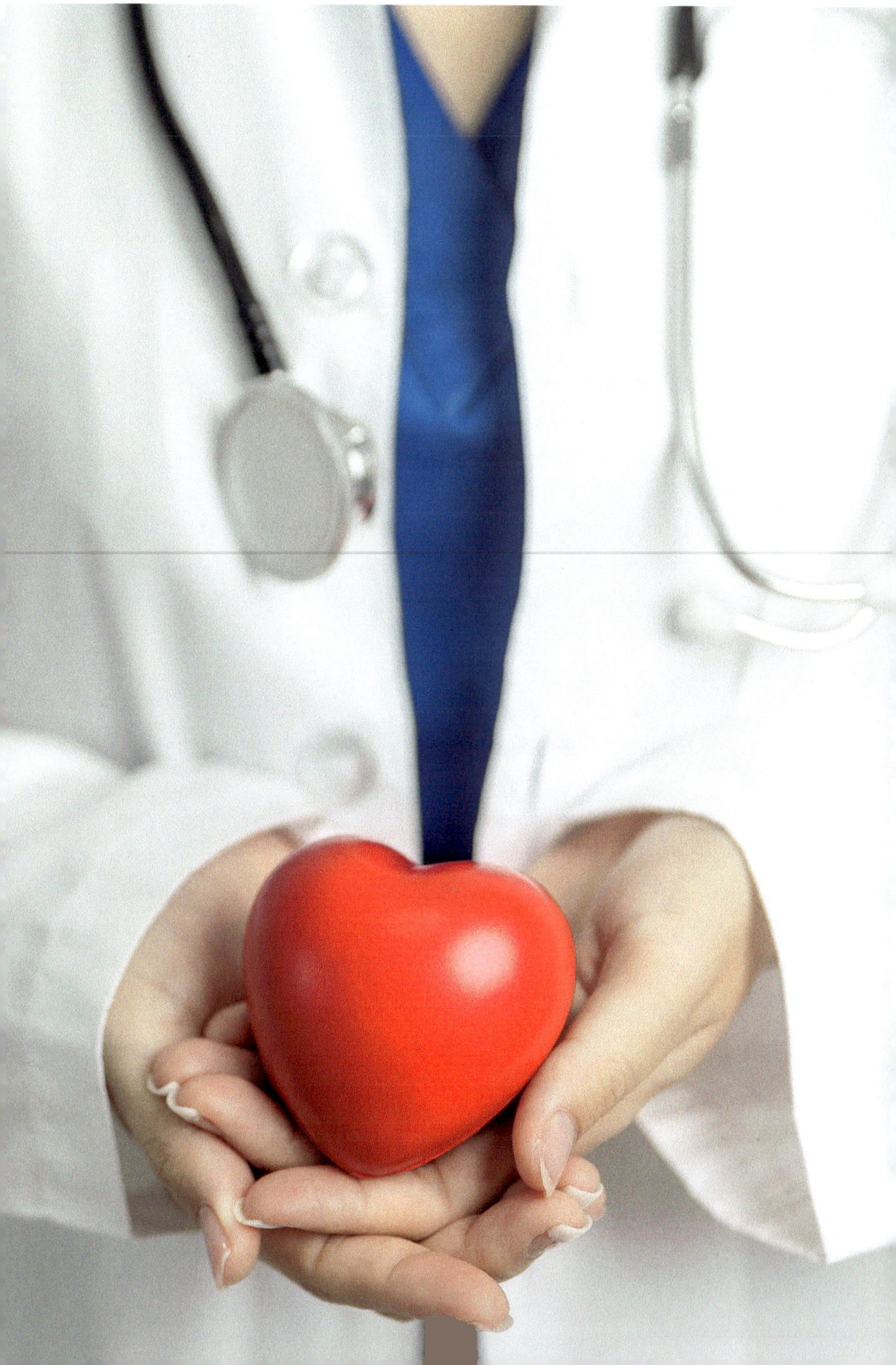

24 Bluthochdruck

Was lässt sich vorbeugend tun?

Nur alte Menschen messen regelmäßig ihren Blutdruck? Mit dem Wissen, dass sich das Risiko, einen Bluthochdruck zu entwickeln, mit den Wechseljahren verdoppelt, wird man vielleicht umdenken und vorbeugend etwas für seine Herzgesundheit tun. Diese haben wir in jungen Jahren den Östrogenen und deren Schutzwirkung für unsere Gefäße (siehe Kapitel 23) zu verdanken. Das weibliche Geschlechtshormon wirkt blutdrucksenkend und reduziert das Risiko von Herz-Kreislauf-Erkrankungen.

Sinkt der Östrogenspiegel während der Wechseljahre, ist es von Vorteil, wenn unser Lebensstil uns keine zusätzlichen Risikofaktoren liefert. Das heißt: Je früher wir unseren Lebensstil in Hinblick auf unsere Herzgesundheit gestalten, desto besser. Die Deutsche Herzstiftung empfiehlt in diesem Zusammenhang folgende acht Eckpfeiler: nicht rauchen, regelmäßige Bewegung, genügend Entspannung, gesunde Ernährung, Übergewicht vermeiden, auf Blutdruck, Cholesterin und Blutzucker achten, regelmäßig zur Vorsorgeuntersuchung gehen. »Ein unerkannter beziehungsweise nicht ausreichend behandelter Bluthochdruck ist eines der gefährlichsten Risiken für Schlaganfall, Herzinfarkt und andere schwere Herz-Kreislauf-Erkrankungen«, so Kardiologin Prof. Dr. Christiane Tiefenbacher.

Viele Frauen kämpfen im Wechsel mit hartnäckigem Bauchfett. Ein Risikofaktor, den es rechtzeitig mittels ausgewogener Ernährung und Bewegung zu verhindern gilt. Die im Bauchfett produzierten Hormone begünstigen nämlich Bluthochdruck.

Nicht nur Übergewicht, auch Schlafstörungen können für einen hohen Blutdruck sorgen. »Leidet die Schlafqualität, erhöht sich das Risiko für kardiovaskuläre Erkrankungen. Denn Schlafstörungen über einen längeren Zeitraum verursachen Stress, der wiederum wichtige Stoffwechselprozesse stört. Dauerhaft schlechter Schlaf kann auch bereits bestehende Herzerkrankungen beschleunigen«, so Prof. Dr. Tiefenbacher.

Tipp Stiller Killer: Da man Bluthochdruck zunächst nicht spürt, gilt regelmäßiges Blutdruckmessen als wichtige Prävention.

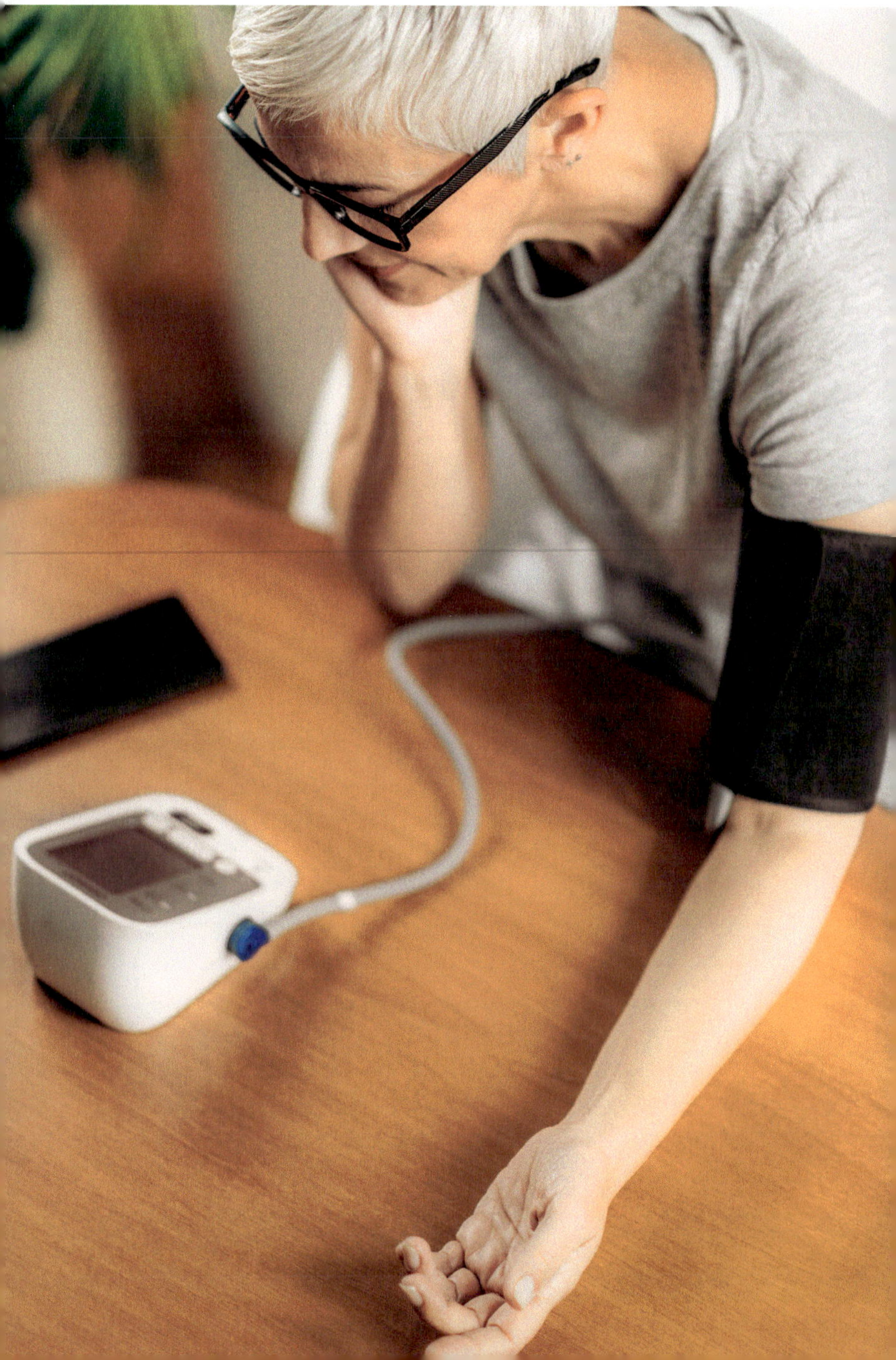

25 Diabetes

Wie kommt es zu Altersdiabetes?

So manches Wehwehchen im Alter lässt sich ohne Probleme wegstecken, aber wenn es um schwerwiegende Erkrankungen wie etwa Diabetes geht, sieht es anders aus. Plötzlich werden medizinische Fachbegriffe wie Insulin und Insulinresistenz auch für Frauen mit gesundem Stoffwechsel zum Thema.

Kurz erklärt: Das körpereigene Hormon Insulin, das in der Bauchspeicheldrüse gebildet wird, sorgt dafür, dass der über die Nahrung aufgenommene Zucker (Glukose) aus dem Blut in unsere Muskelzellen gelangt und als Energielieferant fungiert. Insulin wirkt blutzuckersenkend und spielt somit auch eine Schlüsselrolle bei der Entstehung von Diabetes mellitus, der Zuckerkrankheit.

Im Gegensatz zum Typ-1-Diabetes, der meist im Kindes- und Jugendalter einsetzt, entsteht der Typ-2-Diabetes, im Volksmund als Altersdiabetes bekannt, meist schleichend mit fortschreitendem Alter. Dass sich das Diabetes-Risiko im Wechsel erhöht, hängt unter anderem mit dem sinkenden Östrogenspiegel – weniger Östrogen verringert auch die Insulinwirkung an den Zellen – zusammen. Zusätzlich gelten Übergewicht, eine unausgewogene Ernährung, Bewegungsmangel und Rauchen neben einer genetischen Disposition als wichtige Verursacher dieser Stoffwechselerkrankung.

Zuckerhaltige Lebensmittel lassen den Blutzucker steil nach oben steigen und später rapide absinken. Kommt es etwa durch eine zucker- und fetthaltige Ernährung zu einer jahrelangen Überproduktion von Insulin, zeigen sich die insulinproduzierenden Zellen irgendwann erschöpft. Man spricht von einer Insulinresistenz. Die Diagnose kann dann sehr rasch Prä-Diabetes oder Typ-2-Diabetes lauten. Ein gesunder Lebensstil mit ballaststoffreichen Lebensmitteln sowie ausreichend langen Pausen (vier bis fünf Stunden) zwischen den Mahlzeiten und regelmäßiger Bewegung treiben unseren Blutzucker nicht auf die Spitze und verschonen uns mit etwas Glück vor Diabetes.

Tipp Diabetikerinnen sollten ihre Blutzuckerwerte im Wechsel besonders engmaschig kontrollieren.

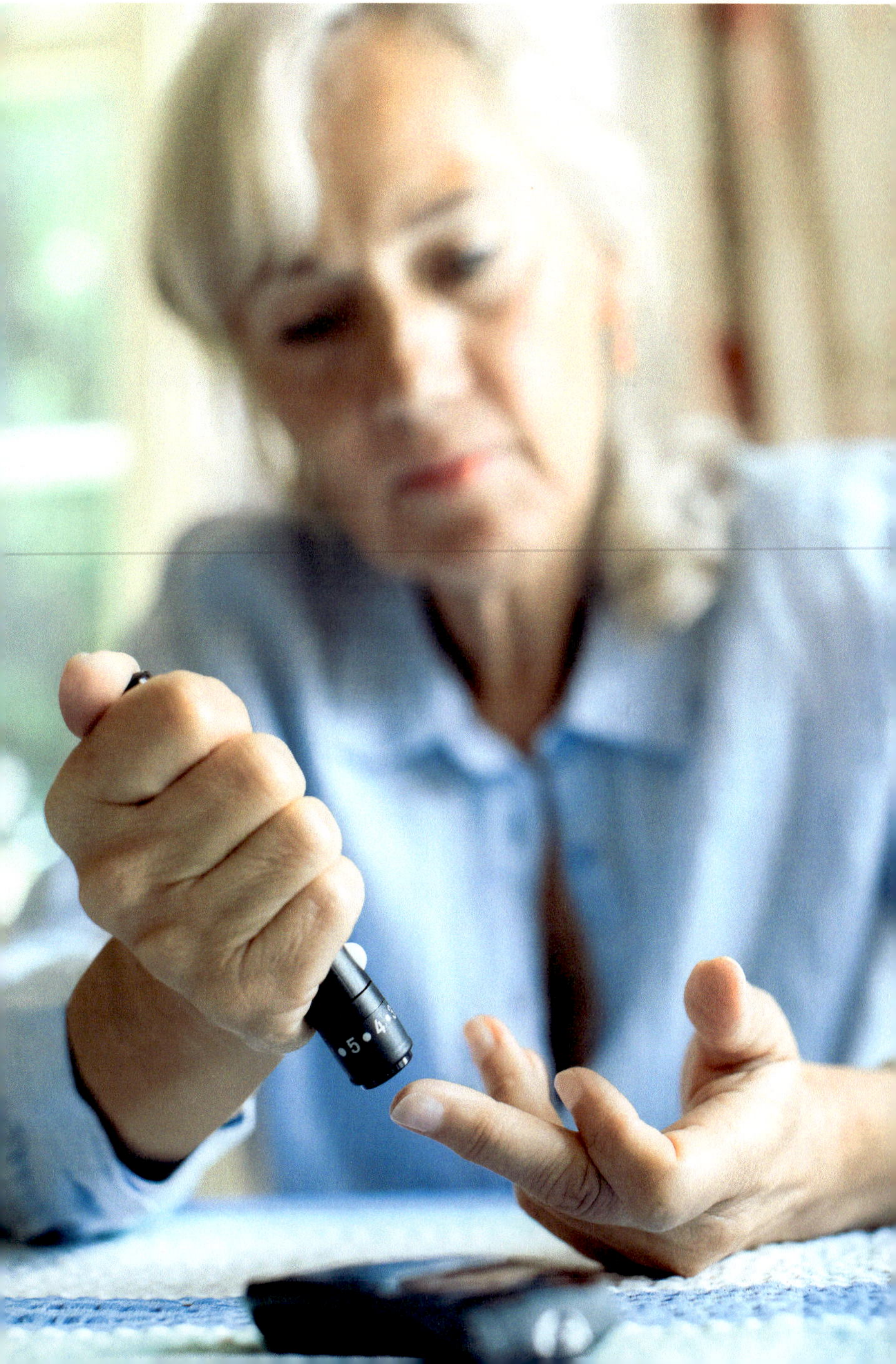

26 Meno-Mitte

Warum verändert sich die Figur?

Ich kenne kaum eine Frau, die mit ihrem Gewicht und ihrer Figur zufrieden ist. Wie oft höre ich: »Ich muss wieder ein paar Kilos abnehmen!« Oder: »Ich sollte mehr trainieren!« Auch bei mir ist es nicht anders. Das Thema Gewicht beschäftigt mich seit meiner Kindheit. Mittlerweile bin ich bei meinem Wohlfühlgewicht angekommen, aber der Weg dorthin war lange und teilweise auch recht ungemütlich.

Oft fängt es in der Pubertät an: Der Körper verändert sich und auch unsere Wahrnehmung für ihn. Sich mit den ersten weiblichen Rundungen anzufreunden, braucht Zeit. Dann folgen Schwangerschaften und Geburten. Der Körper verändert sich wieder. Stolz trägt man seinen Babybauch vor sich her, doch nach der Geburt möchte man so rasch wie möglich wieder in seine Lieblingsjeans passen, nicht wahr? Mit viel Anstrengung geht dann auch irgendwann der Knopf wieder zu. Tja, und dann? Dann kommen die Wechseljahre und mit ihnen nicht selten der Frust über die unliebsame und viel zitierte Meno-Mitte, auch »Meno-Belly« genannt. Wieder einmal geht die Lieblingsjeans nicht zu.

Durch den veränderten Hormonhaushalt lagert der Körper nicht nur mehr Fett ein, sondern auch die Körperzusammensetzung wird neu definiert, also das Verhältnis von Muskeln zu Fett. Denn altersbedingt verlieren wir Muskelmasse. Muskeln sind wie kleine Kraftwerke in unserem Körper und verbrennen auch im Ruhezustand Kalorien. Weniger Muskeln, weniger Energieverbrauch.

Gezieltes Krafttraining und eine entsprechende Anpassung der Ernährung sind nicht nur aus optischen, sondern auch aus gesundheitlichen Gründen wichtig. Vielleicht sind die Wechseljahre aber auch ein guter Zeitpunkt, Frieden mit seinem Körper zu schließen. Zwar werden wir natürlich unser Bestmögliches geben, um ihn gesund und fit zu halten, gleichzeitig aber akzeptieren, dass unser Körper sich verändern darf und jede Lebensphase auch eine neue Lieblingsjeans bereithält.

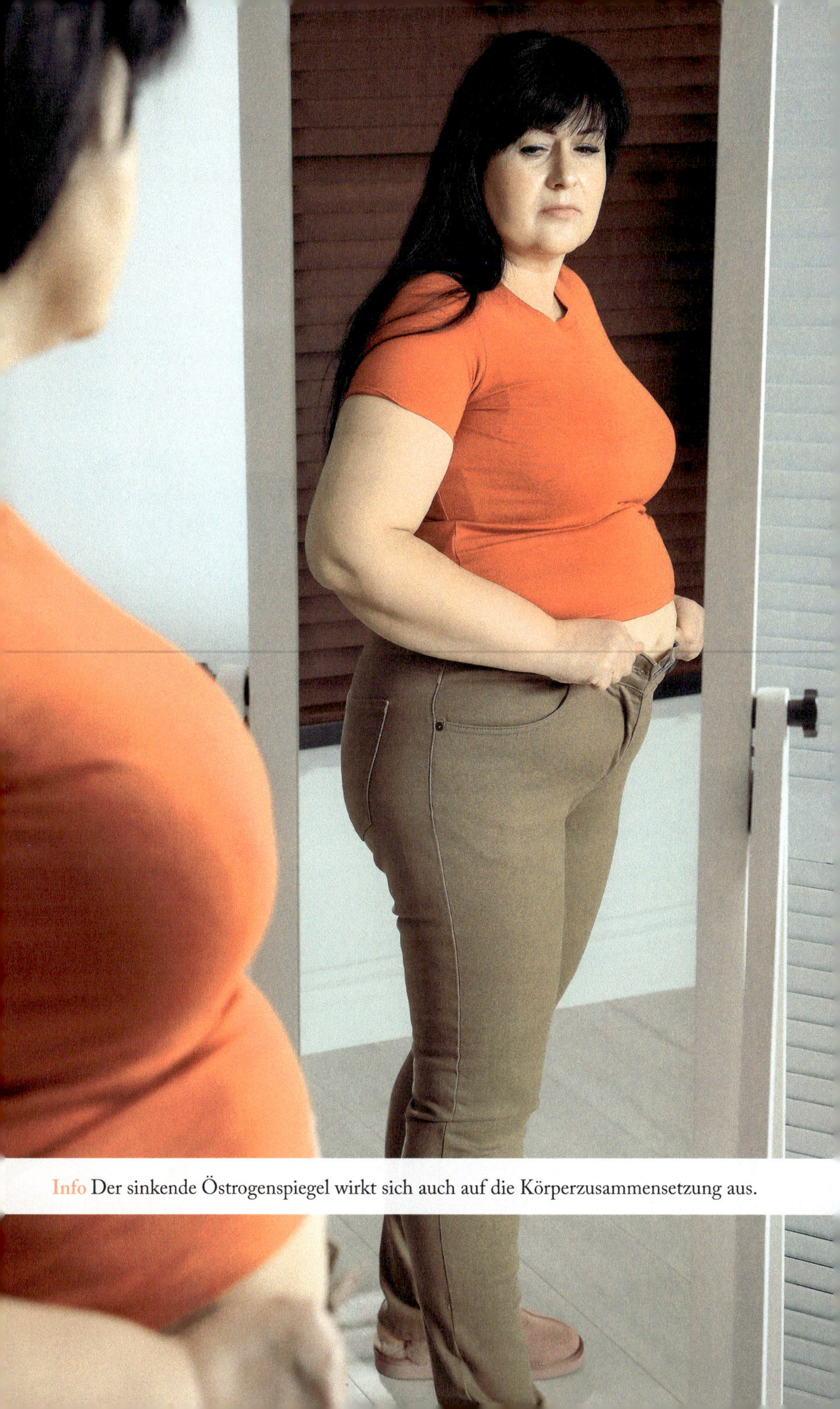

Info Der sinkende Östrogenspiegel wirkt sich auch auf die Körperzusammensetzung aus.

27 Bauchfett

Inwiefern ist der Bauchumfang entscheidend?

Wenn die Figur eher einem Apfel als einer Birne zu ähneln beginnt, hängt das mit der Umverteilung des Fettes im weiblichen Körper zusammen (siehe Kapitel 26). Die Fettpolster machen es sich jetzt verstärkt am Bauch gemütlich. Sich mit dem sogenannten »Meno-Belly« anzufreunden, fällt nicht leicht, und man sollte es auch nur tun, wenn der Bauchumfang nicht im kritischen Bereich liegt.

Wichtig zu wissen: Fett ist nicht gleich Fett. Das subkutane Fett, also jenes, das unter der Haut liegt und sich in Form von Speckröllchen zeigt, ist zwar vielleicht optisch ärgerlich, aber gesundheitlich nicht bedenklich. Das Bauchfett, das sich um die inneren Organe wie Darm und Leber bildet, hingegen schon.

»Viszerale Fettzellen, also jene Fettzellen, die unter der Muskelschicht im Bauch vorzufinden sind, sind besonders stoffwechselaktiv und produzieren Botenstoffe, die im Körper diverse Entzündungsprozesse in Gang setzen können. Sprich: Jeder Zentimeter zu viel fördert den Bluthochdruck, erhöht das Risiko für Herz-Kreislauf-Erkrankungen wie Herzinfarkt und Schlaganfall sowie Stoffwechselerkrankungen wie Typ-2-Diabetes«, erklärt Prof. Dr. Peter Schwarz vom Universitätsklinikum Carl Gustav Carus Dresden, Präsident der International Diabetes Federation.

Vonseiten der Weltgesundheitsorganisation (WHO) gibt es daher eine ganz klare Empfehlung: Frauen sollten nicht mehr als 80 Zentimeter Bauchumfang messen, bei Männern liegt die Grenze bei 94 Zentimetern. Dann legen wir mal das Maßband an. Wie sieht die Realität aus? Auch wenn man – so wie ich zum Beispiel – sein Wohlfühlgewicht hat, sich der Body-Mass-Index (BMI) im Rahmen bewegt und man weder unter- noch übergewichtig ist, kann das Bauchfett eine ganz andere Sprache sprechen. Ich komme auf 90 Zentimeter Bauchumfang und befinde mich damit im Durchschnitt der Frauen in Österreich und Deutschland. Einmal mehr gilt es, seine Ernährung ab 40 entsprechend anzupassen.

Tipp Nur wer seinen Bauchumfang kennt, kann gesundheitlichen Risiken entgegenwirken.

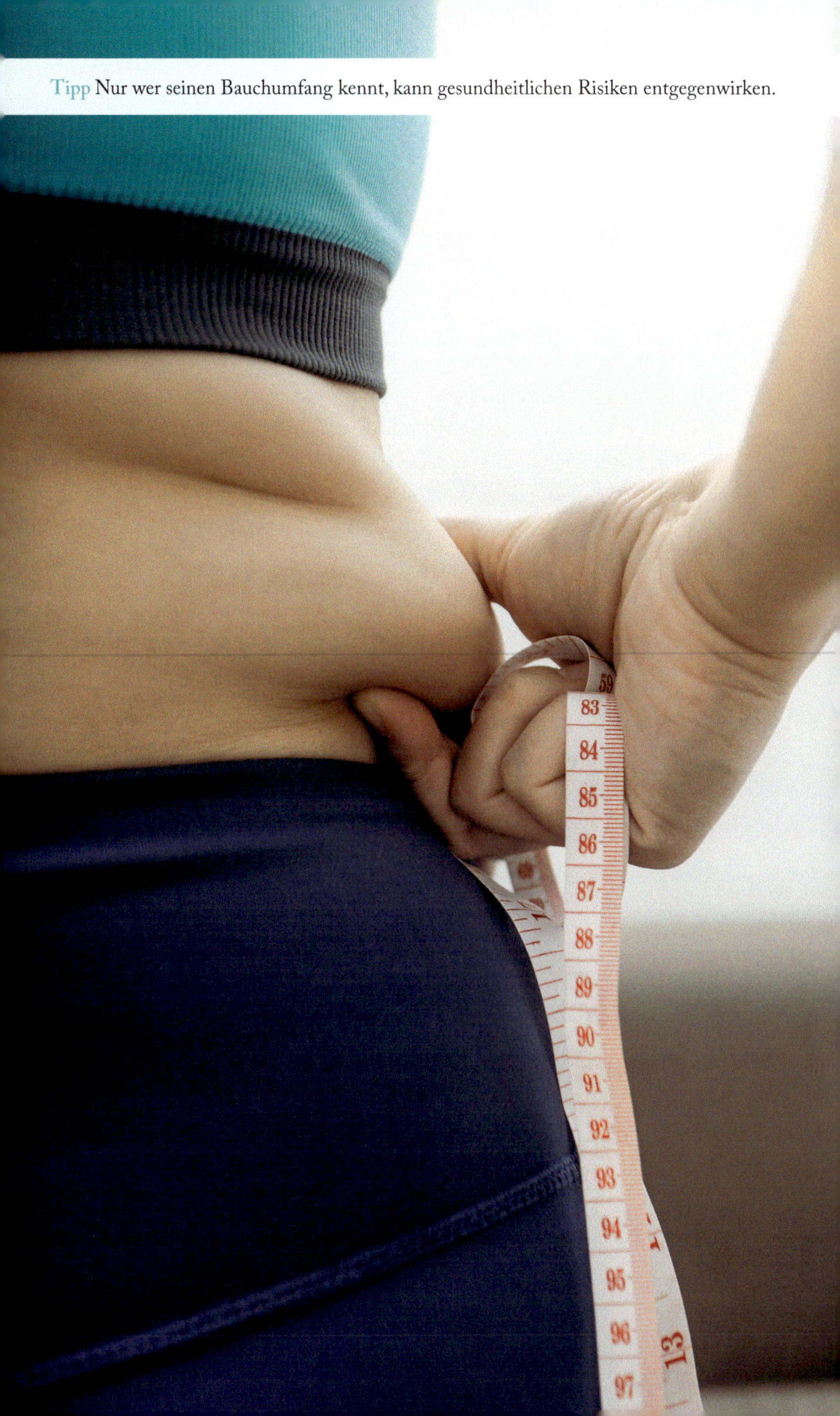

28 Ernährung

Wo heißt es, verstärkt zuzugreifen?

Keine Kohlenhydrate ab 16 Uhr, Intervallfasten, Keto-, Paleo-, Mittelmeer-Diät: Ernährungsempfehlungen und Diäten gibt es wie Sand am Meer. Jeder, der schon mal eine Diät ausprobiert hat, weiß: Diäten bedeuten zwar kurzfristig ein Minus auf der Waage, aber langfristig ein Plus an Frustration und Heißhungerattacken. Die Folge? Schlechte Laune und letztlich mehr Pfunde als zuvor.

Statt unseren Fokus auf Kalorienreduktion, Verzicht und Verbote zu legen, könnten wir in der neuen Lebensphase verstärkt auf Genuss, Achtsamkeit und Ausgewogenheit achten. Achtsam und genussvoll im Essverhalten, ausgewogen in der Zusammenstellung der Mahlzeiten.

Gemüse und Obst liefern wichtige Vitamine, Mineralien und sekundäre Pflanzenstoffe, hier gilt das Regenbogen-Prinzip: je bunter und abwechslungsreicher, desto besser. Hülsenfrüchte landen bei Frauen im Wechsel nicht ohne Grund besonders gern auf dem Teller. Linsen, Kichererbsen, Bohnen sowie Erbsen sind gute Eiweißquellen für Muskeln und Knochen. 30 Gramm Eiweiß pro Tag sollten es sein. Zudem zählen Hülsenfrüchte zu den langkettigen Kohlenhydraten (komplexe Kohlenhydrate, Mehrfachzucker) und halten, da sie vom Körper langsamer aufgespaltet und verarbeitet werden als kurzkettige Kohlenhydrate (einfache, schnelle Kohlenhydrate, Einfachzucker), länger satt.

Kurzkettige Kohlenhydrate, wie etwa in Weizenmehl, Süßigkeiten, Fast Food und Softdrinks enthalten, liefern dem Körper zwar einen raschen Energiekick, der aber ebenso schnell wieder verpufft und sich negativ auf den Blutzuckerspiegel auswirkt. Bei Getreide, Reis und Pasta sollte daher bevorzugt zur Vollkorn-Variante gegriffen werden. Last, but not least gilt es, täglich 30 bis 40 Gramm Ballaststoffe beispielsweise über Quinoa, Leinsamen, Haferflocken, Buchweizen oder Hülsenfrüchte in seine Ernährung einzubauen. Ballaststoffe machen satt und sorgen für eine gesunde Darmflora und Verdauung.

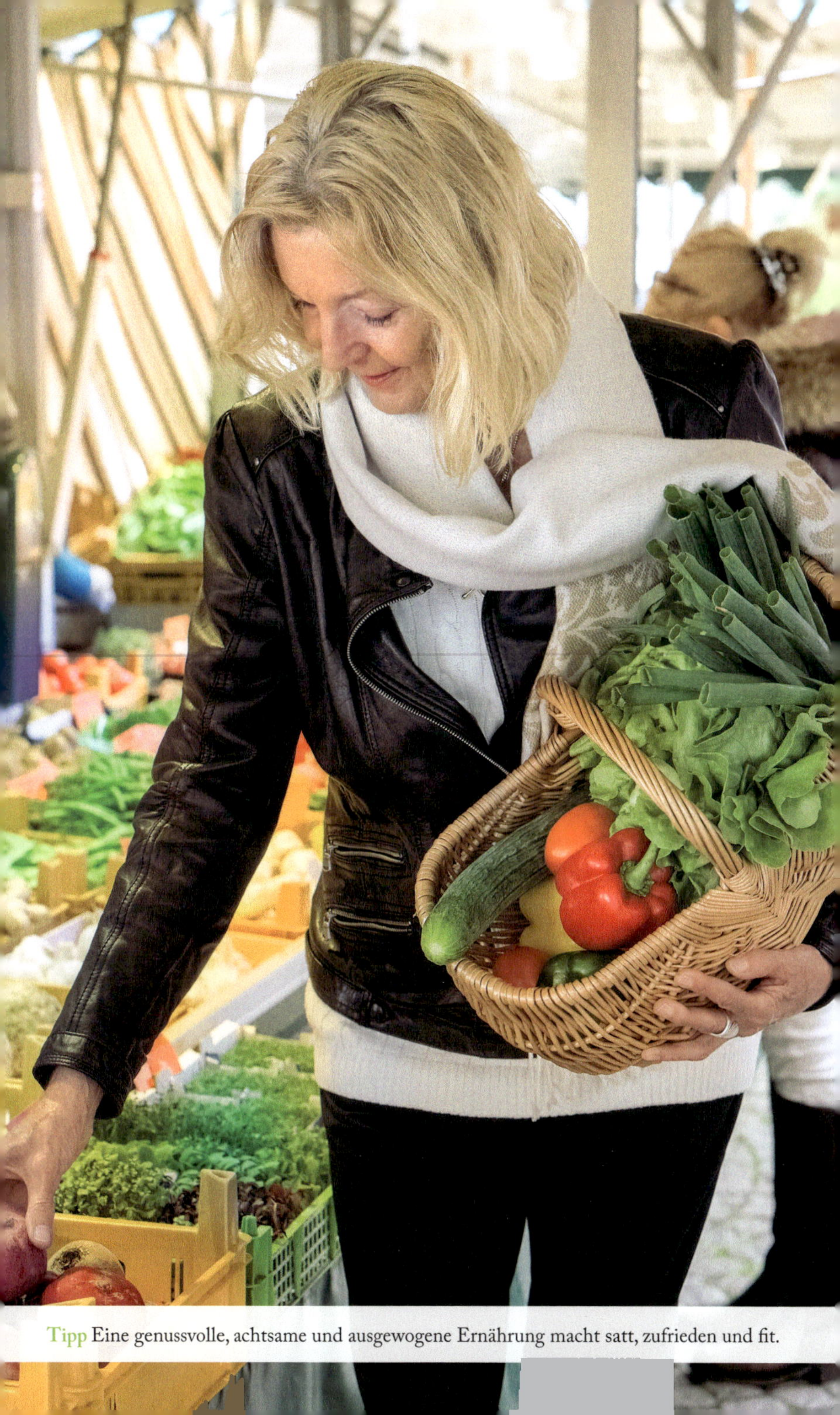

Tipp Eine genussvolle, achtsame und ausgewogene Ernährung macht satt, zufrieden und fit.

29 Proteine

Warum brauchen Frauen ab 40 mehr Eiweiß?

High-Protein-Joghurt, High-Protein-Pudding, High-Protein-Schokoriegel: Das Sortiment in den Supermarktregalen lässt einen aufmerksam werden. Was hat es mit dem Eiweiß auf sich, und brauchen wir wirklich eine Extraportion davon?

Auch wenn wir uns fit und kräftig fühlen, Tatsache ist: Ab dem 30. Lebensjahr verliert der Körper pro Jahr im Durchschnitt etwa ein Prozent seiner Muskelmasse. Im Wechsel wirkt sich der sinkende Östrogenspiegel zusätzlich auf die Muskelmasse und Knochendichte aus. Weiters nutzt der weibliche Körper bereits ab der Perimenopause Proteine nicht mehr so effizient wie zuvor. Genügend Eiweiß ist jedoch für Muskelaufbau und -erhaltung, zahlreiche Stoffwechselvorgänge sowie Organfunktionen unverzichtbar.

»Eiweiße, auch Proteine genannt, sind komplexe Moleküle aus einzelnen Aminosäuren und wichtige Bestandteile von Zellstrukturen. Sie bauen unsere Muskulatur, Bänder und Sehnen auf, sorgen für gesunde und kräftige Haare, verleihen unserer Haut die nötige Spannkraft, spielen eine wichtige Rolle für unser Immunsystem, bilden unsere Hormone und haben bei der Zellreparatur einiges mitzureden. Auch zahlreiche Botenstoffe wie etwa Serotonin und Histamin benötigen Aminosäuren als Vorstufe«, erklärt Ernährungswissenschaftlerin Larissa Grünwald.

Im Gegensatz zu nicht-essenziellen Aminosäuren – diese können vom Körper selbst gebildet werden – müssen essenzielle Aminosäuren über die Nahrung aufgenommen werden. Eier, Milchprodukte, Fleisch, Fisch, Hülsenfrüchte: Die meisten eiweißreichen Lebensmittel sind auch reich an essenziellen Aminosäuren. Vegetarier und Veganer sollten auf einen guten Mix aus pflanzlichen Eiweißquellen achten. Prinzipiell gilt: Wer bei seinen Mahlzeiten auf wenig verarbeitete und abwechslungsreich ausgewählte Lebensmittel setzt, versorgt seinen Körper mit ausreichend Proteinen, ohne extra Geld für High-Protein-Produkte ausgeben zu müssen.

Info Der Referenzwert (DGE) für die tägliche Proteinmenge lautet 0,8 Gramm pro Kilogramm Körpergewicht.

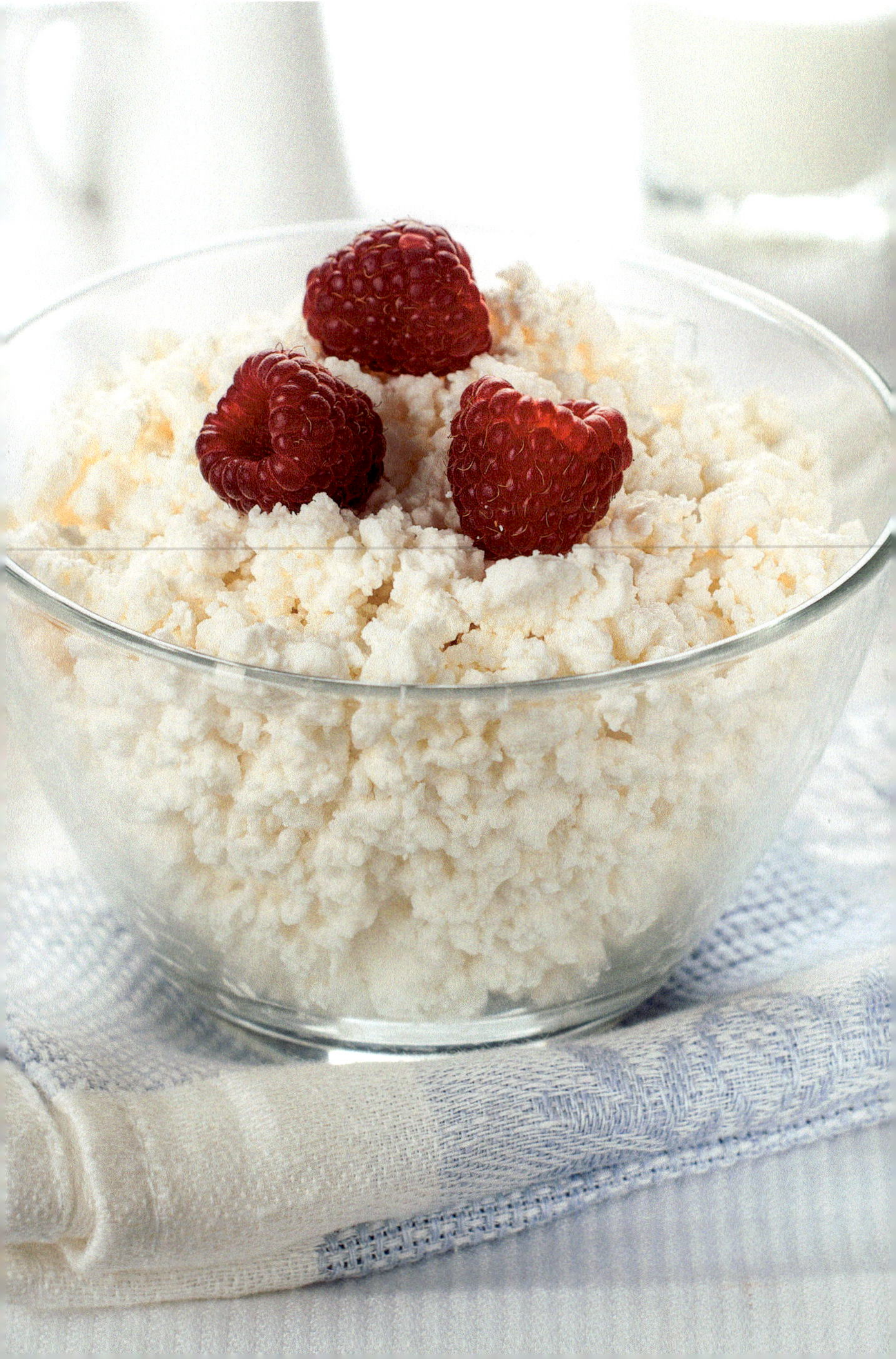

30 Gesunde Fette

Welche Fette braucht der Körper?

Brot ohne Butter, Chips, nein danke! Wen zusätzliche Kilos quälen, der denkt automatisch: Finger weg von Fetten! Dabei wird oft vergessen, dass Fette wichtige Körperfunktionen erfüllen. Sie sind Träger der essenziellen fettlöslichen Vitamine A, D, E und K und versorgen uns mit Energie sowie mit lebensnotwendigen Fettsäuren. Auch wenn alle Fette die gleiche Menge an Energie liefern, nämlich neun Kalorien pro Gramm, ist Fett nicht gleich Fett.

Ungesättigte Fettsäuren zählen zu den »guten« Fetten und werden in einfach und mehrfach ungesättigte Fettsäuren unterteilt. Einfach ungesättigte Fettsäuren weisen nur eine Doppelbindung auf und stecken vor allem in Olivenöl, Nüssen und Avocados.

Mehrfach ungesättigte Fettsäuren, dazu zählen Omega-3- (beispielsweise in Leinsamen, Walnüssen, Lachs, Makrele und Saibling) und Omega-6-Fettsäuren (etwa in Sonnenblumen-, Kürbiskern- und Maiskeimöl), können im Gegensatz zu gesättigten und einfach ungesättigten Fettsäuren vom Körper nicht selbst hergestellt werden. Sie in den täglichen Speiseplan einzubauen, ist daher entscheidend! Die Wissenschaft ist sich einig: Ungesättigte Fettsäuren haben zahlreiche positive Einflüsse auf unseren Körper. Sie helfen, den Cholesterinspiegel zu senken, stärken unser Immunsystem, wirken effektiv gegen Entzündungen und fördern die Gedächtnisleistung.

Gesättigte Fettsäuren, also die »schlechten« Fette, stecken in tierischen Lebensmitteln wie Fleisch, Eiern und Milchprodukten. Als wichtige Botenstoffe für das Nervensystem sollten sie keineswegs radikal vom Speiseplan gestrichen, sondern vielmehr in Maßen genossen werden.

Ein Zuviel hingegen kann sich nicht nur negativ auf die Figur, sondern auch auf die Blutwerte auswirken und das Risiko für Herz-Kreislauf-Erkrankungen sowie Diabetes erhöhen. Die Empfehlung lautet: Ein Gramm Fett pro Kilo Körpergewicht. Die obere Grenze liegt bei 60 Gramm pro Tag.

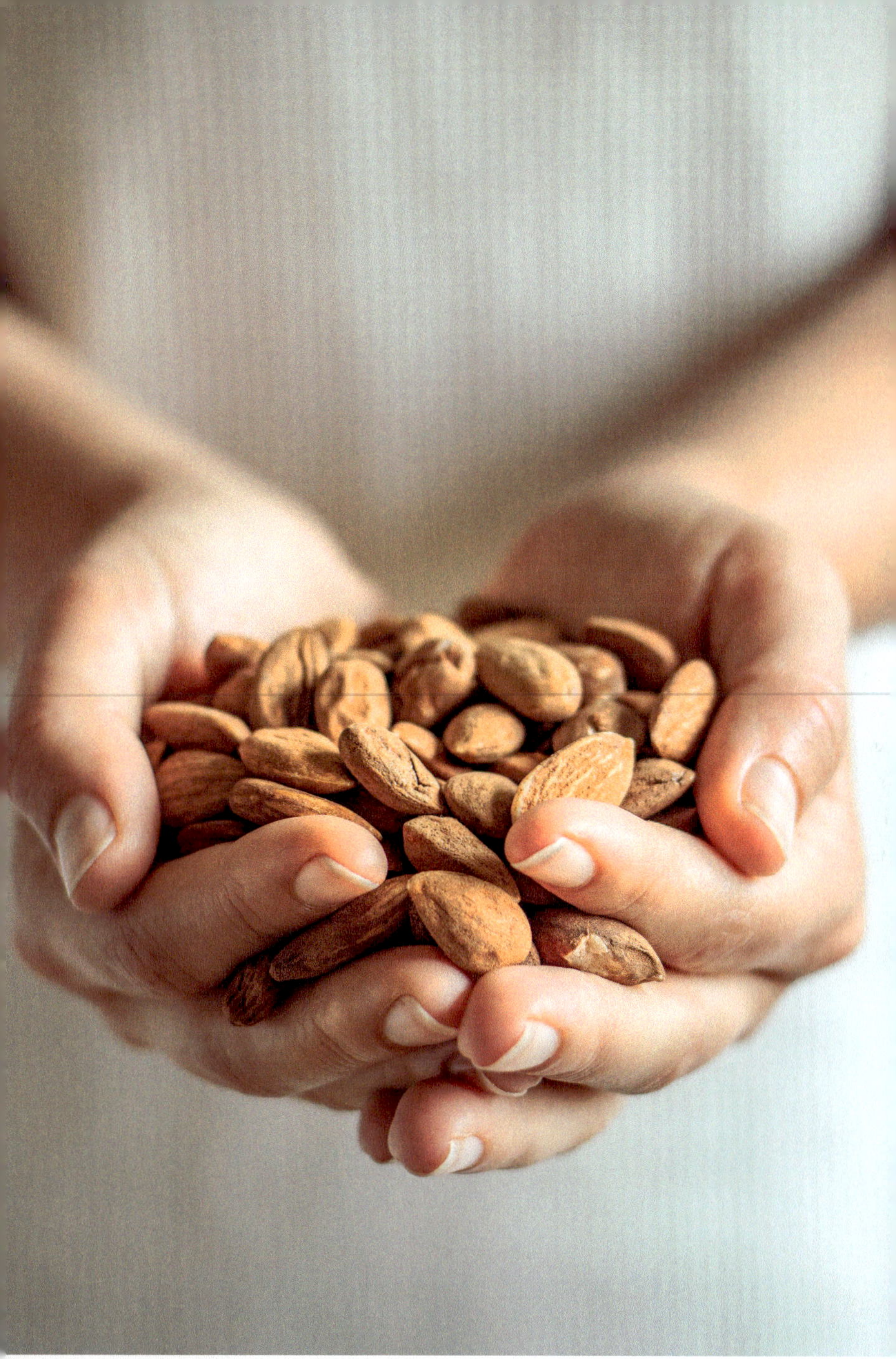

Tipp Idealerweise sollten doppelt so viele ungesättigte Fettsäuren wie gesättigte Fettsäuren auf den Tisch kommen.

31 Versteckter Zucker

In welche Zuckerfallen sollte man nicht stolpern?

Es ist nicht die Geburtstagstorte, das Eis am Strand oder die Weihnachtsbäckerei, die uns Jahr für Jahr zusätzliche Kilos beschert. Es sind vielmehr die versteckten Zuckerfallen, in die wir tagtäglich stolpern. Laut Weltgesundheitsorganisation (WHO) sollte man maximal fünf bis zehn Prozent des täglichen Kalorienverbrauchs in Form von Zucker zu sich nehmen. Bei Frauen liegt die empfohlene Tagesmenge bei 30 Gramm, das entspricht rund 9 Zuckerwürfeln. Wie rasch diese Menge überschritten wird, zeigt der Blick auf folgende Zuckerbomben, in denen neben Saccharose auch Laktose (Milchzucker), Glukose (Traubenzucker), Fruktose (Fruchtzucker) oder Maltose (Malzzucker) stecken kann.

Wer gern Fruchtsäfte, -nektar oder Limonaden trinkt, sollte diese besser verdünnen oder nur in Maßen genießen. Bereits in einem Glas Fruchtnektar stecken sieben Zuckerwürfel. Joghurts enthalten zwar wichtige Proteine und Kalzium, aber auch jede Menge Zucker. Statt zu Fruchtjoghurts zu greifen, empfiehlt es sich, Naturjoghurt mit frischem Obst zu verfeinern. Denn neben Aromen, Farbstoffen und Verdickungsmitteln enthält ein 150-Gramm-Becher Fruchtjoghurt vier bis sechs Zuckerwürfel.

Auch in fertigen Smoothies aus der Flasche, die einen raschen Vitaminkick suggerieren, steckt mehr Zucker als Obst: In 250 Millilitern knapp 35 Gramm! Ebenso klingen Salatdressings, vom Kräuter- bis zum Joghurt-Dressing, auf den ersten Blick gesünder, als sie tatsächlich sind. Wer würde sich bewusst zwei Esslöffel Zucker über den Salat streuen?

Obst aus der Konserve, fertige Frühstückscerealien, Puddings, Ketchup und Soßen, Convenience-Food: Die Liste der versteckten Zuckerfallen ist lang. Ebenso die Liste der Krankheitsrisiken, die mit einem zu hohen Zuckerkonsum einhergehen können, etwa Typ-2-Diabetes, Herz-Kreislauf-Erkrankungen, Gefäß-, Nieren- und Nervenschäden, Schlaganfall, Fettleber und Adipositas.

Info Eine Extraportion ist nicht notwendig: Der Zucker, der in Kohlenhydraten enthalten ist, reicht dem Körper als Energielieferant vollkommen.

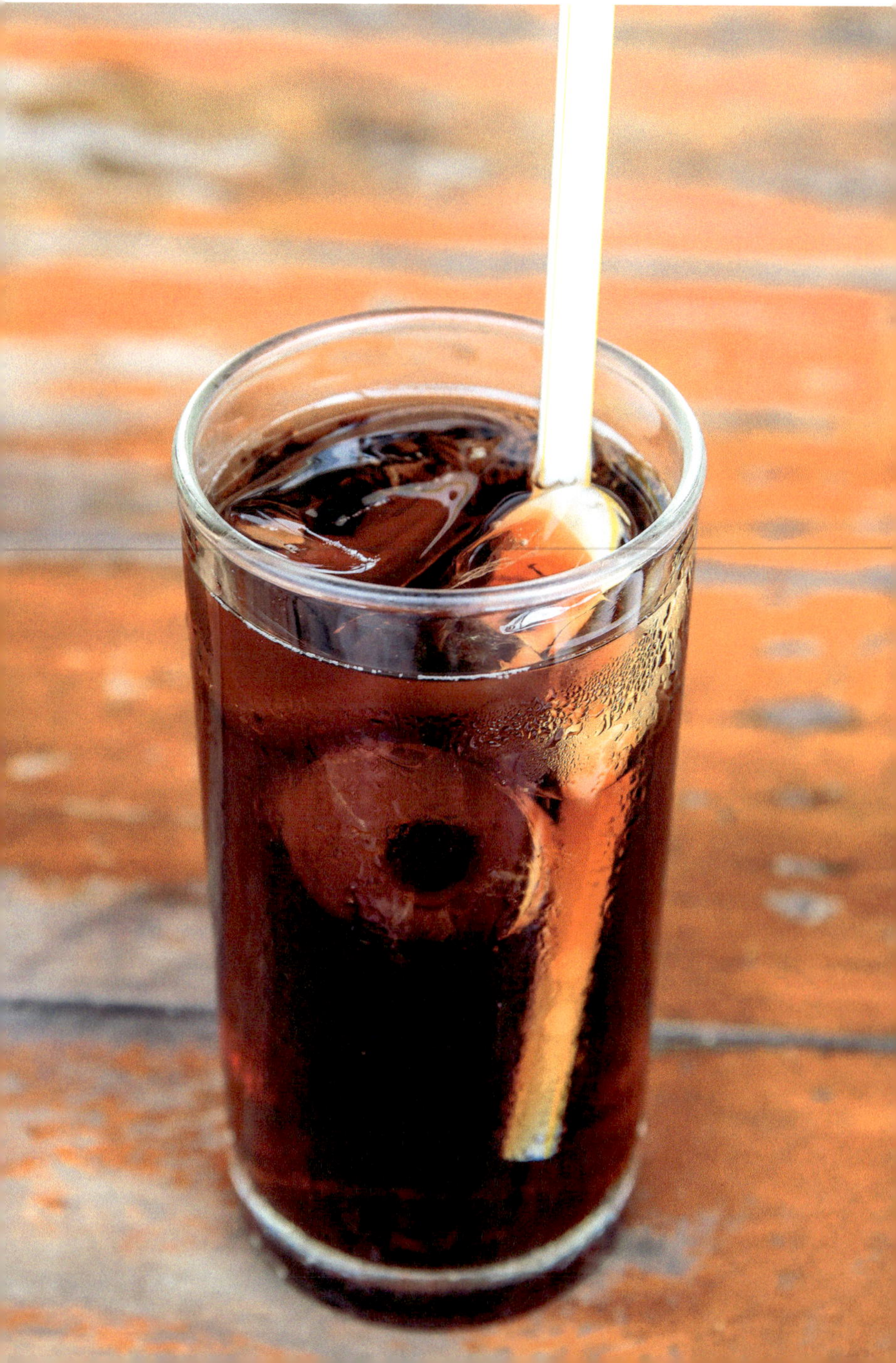

32 Flüssigkeitsbedarf

Warum lautet die Devise: Trinken?

Wenn ich meinen Wasserkrug nicht demonstrativ auf dem Schreibtisch stehen hätte, würde ich höchstwahrscheinlich erst zum Wasserglas greifen, sobald ich Durst verspüre. Die Problematik dahinter: Mit dem Alter lässt das Durstgefühl nach, zeitgleich sollten wir aber mehr denn je darauf achten, auf unsere zwei bis zweieinhalb Liter Wasser pro Tag zu kommen.

Unser Körper besteht bis zu zwei Dritteln aus Wasser, das als Transport- und Lösungsmittel für Nährstoffe sowie zur Regulation unserer Körpertemperatur dient. Zu wenig getrunken? Mit trockener Haut, Müdigkeit, Konzentrationsschwäche und Kopfschmerzen bekommt man prompt die Rechnung präsentiert, Wechseljahresbeschwerden werden mitunter verstärkt.

Die Devise lautet daher: Trinken, trinken, trinken! Wasser ist während der hormonellen Umstellung aus vielen Gründen das Lebenselixier Nummer eins. Wer sein tägliches Flüssigkeitspensum im Blick hat, kurbelt den Stoffwechsel und die Verdauung an, tut seinen Gelenken etwas Gutes, lindert Beschwerden wie trockene Schleimhäute und beugt Harnwegsinfektionen vor. Auch gilt es, den durch Hitzewallungen und Nachtschweiß bedingten Flüssigkeitsverlust wieder wettzumachen, am besten mit Wasser oder Mineralwasser. Meine Morgenroutine: heißes Wasser mit Zitrone.

Alkohol – ja oder nein? Alkohol weitet die Gefäße, pusht den Stoffwechsel und begünstigt somit Hitzewallungen. Auch haben Sekt, Wein und Bier nicht gerade wenige Kalorien und sollten daher nicht auf der Tagesordnung stehen, schon gar nicht als Schlummertrunk. Mag zwar sein, dass man nach dem abendlichen Gläschen Rotwein schneller einschläft, aber der im Alkohol enthaltene Zucker lässt den Blutzuckerspiegel ansteigen und dann, nachdem der Alkohol verstoffwechselt wurde, rapide abfallen. Die Folge: Wir wachen auf und können nicht mehr einschlafen – und das in einer Lebensphase, in der die Schlafqualität sowieso am seidenen Faden hängt.

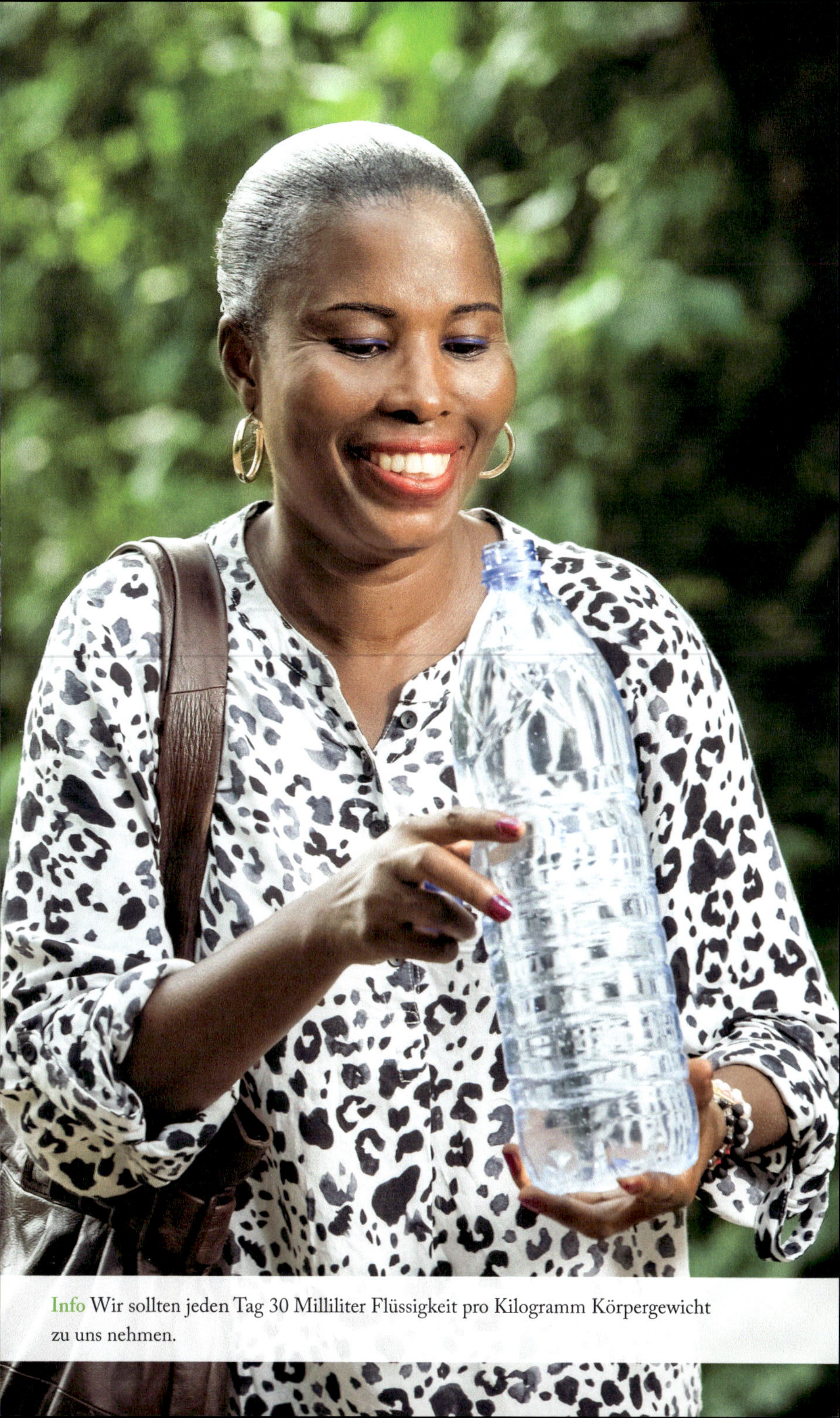

Info Wir sollten jeden Tag 30 Milliliter Flüssigkeit pro Kilogramm Körpergewicht zu uns nehmen.

33 Kaffee

Wie viel Koffein darf es täglich sein?

Für viele gehört die Tasse Kaffee zum alltäglichen Morgenritual. Wenn sich der Körper allerdings mit dem einen oder anderen Symptom zu Wort meldet, werden lieb gewonnene Routinen gern hinterfragt. Machen uns die erhöhten Stresshormone angriffslustiger als gewohnt, sollten wir unseren nervösen Dauerstress nicht noch zusätzlich mit Kaffee in die Höhe pushen.

Woher rührt eigentlich der Energiekick? Koffein ist dem Adenosin – dieser Botenstoff signalisiert unserem Körper Müdigkeit – in seiner chemischen Struktur ähnlich und agiert als dessen Gegenspieler. Es beeinflusst die Ausschüttung der Neurotransmitter Dopamin und Noradrenalin, indem diese weiter freigesetzt werden. Das bedeutet: Der Koffeinkick liefert für kurze Zeit volle Power, um morgens in die Gänge zu kommen. Damit nicht genug. Koffein stimuliert die Ausschüttung der Stresshormone Cortisol und Adrenalin. Die Folge? Das Herz schlägt schneller, der Puls steigt, und die Blutgefäße erweitern sich. Alles Voraussetzungen, die unliebsame Hitzewallungen begünstigen können.

Ein weiterer Grund, seinen Kaffeegenuss beziehungsweise das Timing dafür zu hinterfragen, liegt in der Wirkung von Koffein auf die Neurotransmitter Dopamin, Serotonin und Adrenalin. Ein zu hoher Dopaminspiegel lässt uns nicht zur Ruhe kommen. »Die Tiefschlafphase und die Traumschlafphase (Rapid-Eye-Movement-Phase) sind beide sehr wichtig für unsere Schlafqualität. Pharmakologische Studien haben gezeigt, dass Dopamin die REM-Phase durchaus beeinflussen kann«, erklärt die Fachärztin für Neurologie Dr. Evelyn Berger-Sieczkowski.

Serotonin koordiniert nicht nur den Eintritt in die verschiedenen Schlafphasen, sondern hat als Vorstufe des Schlafhormons Melatonin ebenfalls eine wichtige Funktion für erholsame Nächte. Koffein zu spät genossen – etwa nach 14 Uhr –, verzögert also nicht nur das Einschlafen, sondern erschwert auch das Durchschlafen.

Tipp Genussmittel Kaffee: Pro Tag sollten es nicht mehr als 400 Milligramm Koffein sein. Ein Espresso enthält 50 bis 60 Milligramm Koffein.

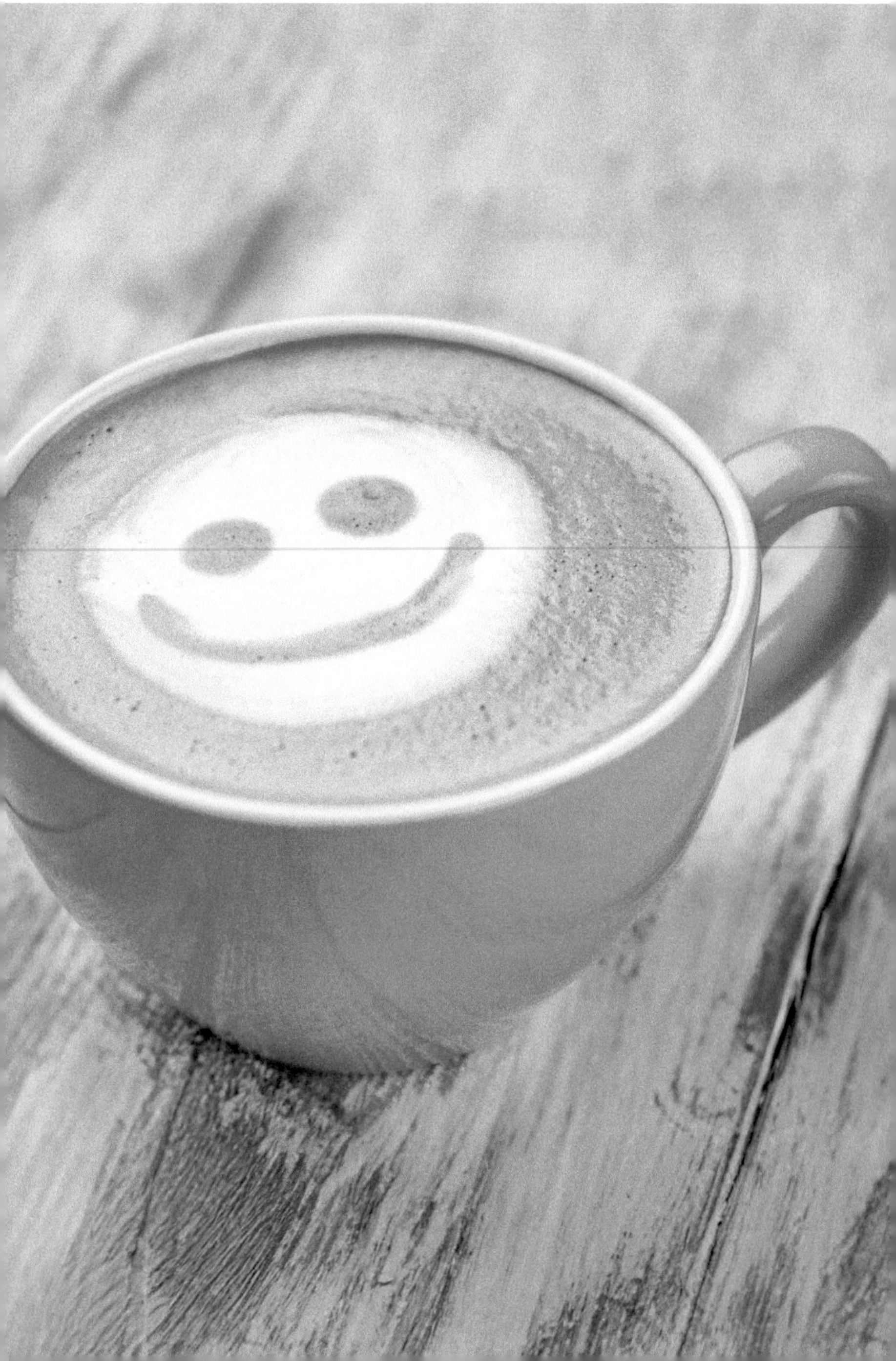

34 Mikronährstoffe

Welche Vitalstoffe sollten nicht zu kurz kommen?

Verändert sich der Körper, verändert sich auch manchmal der Fokus in bestimmten Lebensbereichen. So wird unter Umständen das Thema Ernährung aus einem neuen Blickwinkel betrachtet. Waren bisher vielleicht nur die bekannten Makronährstoffe wie Fette, Kohlenhydrate und Eiweiß von Interesse – und hier konkret nur die jeweilige Kalorienmenge der Lebensmittel –, wagt man jetzt einen Blick über den gewohnten Tellerrand hinaus zu den Mikronährstoffen.

Mikronährstoffe liefern unserem Organismus zwar keine Energie, sind für unsere Gesundheit aber dennoch äußerst wichtig, ja sogar lebensnotwendig. Sie erfüllen bedeutende Funktionen bei der Zellteilung und bei Stoffwechselprozessen, tragen zur Erhaltung der Muskelfunktion, des Nervensystems sowie des Energiehaushalts bei. Da Mikronährstoffe vom Körper nicht selbst gebildet werden, müssen sie über die Nahrung aufgenommen werden. Zu den sogenannten Vitalstoffen zählen Vitamine, Mineralstoffe und Spurenelemente.

Wie soll nun ein perfekter Teller aussehen, der reich an Mikronährstoffen ist? Schön bunt. Denn als Vitaminlieferanten Nummer eins gelten Obst und Gemüse. Vitamine stärken unser Immunsystem und sind an wichtigen Stoffwechselprozessen beteiligt. Der Mix aus fettlöslichen (Vitamin A, D, E, K) und wasserlöslichen Vitaminen (Vitamin C, Vitamine der B-Gruppe) macht's.

Mineralstoffe wie Eisen, Magnesium, Kalium und Kalzium regulieren den Elektrolythaushalt und sorgen für gesunde Knochen, Muskeln und Zähne. Spurenelemente wie Eisen, Zink und Selen zählen ebenfalls zu den Mineralstoffen, werden jedoch nur in einer sehr geringen Dosis benötigt. Unabhängig davon erfüllen sie wichtige Aufgaben im Körper. Gemüse, Hülsenfrüchte, Vollkornprodukte sowie Nüsse enthalten wertvolle sekundäre Pflanzenstoffe, die unserer Gesundheit vor allem jetzt, in dieser so fordernden Lebensphase, zugutekommen, und sollten daher auch regelmäßig auf den Teller.

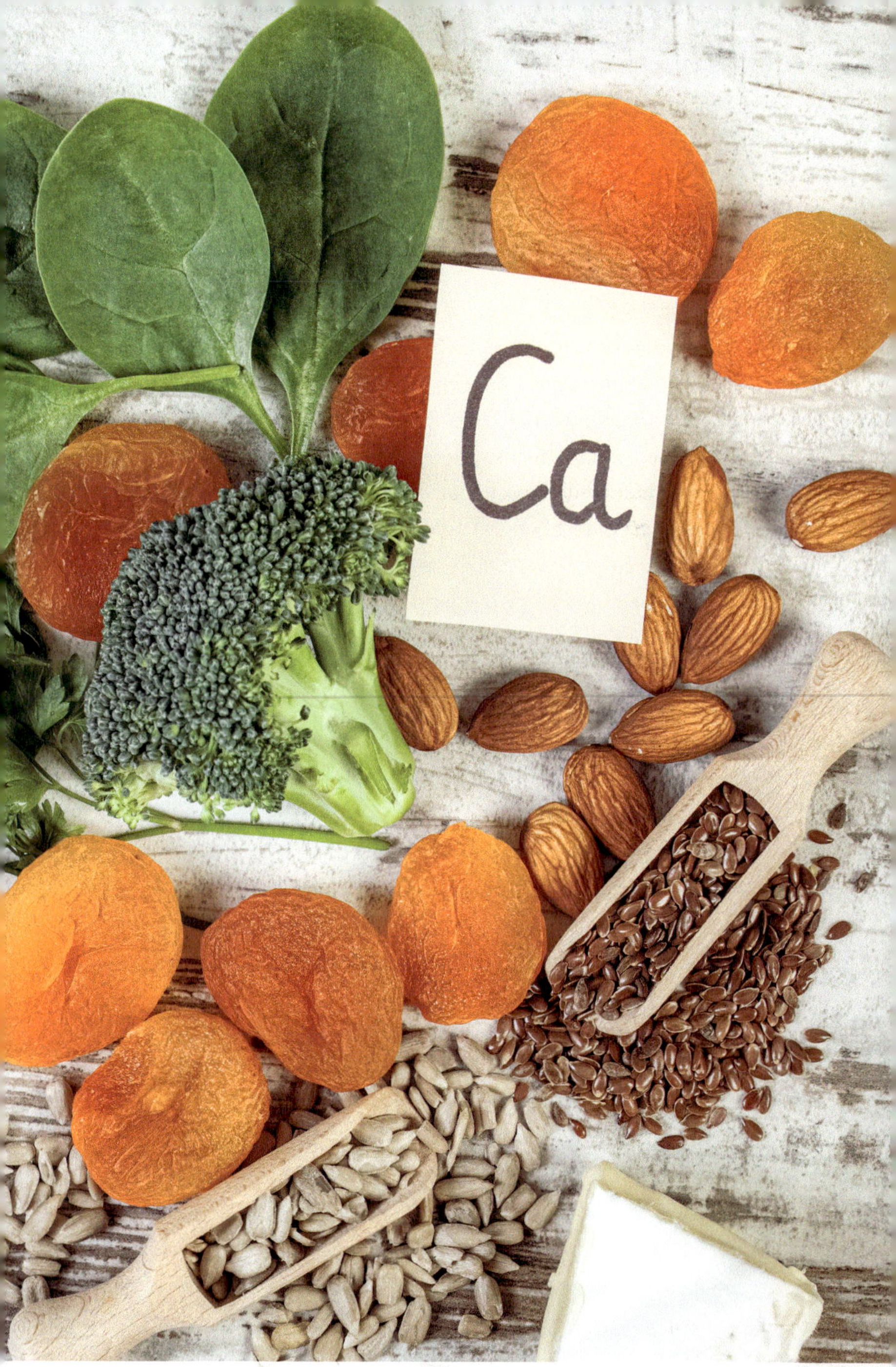

Info Im weitesten Sinn zählen auch sekundäre Pflanzenstoffe, proteinogene Aminosäuren und Omega-3-Fettsäuren zu den Mikronährstoffen.

35_Vitalprodukte

Machen Nahrungsergänzungsmittel Sinn?

Ob aus der Apotheke, dem Drogeriemarkt oder dem Internet: Nahrungsergänzungsmittel boomen mehr denn je, und der Markt an Kapseln, Pulvern und Brausetabletten wächst stetig. Auch wenn Nahrungsergänzungsmittel zu den Lebensmitteln und nicht zu den Arzneimitteln zählen und somit per Gesetz keine Versprechen hinsichtlich pharmakologischer Wirkung gegeben werden dürfen, erhofft man sich als Konsument natürlich einen positiven Effekt für seine Gesundheit.

Gewissensberuhigung für Ernährungsfehler, Placebos – oder wirklich notwendig? Experten sind sich einig: Die konzentrierte Form von Vitaminen und Mineralstoffen kann eine abwechslungsreiche und ausgewogene Ernährung nicht ersetzen. Für die Durchschnittsbevölkerung sind Nahrungsergänzungsmittel aus ernährungswissenschaftlicher Sicht nicht notwendig. Die Datenlage der Deutschen Gesellschaft für Ernährung (DGE) etwa bestätigt, dass die überwiegende Bevölkerung Deutschlands ausreichend mit Vitaminen versorgt ist. Anders kann die Ausgangslage für bestimmte Personengruppen wie schwangere Frauen, Frauen mit Kinderwunsch oder Hochleistungssportler aussehen. Auch Vegetarier oder Veganer haben unter Umständen Bedarf an gewissen Nährstoffen.

Und Frauen im Wechsel? Bestimmte Mikronährstoffe wie etwa B-Vitamine, Kalzium, Vitamin K, Magnesium und Omega-3-Fettsäuren haben durchaus ihre Berechtigung, werden aber prinzipiell gut über die Nahrung aufgenommen. Einzig bei Vitamin D können Präparate nötig sein, um die empfohlene Tagesdosis vor allem während der Wintermonate zu erreichen.

Bei Nahrungsergänzungsmitteln stellt sich immer wieder die Frage nach der Sicherheit. Allein in Österreich werden laut Agentur für Gesundheit und Ernährungssicherheit (AGES) pro Jahr ein Drittel der rund 450 kontrollierten Proben beanstandet. Die Hauptgründe: Kennzeichnungsmängel, inkorrekte Angaben, nicht zugelassene Aussagen.

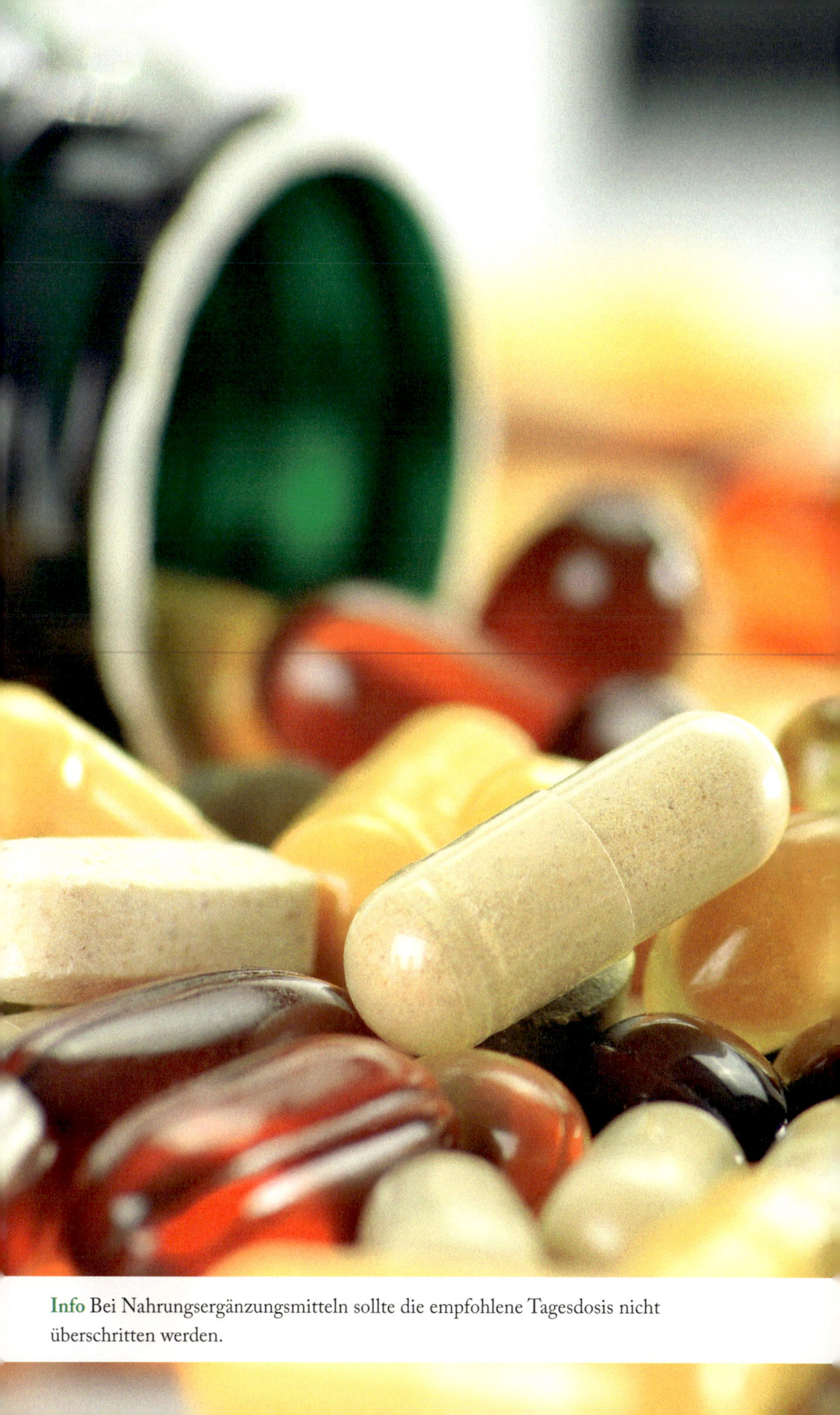

Info Bei Nahrungsergänzungsmitteln sollte die empfohlene Tagesdosis nicht überschritten werden.

36 Natürliche Linderung

Welche Mikronährstoffe wirken unterstützend?

Täglich ein paar Kapseln schlucken, und der ganze Spuk des Hormonchaos ist vorbei. Klingt verlockend, oder? Gespräche mit Freundinnen zeigen, wie sehr sich bei diesem Thema die Geister scheiden.

Prinzipiell ist die Kraft der Natur nicht zu unterschätzen. Qualitativ hochwertige Nahrungsergänzungsmittel setzen nicht ohne Grund auf Extrakte ausgewählter Mikronährstoffe. Bei Frauen im Wechsel stehen unter anderem Ashwaganda, die Macawurzel, L-Tryptophan und die Yamswurzel hoch im Kurs.

In der ayurvedischen Heilkunde wird Ashwaganda, auch als Schlafbeere oder Indischer Ginseng bezeichnet, seit Jahrhunderten als bedeutsames Adaptogen eingesetzt. Adaptogenen wird eine positive Wirkung in Bezug auf den Cortisolspiegel nachgesagt, das heißt: Sie unterstützen den Organismus bei der Stressregulierung und dem Stressabbau. Zudem ist Ashwaganda für seine stärkende Wirkung auf das Nervensystem bekannt. Die Macawurzel aus den peruanischen Anden zählt ebenfalls zu den adaptogenen Pflanzen und wird auch hierzulande aufgrund ihrer hohen Nährstoffdichte als Superfood gepriesen. Eisen, Zink, Kupfer, Kalzium, die Vitamine B2, B5, B3 und C – all diese und viele andere Vitalstoffe stecken in diesen unscheinbar wirkenden Knollen.

Bei der Yamswurzel dreht sich alles um den sekundären Pflanzenstoff Diosgenin, ein sogenanntes Phtyohormon, das dem Aufbau des körpereigenen Geschlechtshormons Progesteron sehr ähnlich ist, weshalb sie bei klimakterischen Beschwerden verabreicht wird. Nahrungsergänzungsmittel für einen erholsamen Schlaf setzen auf L-Tryptophan. Diese essenzielle Aminosäure gilt als Vorstufe des Botenstoffes Serotonin und hat somit einen wesentlichen Einfluss auf die Bildung von Melatonin und unsere Schlafqualität.

Bei allen Präparaten gilt es, sich stets fachkundig beraten zu lassen und sich nichts in Eigenregie einzuwerfen.

Info Ein Blutbild gibt Aufschluss, ob der Körper mit allen wichtigen Mikronährstoffen versorgt ist.

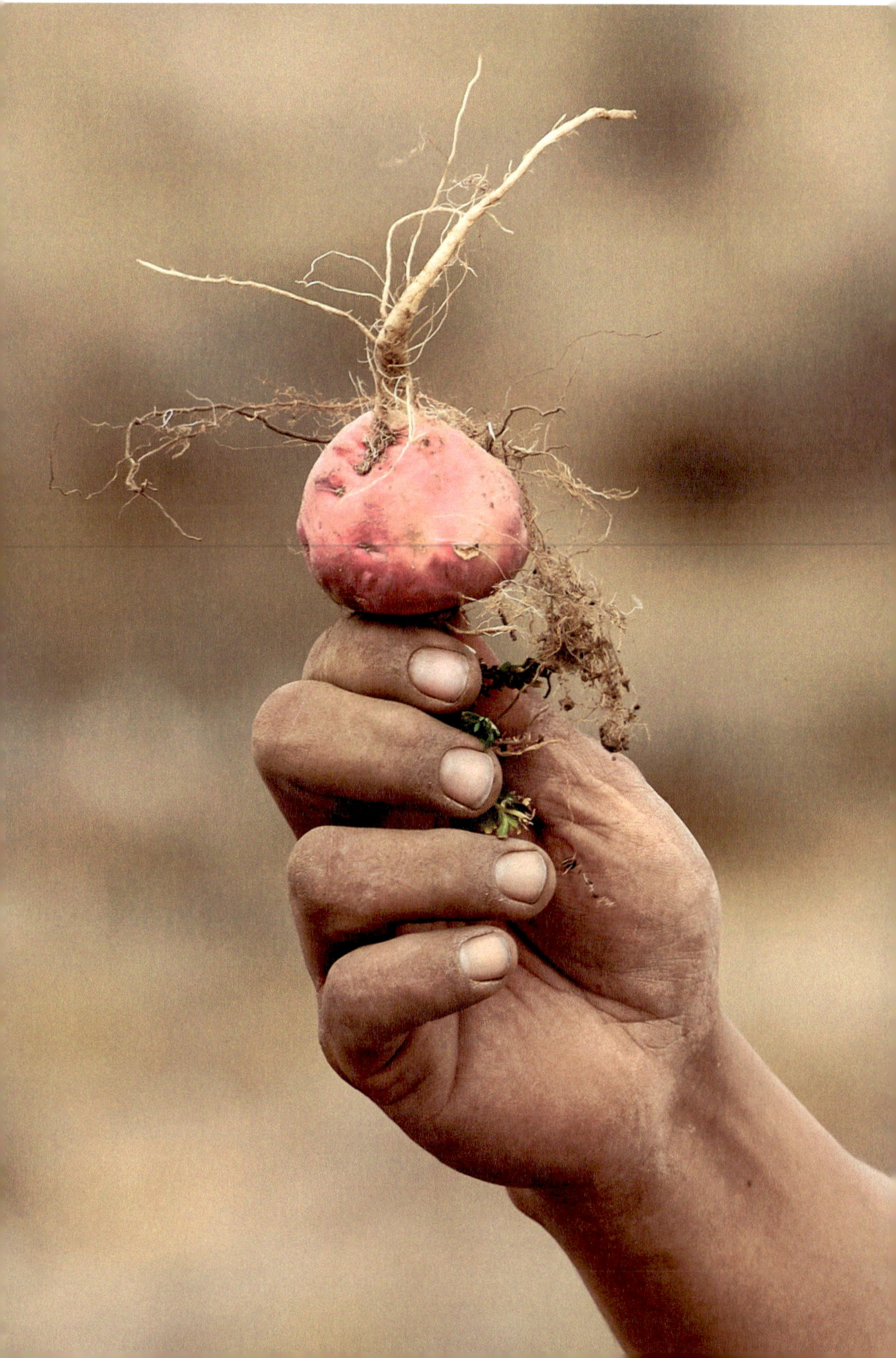

37 Vitamin D

Warum ist das Sonnenschein-Vitamin essenziell?

Als meine beiden Töchter Babys waren, gab ich ihnen auf Empfehlung des Kinderarztes regelmäßig ihre Vitamin-D-Tropfen. Die Kinder wurden größer, die Tropfen wanderten im Badezimmerschrank nach hinten.

Jetzt nehmen sie wieder täglich ihre Vitamin-D-Ration – und ich erst recht. Denn mein kürzlich gemachter Hormon-Check präsentierte mir schwarz auf weiß: Ich habe zu wenig Vitamin D! Nicht gut, vor allem, wenn die Knochen durch den hormonell bedingten Östrogenmangel sowieso schon an Kraft verlieren. »Vitamin D unterstützt die Knochen bei der Kalziumaufnahme und ist daher essenziell bei der Knochenmineralisierung. Es reduziert das Risiko, an Osteoporose zu erkranken, deutlich. Darüber hinaus aktiviert es die Immunabwehr«, bestätigt Gynäkologe, Ernährungs-, Sport- und Vitalstoffmediziner Dr. Christian Matthai.

Das sogenannte Sonnenschein-Vitamin wird in der Haut durch Sonnenlicht (UV-B-Strahlung) gebildet, sorgt nicht nur für starke Knochen, sondern macht auch happy. Wer vom Winterblues verschont bleiben möchte, sollte vor allem während der dunklen Monate auf eine ausreichende Vitamin-D-Zufuhr achten. Laut Deutscher Gesellschaft für Ernährung (DGE) braucht unser Körper täglich 20 Mikrogramm Vitamin D für einen reibungslosen Knochenstoffwechsel.

Genügend Vitamin D über die Nahrung aufzunehmen, ist sehr schwer, denn wer isst schon täglich fetten Seefisch, Innereien oder Eigelb? Auch ausreichende Aufenthalte im Freien, noch dazu bei Sonnenschein, sind nicht täglich möglich. In diesem Fall kann die Einnahme eines Vitamin-D-Präparats die Lösung sein. Die genaue Menge sollte unbedingt ärztlich abgeklärt werden. Denn Vorsicht: Als fettlösliche Substanz kann Vitamin D im Fett- und Muskelgewebe gespeichert werden, eine Überdosierung kann durch den erhöhten Kalziumspiegel im schlimmsten Fall zu einer Vergiftung führen.

Tipp Die Kombination mit Ölen, zum Beispiel Leinöl im Gericht, macht Vitamin D schneller im Körper verfügbar.

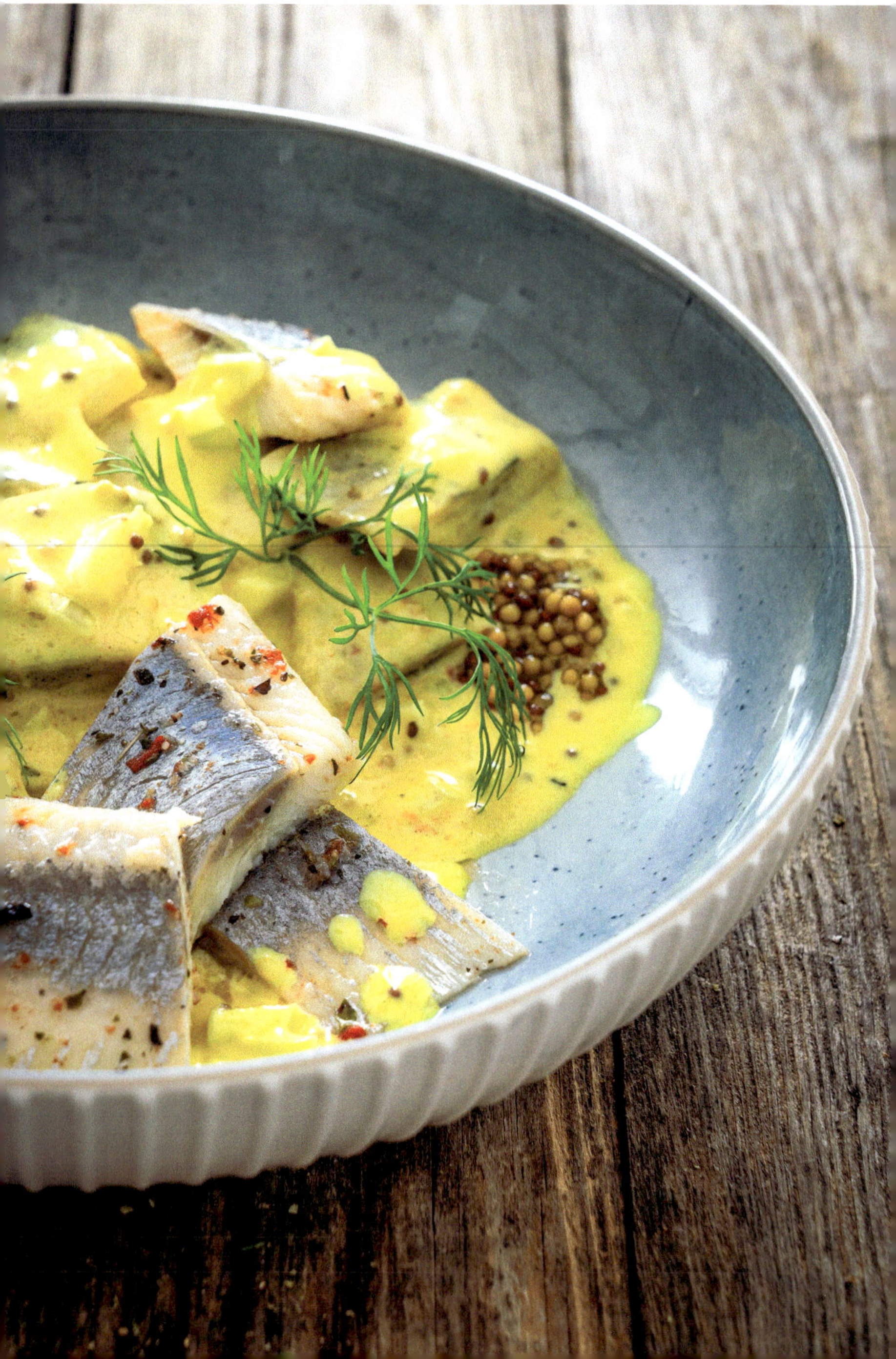

38 Magnesium, Zink und Co.

Welche Bausteine braucht ein starkes Fundament?

Welche Mineralstoffe und Spurenelemente braucht der Körper jetzt verstärkt, um gut durch diese Lebensphase zu kommen? »Werden wichtige Mineralstoffe und Spurenelemente wie Magnesium, Zink, Selen, Eisen, Kupfer und Jod nicht ausreichend über die Nahrung aufgenommen, kann sich das auf unser Wohlbefinden auswirken«, erklärt Ernährungswissenschaftlerin Larissa Grünwald.

So spielt etwa Magnesium für die Muskelfunktion und -entspannung, unser Nervensystem und das Elektrolytgleichgewicht eine wichtige Rolle. Auch bei Stimmungstiefs und schlaflosen Nächten kann Magnesium ausgleichend und beruhigend wirken. »Die empfohlene Tagesdosis liegt bei 300 bis 400 Milligramm«, so Grünwald. Als wertvolle Magnesiumlieferanten nennt sie grünes Gemüse, Nüsse, Vollkornprodukte, Kartoffeln, Sojabohnen, aber auch Milch und Milchprodukte sowie Geflügel und Fisch.

Als wichtiger Baustein für Schilddrüsen-, Wachstums- und Geschlechtshormone leistet Zink einen wesentlichen Beitrag für das hormonelle Gleichgewicht, ein Mangel kann die Balance unter Umständen ins Wanken bringen. Ebenso erfüllt es eine wichtige Funktion bei der Zellteilung und Wundheilung und wird zu Recht als Schönheitselement für Haut und Haare gepriesen.

Zink wird vom Körper nicht selbst produziert und muss daher regelmäßig über die Nahrung – Sojabohnen, Nüsse, Haferflocken, Milch, Eier – aufgenommen werden. Auch Selen mit seinen antioxidativen Eigenschaften ist für zahlreiche Vorgänge im menschlichen Organismus mitverantwortlich. Es aktiviert das Immunsystem, regt die Antikörperbildung an und ist am Auf- und Abbau der Schilddrüsenhormone beteiligt. Laut Deutscher Gesellschaft für Ernährung (DGE) sollten Frauen täglich 60 Mikrogramm Selen zu sich nehmen. In Steinpilzen und Champignons, Eiern, Kalbsleber, Haferflocken, Linsen, Makrelen und Thunfisch steckt besonders viel Selen.

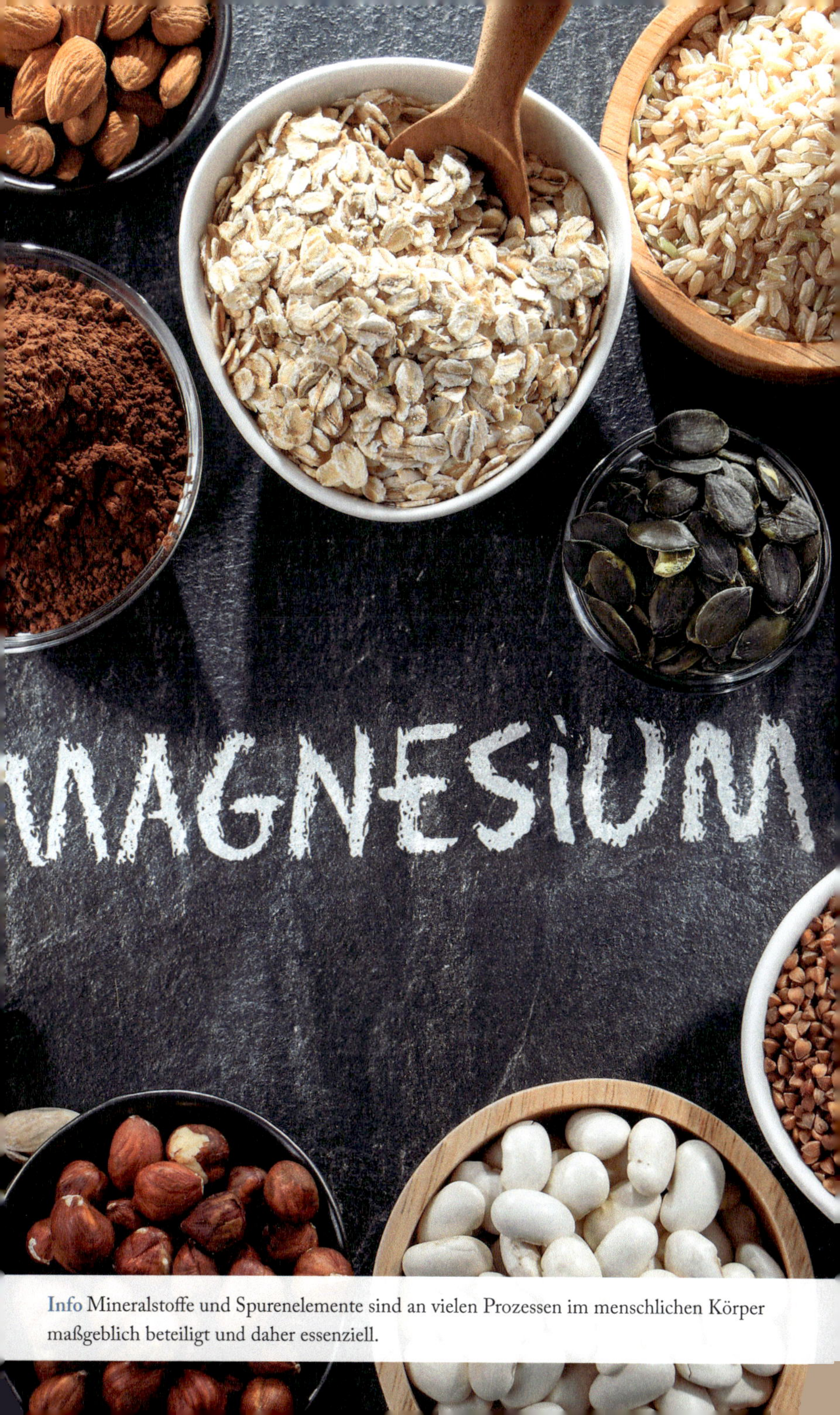

Info Mineralstoffe und Spurenelemente sind an vielen Prozessen im menschlichen Körper maßgeblich beteiligt und daher essenziell.

39 Schüßler-Salze

Welche Mineralsalze bringen die Balance zurück?

Zwei Drittel aller Frauen erleben die hormonelle Umstellung in den Wechseljahren mit leichten Beschwerden. Selbst wenn das Unwohlsein noch so gering ausfallen mag, ertragen muss es keine Frau. Sanfte Behandlungsmöglichkeiten – wie etwa die Einnahme von Schüßler-Salzen – können den Weg zurück zur Balance ebnen.

Die naturheilkundliche Lehre des Mediziners und Homöopathen Dr. Wilhelm Heinrich Schüßler konzentriert sich auf insgesamt zwölf Mineralsalze. Befinden sich diese im Einklang, funktioniert unser Körper. Kommt es allerdings zu einem Ungleichgewicht des Mineralstoffhaushaltes, kann sich dies negativ auf den Stoffwechsel auswirken und in Folge den ganzen Organismus schwächen.

Aufbau von Zellstrukturen und -kommunikation, Steuerung biochemischer Vorgänge: Für zahlreiche lebensnotwendige Funktionen sind Mineralsalze unentbehrlich. Daher auch Schüßlers Bezeichnung der Mineralsalze als »Funktionsmittel«. Durchnummeriert von 1 bis 12, wird jedem dieser Basis-Mineralsalze, die die Grundlage für alle Schüßler-Produkte bilden, eine spezielle Wirkung zugeschrieben. Mittlerweile gibt es 15 Ergänzungssalze. Eines haben sie alle gemeinsam: Sie sollen die Selbstheilungskräfte des Körpers aktivieren.

Die Zubereitung der Schüßler-Salze erfolgt nach dem Prinzip der Homöopathie. Fertige Mischungen als Kuranwendung sind besonders beliebt. Die Wechseljahre zerren an den Nerven, körperliche und mentale Erschöpfung macht sich breit? In diesem Fall werden die Nummern 2 (Calcium phosphoricum), 3 (Ferrum phosphoricum), 5 (Kalium phosphoricum) und 7 (Magnesium phosphoricum) empfohlen. Das Hautbild zeigt sich fahl und schlaff? Die Nummern 1 (Calcium fluoratum), 4 (Kalium chloratum), 8 (Natrium chloratum) und 11 (Silicea) unterstützen das Bindegewebe, die Funktion der Schleimhäute und gesunder Zellen. Selbstverständlich gilt es auch in diesem Bereich, sich fachkundig beraten zu lassen.

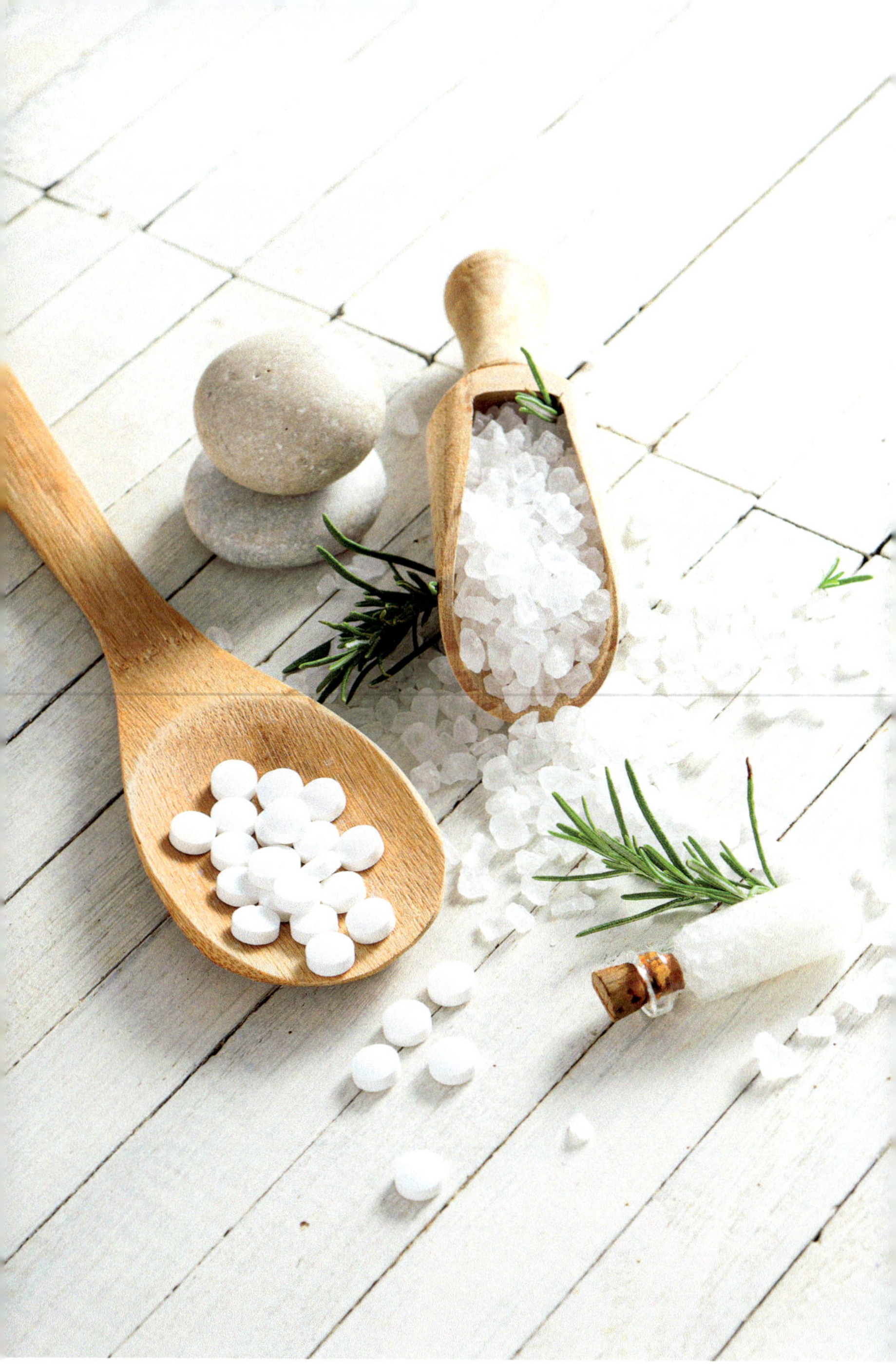

Info Bei Schüßler-Kuren wird eine Auswahl verschiedener Salze fein aufeinander abgestimmt.

40 Verdauung

Warum kommt es zu Verdauungsstörungen?

Die Redensart »Das schlägt mir auf den Magen« können viele Frauen rund um die Lebensmitte kopfnickend bestätigen. Auch unser Verdauungssystem scheint in Aufruhr zu sein und reagiert auf die hormonelle Umstellung, die unser Körper gerade durchläuft, mit Blähungen, Verstopfung, Bauchkrämpfen oder Durchfall.

Konkret sind dabei die beiden Hormone Progesteron und Prostaglandin zu nennen. Für die Bildung von Prostaglandin braucht es Östrogen. Sinkt der Östrogenspiegel, hat dies somit Auswirkung auf die Prostaglandine, die als Gewebshormone im Körper wirken und im Verdauungstrakt die glatte Muskulatur stimulieren. Wird die Nahrung durch verstärkte, krampfartige Muskelkontraktionen zu schnell durch den Magen und Darm transportiert, macht sich das in Bauchkrämpfen und Durchfall bemerkbar.

Progesteron hingegen, auch als Entspannungshormon bekannt, übt auf die Muskulatur im Verdauungstrakt eine beruhigende Wirkung aus. Je länger allerdings die Nahrung im Verdauungstrakt bleibt, desto eher kommt es zu Gär- und Fäulnisprozessen. Die Folge – abgesehen vom unschönen Blähbauch? Unangenehme Blähungen und Verstopfungen, die nicht selten auch sehr schmerzhaft sein können.

Je nachdem, in welcher Phase der Wechseljahre man sich befindet und wie sich die Hormonspiegel zueinander verhalten, hat man unter Umständen mit anderen Verdauungsstörungen zu kämpfen. Auch äußere Umstände, welche die neue Lebensphase mit sich bringen kann – Auszug der Kinder, berufliche Neuorientierung, die Auseinandersetzung mit dem Prozess des Älterwerdens, pflegebedürftige Eltern oder Familienangehörige, Krankheiten, Schicksalsschläge –, schlagen so manchem gehörig auf den Magen. Auch hier ist wieder ein Hormon im Spiel, und zwar das Stresshormon Cortisol. Wer gestresst und nervös ist, isst auch anders. Hektische, schnelle Mahlzeiten ohne gründliches Kauen versetzen den Darm in Aufruhr.

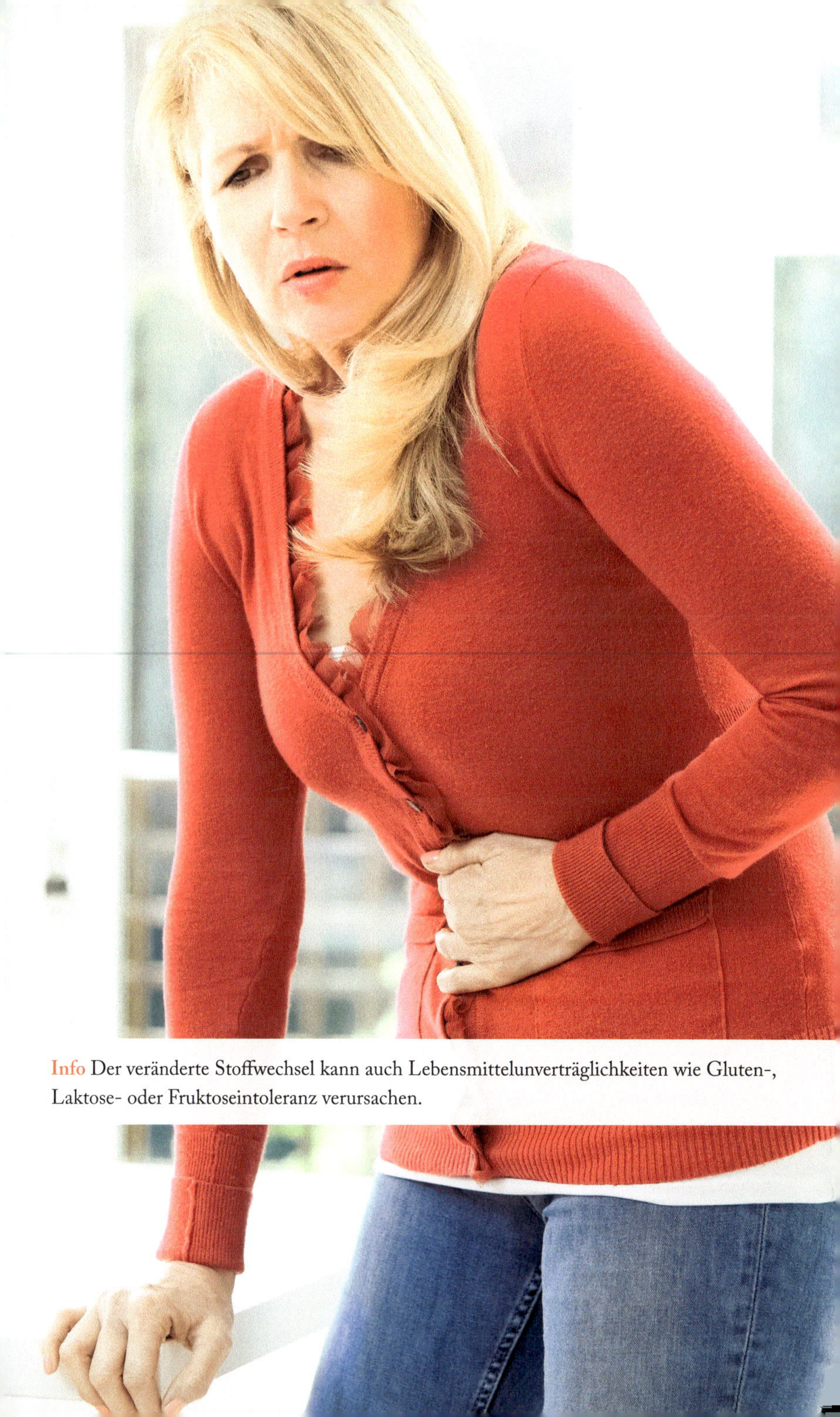

Info Der veränderte Stoffwechsel kann auch Lebensmittelunverträglichkeiten wie Gluten-, Laktose- oder Fruktoseintoleranz verursachen.

41 Silent Inflammations

Welche Lebensmittel wirken entzündungshemmend?

Mit den Jahren kommen körperliche Wehwehchen – und mit ihnen vielleicht auch die Reue, nicht schon eher auf seine Gesundheit geachtet zu haben. Doch wie heißt es so schön? Jeder Tag ist ein neuer Anfang. Ein neuer Anfang, um vielleicht auch in puncto Ernährung nachzujustieren.

Wie sieht eine Ernährungsform aus, die ein Älterwerden in Gesundheit ermöglicht? Die Antwort weiß Anti-Aging-Experte Dr. Markus Metka. »Um es mit den Worten des mehrfach ausgezeichneten Umweltjournalisten Michael Pollan zu sagen: ›Eat food. Not too much. Mostly plants.‹ Das hat aus Sicht der Anti-Aging-Forschung mehr denn je seine Berechtigung. Krankheitsbilder wie Diabetes, Alzheimer oder Osteoporose entstehen infolge von Silent Inflammations. Damit sind stille Entzündungen gemeint, die den Körper über Jahre hinweg schwächen«, so der Präsident der Österreichischen Menopause- und Andropause-Gesellschaft. »Stille Entzündungen breiten sich unbemerkt aus und können sich in Symptomen wie Müdigkeit, Erschöpfung oder verstärkten Wechseljahresbeschwerden bemerkbar machen«, weiß der Gynäkologe.

In seinen zahlreichen Publikationen spricht sich Dr. Markus Metka für eine Ernährung mit entzündungshemmenden Lebensmitteln aus und wird dabei nicht müde, die Bedeutung sekundärer Pflanzenstoffe zu betonen. »Deren antiinflammatorische Wirkung ist nicht zu unterschätzen.«

Die Rede ist nicht von teuren Superfood-Präparaten. Das Gute liegt oft so nah: Zahlreiche Obst- und Gemüsesorten, Kräuter und Gewürze wirken antioxidativ. Das bedeutet, sie binden freie Radikale – das sind aggressive, sauerstoffhaltige Moleküle mit negativer Wirkung für den Organismus – an sich. Beeren, Blattgemüse wie Spinat, Kurkuma, Tomaten sowie Brokkoli sind wahre Radikalfänger. Aber auch Lebensmittel, die reich an Omega-3-Fettsäuren sind, wie Leinöl, Sojabohnen oder Lachs, gelten als entzündungshemmend.

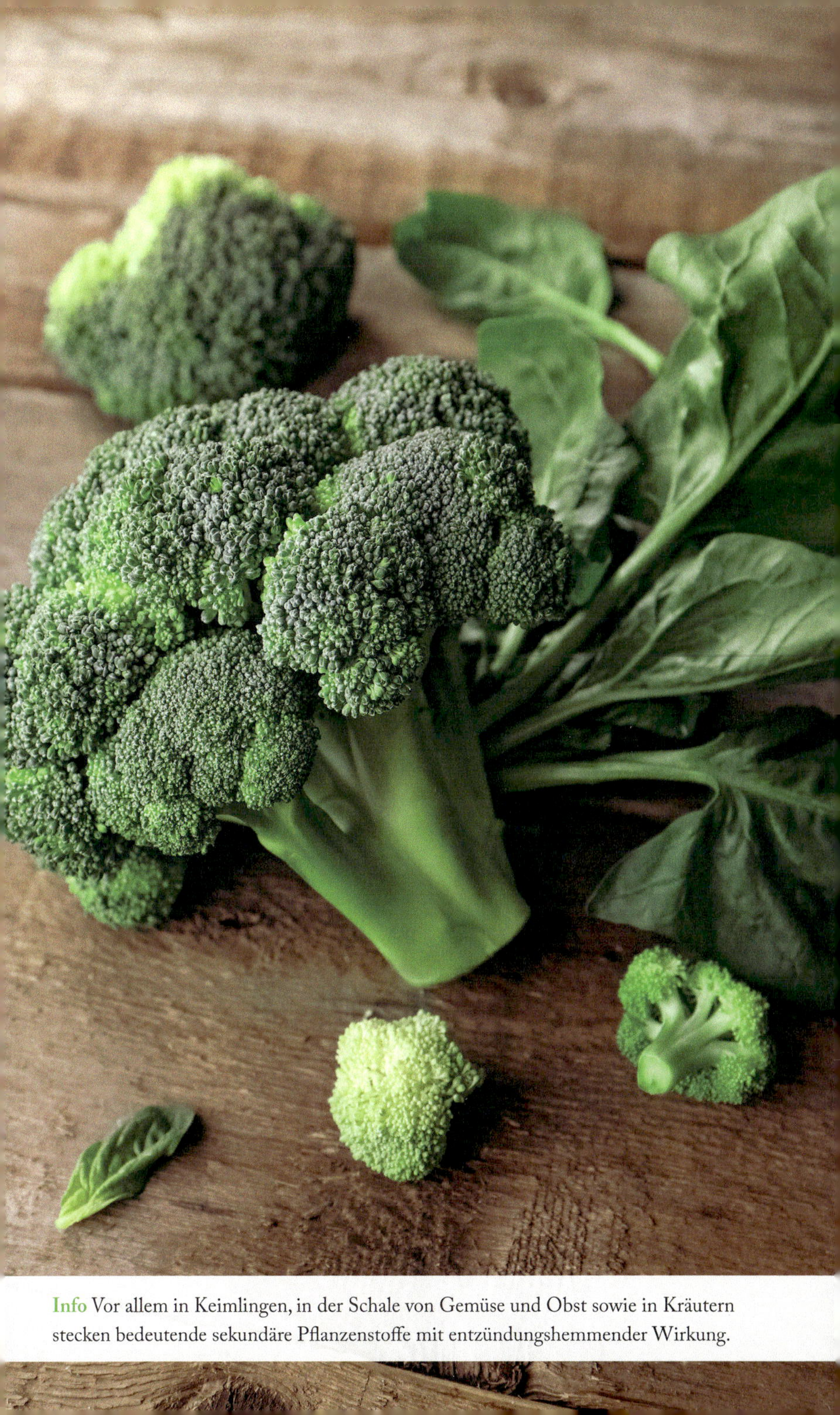

Info Vor allem in Keimlingen, in der Schale von Gemüse und Obst sowie in Kräutern stecken bedeutende sekundäre Pflanzenstoffe mit entzündungshemmender Wirkung.

42 Säure-Basen-Haushalt

Was macht uns sauer?

Die Wechseljahre bringen nicht nur unseren Hormonhaushalt aus dem Gleichgewicht, auch der Säure-Basen-Haushalt kann zu kippen drohen. Tatsächlich: Früher machte mich ein zweites oder drittes Gläschen Rosé lustig, jetzt sauer. Zu spüren, wie die Magensäure die Speiseröhre hochwandert – igitt!

Jedes Nahrungsmittel, ob sauer oder basisch, wird je nach Zusammensetzung in unserem Organismus zu Säuren oder Basen verstoffwechselt. Ein gesunder Körper braucht beide Stoffe in einer ausgewogenen Menge. Unser moderner Lebensstil begünstigt jedoch einen Überschuss an Säure. Alkohol, Kaffee, Softdrinks, Fleisch, Geflügel und Wurst, Süßigkeiten sowie Fertiggerichte, Fast Food und Weißmehlprodukte zählen zu den klassischen Säurebildnern. Nicht zu vergessen: Auch Stressfaktoren machen uns sauer! Das körperliche und auch mentale Unwohlsein während des Klimakteriums löst nicht selten zusätzlichen Stress aus.

Gerät der Säure-Basen-Haushalt aus dem Takt, können viele Stoffwechselprozesse nicht mehr reibungslos ablaufen. Der Körper reagiert mit einem Notfallplan und versucht, das Ungleichgewicht vorerst durch Mineralstoffe aus der Nahrung abzufedern. Stehen diese nicht ausreichend zur Verfügung, geht es an die Depots in Knochen, Nägeln und Muskeln. Auch die entgiftenden Organe wie Haut, Leber, Nieren, Darm oder Lunge sehen sich irgendwann überfordert.

Werden die überschüssigen Säuren nicht mehr aus dem Körper ausgeleitet, machen sie es sich im Bindegewebe, den Muskeln und Gelenken gemütlich. Anzeichen wie fahle, unreine Haut, Probleme bei der Verdauung, häufige Infekte und Gelenkschmerzen können auf ein Ungleichgewicht des Säure-Basen-Haushaltes hindeuten. Bewusst Basenlieferanten wie Obst, Gemüse, Pflanzenöle, Nüsse und frische Kräuter in den Speiseplan einzubauen, wäre ein guter Fahrplan. Auch Basenkuren oder Basenbäder können für den notwendigen Ausgleich sorgen.

Tipp Die pH-Wert-Streifen aus der Apotheke geben Aufschluss über den Säure-Base-Status.

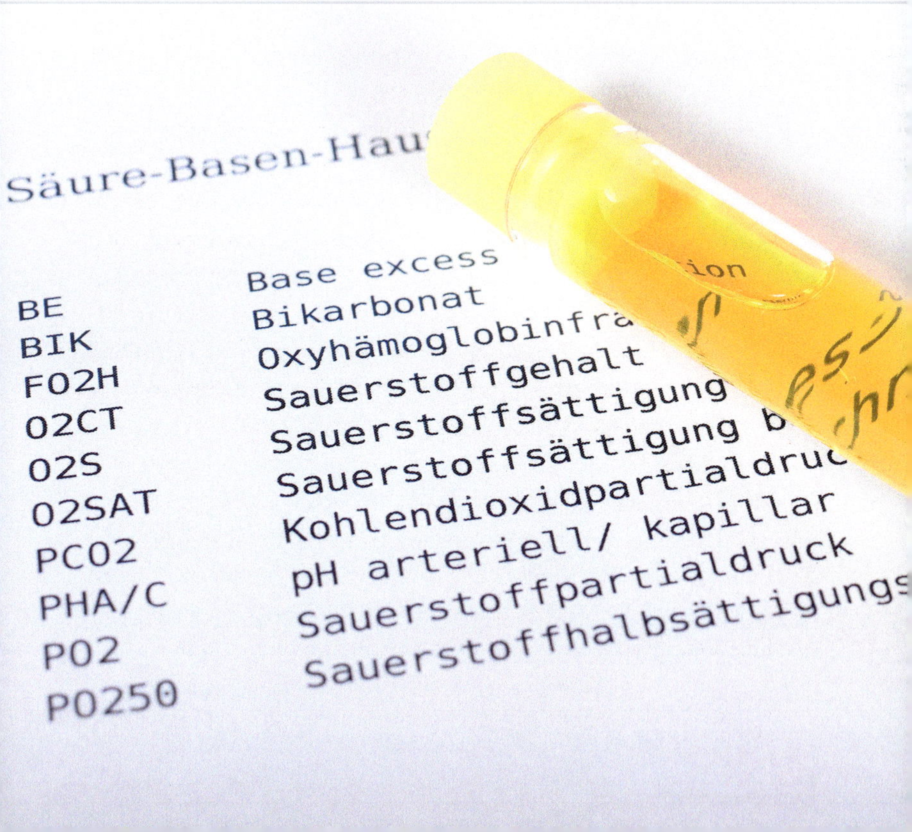

43 Soul Food

Welche Lebensmittel sind wahre Stimmungsaufheller?

Warum greifen wir bei schlechter Laune zu Schokolade? Warum futtern wir übermüdet die ganze Chips-Packung leer? Essen ist zweifellos stark mit Emotionen verknüpft. Bei Stress giert der Körper regelrecht nach süßen und hochkalorischen Speisen, die nicht nur auf den Magen, sondern auch auf unser Gemüt schlagen.

Die kurzkettigen Kohlenhydrate von Schokoriegeln, Croissants und Co. sind zwar rasch verfügbar, liefern dem Körper jedoch keinerlei Vitalstoffe und halten obendrein nicht lange satt. Lebensmittel, die sich hingegen positiv auf die Hormone Serotonin, Dopamin und Noradrenalin auswirken, machen satt *und* glücklich. Dazu Ernährungswissenschaftlerin Larissa Grünwald: »Serotonin beeinflusst unsere Gefühlslage. Ausreichend Serotonin sorgt für Wohlbefinden. Zu wenig Serotonin lässt uns hingegen gereizt und mitunter ängstlich werden. Die Aminosäure L-Tryptophan gilt als Vorstufe des Serotonins und ist etwa in Milch und Milchprodukten, Geflügel, Eiern, Nüssen und Kartoffeln enthalten. Für die Produktion von Serotonin benötigt der Körper auch einige Vitalstoffe wie beispielsweise Vitamin B6, das vor allem in Nüssen, Avocados, Kartoffeln oder Fisch zu finden ist.«

Die komplexen Kohlenhydrate von Vollkornprodukten stabilisieren nicht nur den Blutzuckerspiegel, sondern können zudem die Produktion von Serotonin fördern. Auch Omega-3-Fettsäuren und Magnesium wird ein positiver Effekt auf unsere Stimmungslage nachgesagt. »Nüsse und Samen sind reich an Omega-3-Fettsäuren sowie Magnesium. Diese Kombination kann die Gehirnfunktionen und die Stimmung durchaus positiv beeinflussen. Grünes Gemüse wie Spinat, Grünkohl und Brokkoli enthalten neben Magnesium auch Kalzium und Kalium: die perfekte Kombi bei stressbedingten schlaflosen Nächten. Die enthaltene Folsäure wirkt ebenfalls stimmungsaufhellend und wird gern mit weiteren B-Vitaminen gegen depressive Verstimmungen empfohlen«, so die Expertin.

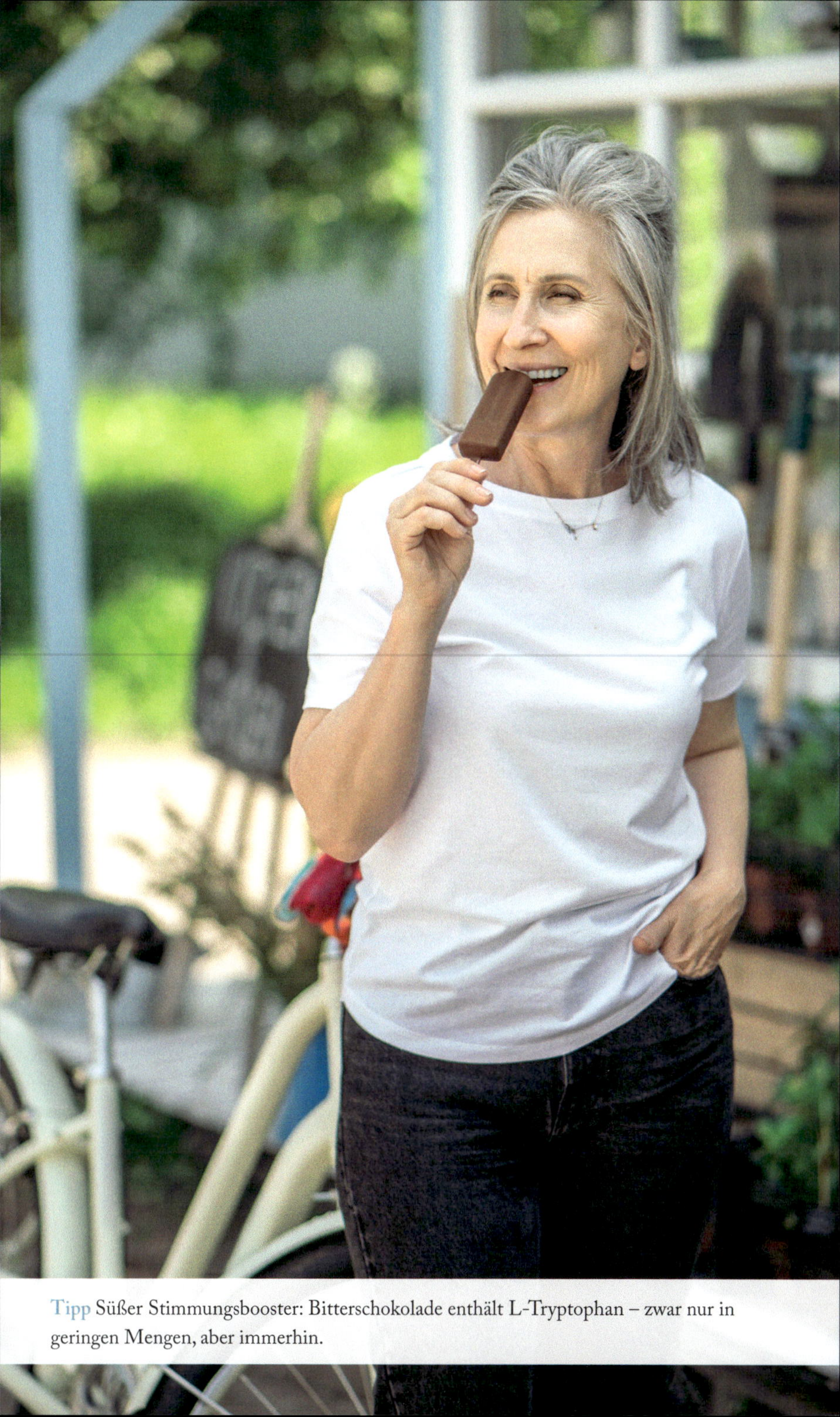

Tipp Süßer Stimmungsbooster: Bitterschokolade enthält L-Tryptophan – zwar nur in geringen Mengen, aber immerhin.

44 Frauenkräuter

Wie wirken pflanzliche Arzneimittel?

Frauentees aus Frauenmantel, Hautcremes mit Schafgarbe, Tropfen aus Hopfen und Melisse: Gegen zahlreiche Beschwerden wie Hitzewallungen, Schlafstörungen oder depressive Verstimmungen scheint auch ein Frauenkraut gewachsen zu sein. Es kommt nicht von ungefähr, dass ein Großteil der modernen Medikamente auf pflanzlichen Naturstoffen basiert. Als wohl bekanntestes Beispiel gilt Aspirin. Der Ausgangsstoff Salicin wurde aus der Weidenrinde isoliert.

Mittlerweile gibt es zahlreiche wissenschaftliche Arbeiten, die die gesundheitsfördernden Eigenschaften gewisser Kräuter auf unser Wohlbefinden belegen. »Das äußerst aktive Forschungsfeld der Pharmakognosie befasst sich mit der Methodenentwicklung zur Isolierung und Analyse von pflanzlichen Stoffen, die Einfluss auf den menschlichen Organismus haben«, erklärt Dr. Dr. h. c. Brigitte Kopp, Professorin für Pharmakognosie an der Universität Wien. In ihren Arbeiten, etwa über die Wirkungsweise der Schafgarbe (Achillea millefolium), konnte unter anderem die Hemmung von Entzündungen nachgewiesen werden.

»Die Schafgarbe ist mein absolutes Lieblingsfrauenkraut«, schwärmt die international anerkannte Biochemikerin Renée Schroeder, die sich auf dem Leierhof in Salzburg ihr eigenes Kräuterparadies geschaffen hat. In 1.100 Metern Seehöhe gedeihen die klassischen Frauenkräuter wie Schafgarbe, Frauenmantel und Brombeere prächtig. Frauenmantel (Alchemilla vulgaris) gilt, wie der Name schon sagt, als *das* Frauenkraut schlechthin und findet in seiner Wirkung als ausgleichender Allrounder ein breites Anwendungsgebiet. »Als Heilkraut ist es in der Tat universell einsetzbar. Besonders beliebt sind Tees«, so Schröder.

Ob Tees, Tropfen oder Kapseln: Pflanzliche Arzneimittel müssen stets nach standardisierten Verfahren hergestellt werden. Nur so kann auch die normierte Konzentration der Wirkstoffe garantiert werden.

Sich umfassend beraten zu lassen, ist sicherlich kein Fehler.

Tipp Auch bei Phytopharmaka gilt: Im Zweifelsfall stets mit dem Arzt oder dem Apotheker Rücksprache halten.

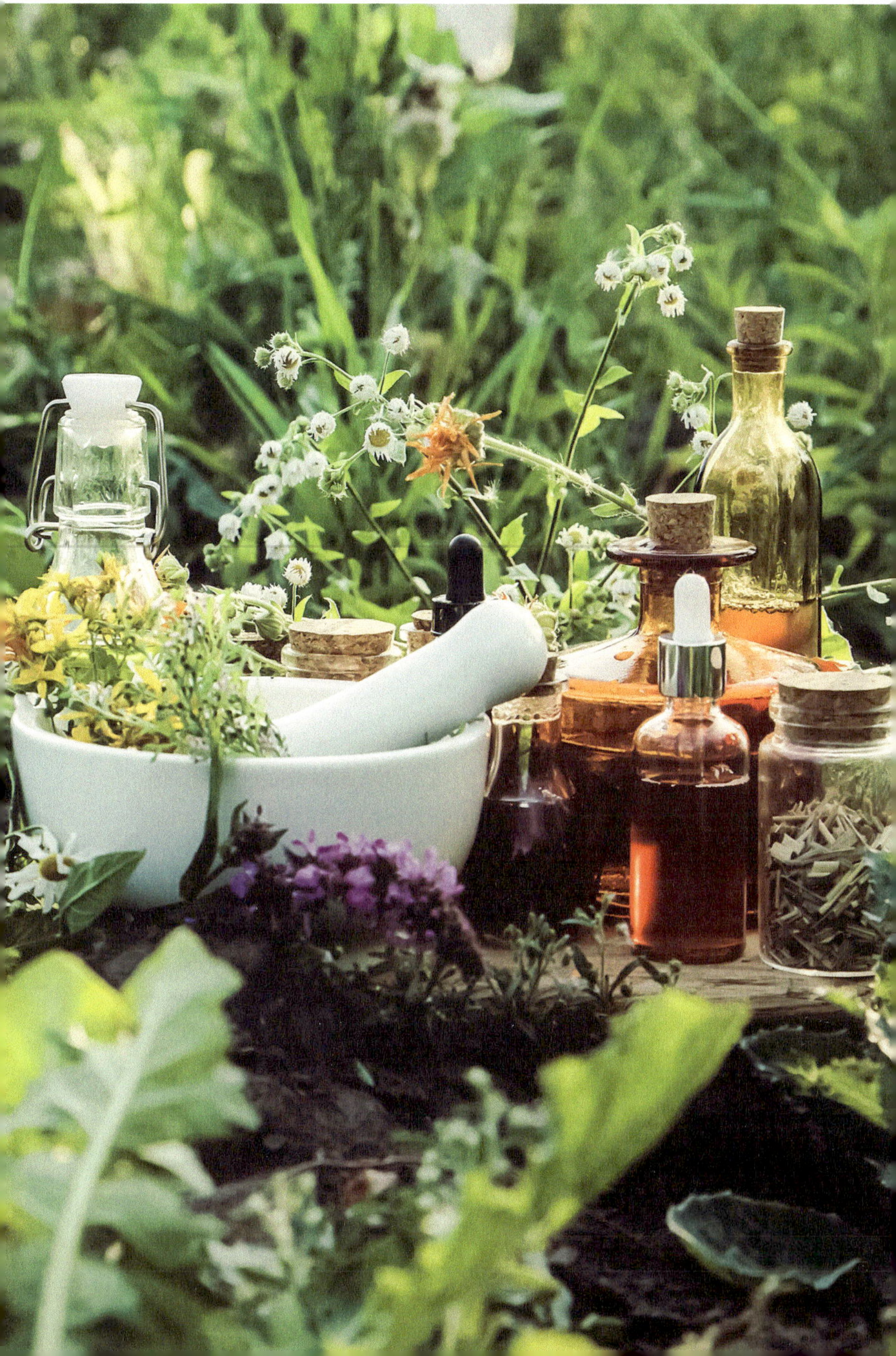

45_TCM

Warum sollten Yin und Yang im Einklang sein?

Wenn es nach Udo Jürgens geht, dann fängt das Leben mit 66 Jahren an. Wenn es nach der Traditionellen Chinesischen Medizin (TCM) und ihrer Betrachtungsweise des Lebens in Sieben-Jahres-Zyklen geht, erleben wir Frauen bereits mit 49 den zweiten Frühling. Zweiter Frühling. Ein schöner Begriff, der meiner Meinung nach ein völlig anderes Bewusstsein für diese neue Lebensphase schafft. Frühling klingt nach Erwachen, Aufbruch, Lebensfreude, Energie – Leben pur!

Genau um diese sprühende Lebensenergie (Qi) dreht sich alles bei der TCM. Kann das Qi ausreichend und ungehindert im Körper fließen, fühlen wir uns fit, energiegeladen und wohl. Dazu braucht es das Gleichgewicht von Yin und Yang. Diese beiden Kräfte sind als dynamisches Gegensatzpaar (Hitze-Kälte, Tag-Nacht, Aktivität-Ruhe, Ein- und Ausatmen) untrennbar miteinander verbunden und bedingen sich gegenseitig. »Steht Yin für Entspannung und Loslassen, so steht Yang für Energie, Aktivität und Bewegung«, erklärt die diplomierte Ernährungsberaterin und TCM-Expertin Katharina Ziegelbauer.

Vielen Frauen dient die TCM als hilfreiche Orientierung auf ihrem Weg zurück zur Lebensfreude, die ihnen die Umbruchphase des Wechsels mit allen dazugehörigen Beschwerden vielleicht genommen hat. »Dabei gilt es, seinen Blick auf den Nieren-Yin- und Nieren-Yang-Mangel zu schärfen«, so Ziegelbauer. »Trockene Haut, dünne Haare, Schlafstörungen, Ängste, Hitzewallungen und Nachtschweiß, Osteoporose oder Rückenprobleme deuten auf einen Nieren-Yin-Mangel hin. Blasen- und Beckenbodenschwäche, körperliche und geistige Erschöpfung, depressive Verstimmungen auf einen Nieren-Yang-Mangel.«

Die Ernährung ist nur ein Eckpfeiler. Da nach TCM Körper, Geist und Seele eine Einheit bilden, sind die Kräuterheilkunde, Körperbehandlungen wie Akupunktur und Tuina sowie Meditations- und Bewegungsformen wie Qi Gong weitere wichtige Teilbereiche.

Tipp In Österreich werden rund 400 Arzneimittel der chinesischen Medizin in speziellen TCM-Apotheken angeboten.

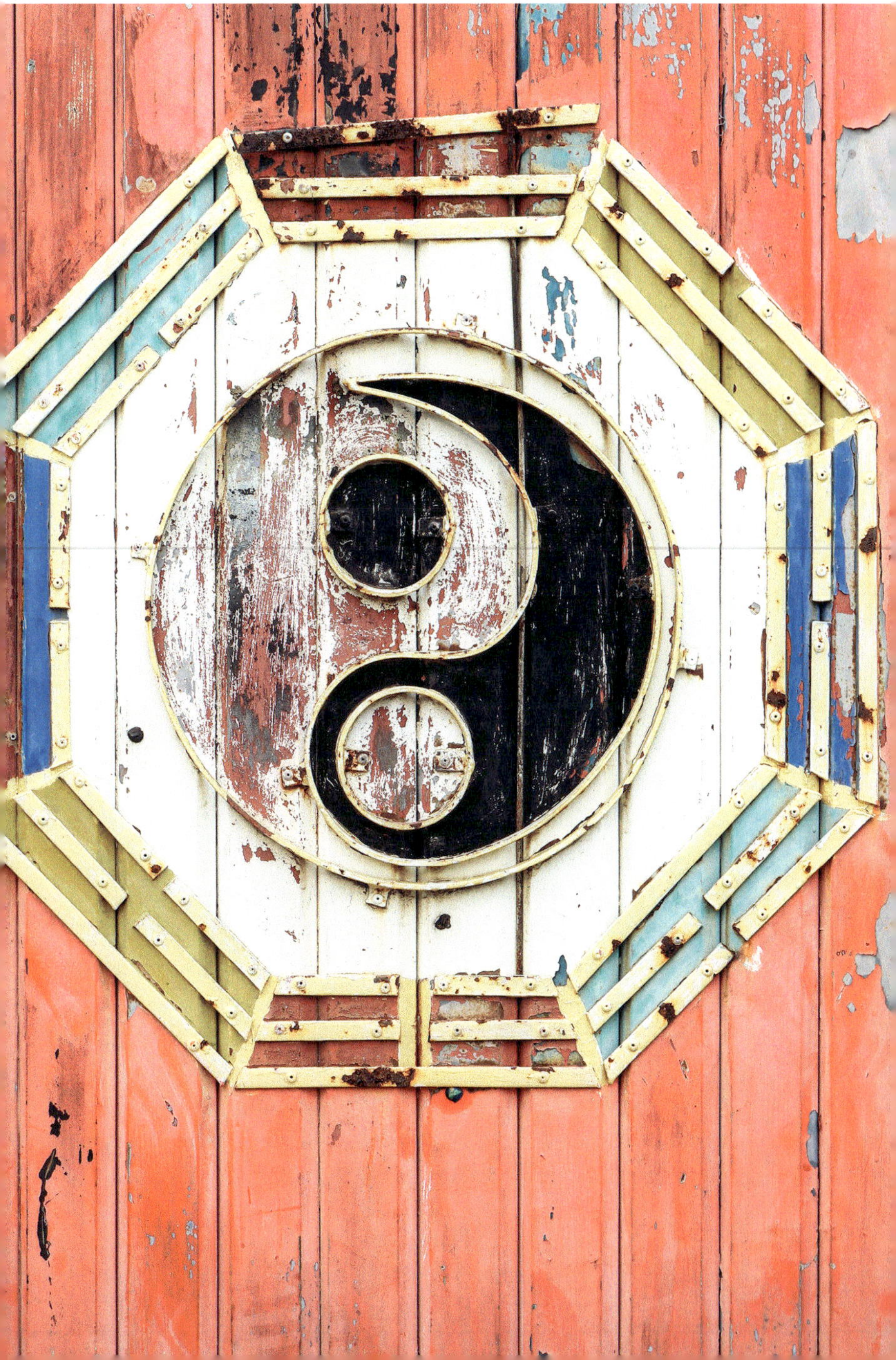

46 Ayurveda

Wie kommen die drei Doshas wieder in Balance?

Auf der Suche nach sanften Wegen, um wieder zu mehr Wohlbefinden zu gelangen, wird man zwangsläufig über das traditionelle indische Heilverfahren Ayurveda stolpern. Ayurveda bedeutet so viel wie »Wissen vom Leben«. Ein Wissen, das viele tausend Jahre alt ist und die Wechseljahre als herausfordernde Übergangsphase im Leben einer Frau betrachtet. Loslassen statt rund um die Uhr Vollgas geben, lautet das Motto. Die ayurvedische Medizin fokussiert sich dabei nicht auf die einzelnen Symptome, vielmehr wird der Mensch in seiner Gesamtheit wahrgenommen. Die Lehre der drei Konstitutionstypen, der Doshas, spielt dabei eine zentrale Rolle.

Frauen vom Vata-Typ (Wind, Luft, Äther) sind eher schlank und feingliedrig und aufgrund ihres regen Geistes kontaktfreudig und unternehmungslustig. Die Merkmale von Pitta-Frauen (Feuer, Wasser) sind ein muskulöser Körperbau und ein hitziges Gemüt. Kapha-Typen (Erde, Wasser) zeichnen sich durch einen eher stämmigen Körperbau und bedächtige Wesenszüge aus.

Jede von uns Frauen ist ein bisschen Vata, Pitta und Kapha. Die eine vielleicht mehr Vata, die andere mehr Pitta – Hauptsache, das Gleichgewicht stimmt. Gerät das Gleichgewicht jedoch ins Wanken, wie das im Wechsel der Fall sein kann, gilt es, mittels Ernährung, Entspannung (Meditation, Kräuter- und Aromabehandlungen) und Bewegung die Balance der Doshas wiederherzustellen.

Hitzewallungen und Gereiztheit erklärt die ayurvedische Medizin mit zu viel Pitta im Körper. Schlafstörungen, innere Unruhe sowie Scheidentrockenheit werden mit zu viel Vata-Energie in Verbindung gebracht, und Gewichtszunahme und Antriebslosigkeit deuten auf einen Überschuss an Kapha hin.

Ein genauer Blick auf die Ernährungs- und Lebensgewohnheiten zeigt mögliche Gründe für das Ungleichgewicht der Doshas auf und lässt aus ayurvedischer Sicht zielführend an dem einen oder anderen Rädchen drehen.

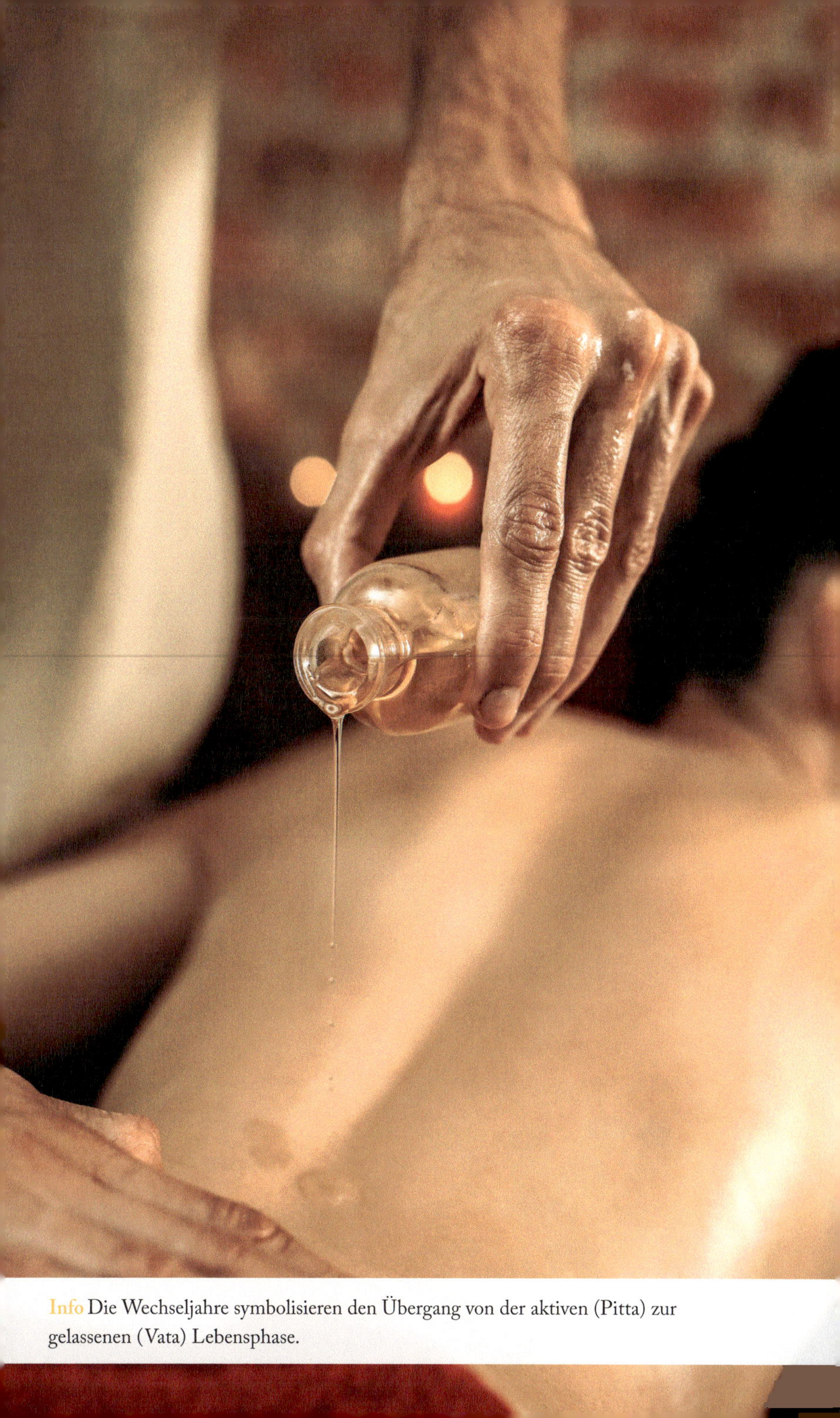

Info Die Wechseljahre symbolisieren den Übergang von der aktiven (Pitta) zur gelassenen (Vata) Lebensphase.

47 Intuitives Essen

Was sagt das Bauchgefühl?

Beim intuitiven Essen wird nicht nach bestimmten Uhrzeiten oder Gewohnheiten gegessen, sondern ausschließlich dann, wenn man auch tatsächlich hungrig ist. Satt? Dann bitte das Besteck zur Seite legen. Klingt simpel, doch Hunger- und Sättigungssignale in einer Umwelt, in der man ständig mit einem Überangebot an Nahrung konfrontiert ist, bewusst wahrzunehmen, ist eine Herausforderung. Ob aus Langeweile, Höflichkeit, Frust oder Trost: Es ist der emotionale Hunger, der uns die Teller vollfüllen lässt.

Das Konzept des intuitiven Essens geht auf eine Veröffentlichung der Ernährungswissenschaftlerinnen Evelyn Tribole und Elyse Resch aus dem Jahr 1995 zurück und findet seither großen Zuspruch. Der Wunsch, ohne Druck langfristig sein Wohlfühlgewicht zu erreichen, ist bei uns Frauen groß. Vor allem rund um die Lebensmitte, wenn hartnäckige Pfunde das Leben zusätzlich schwer machen, ist ein uns wohlgesonnenes Ernährungskonzept gefragt.

Beim intuitiven Essen gibt es keine Verzichte, Verbote oder Einschränkungen. Auch gibt es keine »schlechten« und »guten« Lebensmittel, es werden keine Kalorien gezählt, keine Lebensmittel abgewogen und keine Mahlzeiten aufgrund von Schuldgefühlen ausgelassen. Der erste und wichtigste Schritt ist Akzeptanz. Der Körper wird vom Feind zum Freund, den es bestmöglich zu versorgen gilt – mit ausgewogenen Mahlzeiten, die angenehm satt und zufrieden machen.

Für diese Bewusstseins- und Verhaltensänderung braucht es natürlich Zeit. Wie sieht meine Mahlzeit aus? Wie riecht sie, wie schmeckt sie? Welche Lebensmittel tun mir gut? Wann genau esse ich? All diesen kleinen Momenten im Alltag gilt es, Bedeutung zu schenken. Genussvolles, achtsames Essen geht nicht im Stressmodus. Mittlerweile gibt es zahlreiche Angebote von Ernährungscoaches, in denen Frauen auf ihrem Weg zu einem genussvollen Essalltag und positiven Körpergefühl begleitet werden.

Tipp Appetit, Heißhunger oder emotionaler Hunger? Intuitives Essen bedeutet auch Selbsterkenntnis.

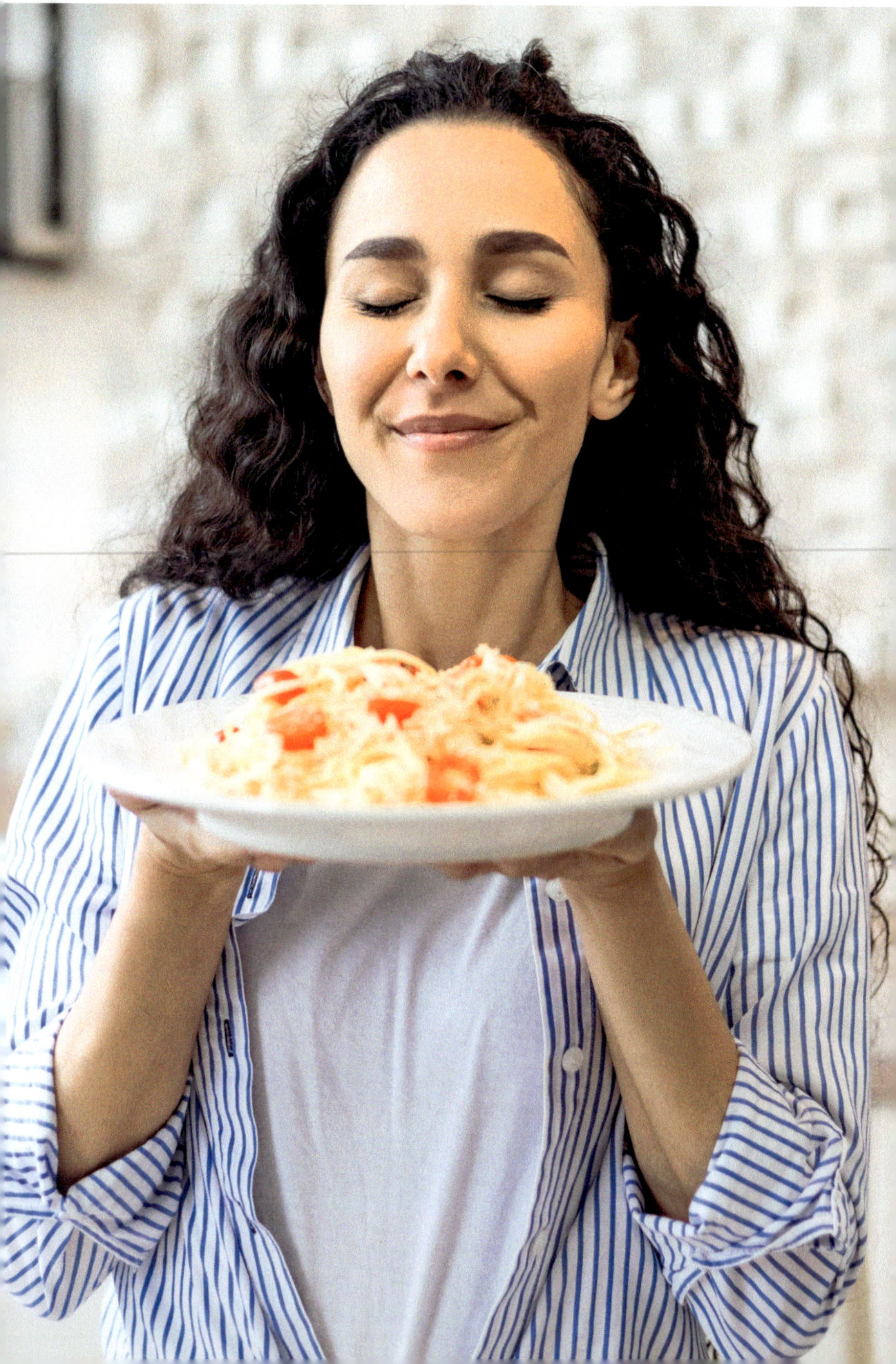

48 Haut mit 40 plus

Inwiefern verändert sich das Hautbild?

Mit 40 plus trinkt man seinen Kaffee nicht mehr mit Milch, sondern mit Kollagen. Spätestens seit man Hollywoodstars, allen voran Jennifer Aniston, via Instagram beim täglichen Einrühren von Kollagenpulver in ihren Coffee to go gesehen hat, weiß man das. Woher dieser Hype?

Kollagen sorgt als wichtigster Faserbestandteil der Haut und Schlüsselprotein für die notwendige Spannkraft. Und wie kann es anders sein: Auch bei der Bildung von Kollagen hat Östrogen seine Finger im Spiel. Zusätzlich beeinflussen Östrogene den Stoffwechsel der Hautzellen sowie die Produktion von Hautfetten (Lipiden), die die Haut gesund, hydriert und geschmeidig halten.

Wie Kollagen ist auch Elastin ein körpereigenes Strukturprotein, das unserer Haut die notwendige Elastizität verschafft. Kollagen und Elastin gehen in ihrer Wirkung Hand in Hand. Lässt deren Produktion mit zunehmendem Alter nach, macht das unserer Haut zu schaffen. Auch der Rückgang des Hyaluronsäuregehalts – dieser Stoff verleiht der Haut jugendliche Spannkraft – schreitet unaufhaltsam voran. Zudem verliert die Haut durch die verlangsamte Zellgeneration immer mehr ihre Fähigkeit, Feuchtigkeit zu speichern.

Der ernüchternde Blick in den Spiegel lässt uns den Tatsachen ins Auge blicken oder – besser gesagt – in müde Augen blicken und Augenringe, schlaffe Lider, feine und weniger feine Fältchen, Pigmentflecken und Unreinheiten wahrnehmen. Unser Teint scheint an Glanz zu verlieren. Alles eine Frage der Gene? Nicht nur. Auch Lebensstil-Entscheidungen wie Rauchen, Alkoholgenuss, übermäßiges Sonnenbaden sowie eine zucker- und fetthaltige Ernährung spiegeln sich in unserem Hautbild wider. In Würde zu altern fällt manchen Frauen leichter, anderen weniger. Entsprechend groß ist das Angebot der ästhetischen Medizin, das von Botox- und Laserbehandlungen über Faltenunterspritzung mit Hyaluronsäure bis zu Mesotherapie reicht.

Info Gesunde Haut ist auch eine Frage des Lifestyles. Chronischer Stress lässt unsere Haut alt aussehen.

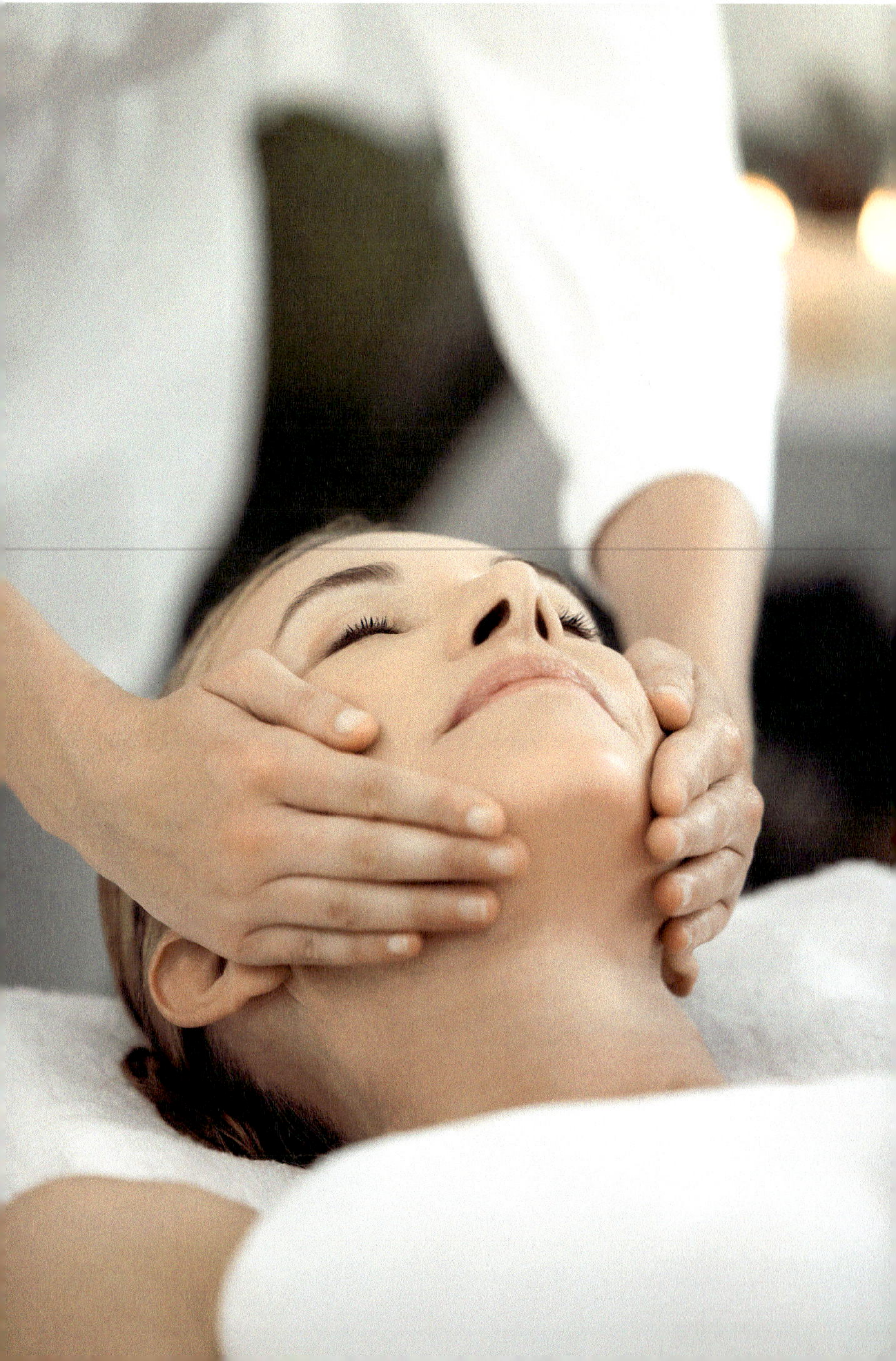

49 Hautpflege

Was braucht die reife Haut?

Alle paar Monate gönne ich mir eine Gesichtsbehandlung bei der Kosmetikerin meines Vertrauens. Das Wesentliche ist allerdings die tägliche Pflegeroutine. Diese sieht mit Mitte 40 anders aus als mit 30. Ich muss gestehen, damals habe ich keinen einzigen Gedanken an Gesichtspflege verschwendet. Und jetzt? Auf einmal informiert man sich über Tages- und Nachtpflege, Peelings, Tonics und Gesichtsmasken.

Bei der Auswahl der Pflegeprodukte für reife Haut gibt es einige Kriterien zu beachten. Da die Haut mit zunehmendem Alter die Fähigkeit verliert, Feuchtigkeit zu speichern, sind Produkte mit Hyaluronsäure besonders gefragt. Hyaluronsäure besitzt die Fähigkeit, Wasser im Gewebe zu binden, und polstert die Haut sozusagen von innen auf. Die Haut zeigt sich weniger knittrig, der Teint wirkt frischer. Ein Effekt, den sich die Kosmetikbranche gern zunutze macht.

Als weiterer Anti-Aging-Wirkstoff gelten Ceramide. Ceramide sind natürliche, in der Haut vorkommende Lipide, welche die Hautbarriere schützen und sie widerstandsfähig gegen äußere Einflüsse machen. Lässt mit dem Alter und einer geringeren Ceramid-Konzentration diese Schutzfunktion nach, macht sich das in trockener, empfindlicher Haut bemerkbar. Die Palette der Produkte mit Ceramiden – in Form von Cremes, Ampullen und Seren – reicht von der Reinigung bis zur Pflege.

Apropos äußere Einflüsse: Oxidativer Stress (hohe UV-Strahlung, ungesunde Ernährung, Schlafmangel) sorgt für einen Überschuss an freien Radikalen, der den natürlichen Hautalterungsprozess vorantreiben kann. Eine Ernährung, die reich an Antioxidantien ist, hilft, das Hautbild zu verbessern. So ist etwa Vitamin C auch für die Kollagensynthese wichtig. Vitamin E wirkt in Kombination mit Vitamin C besonders effektiv und verbessert die Hautfeuchtigkeit. Aber auch Beta-Karotin, Selen und Zink zählen zu den wirksamen Radikalfängern für den Erhalt gesunder Haut.

Tipp Gesichtsmasken mit Ceramiden oder Hyaluronsäure spenden viel Feuchtigkeit und können feine Fältchen glätten.

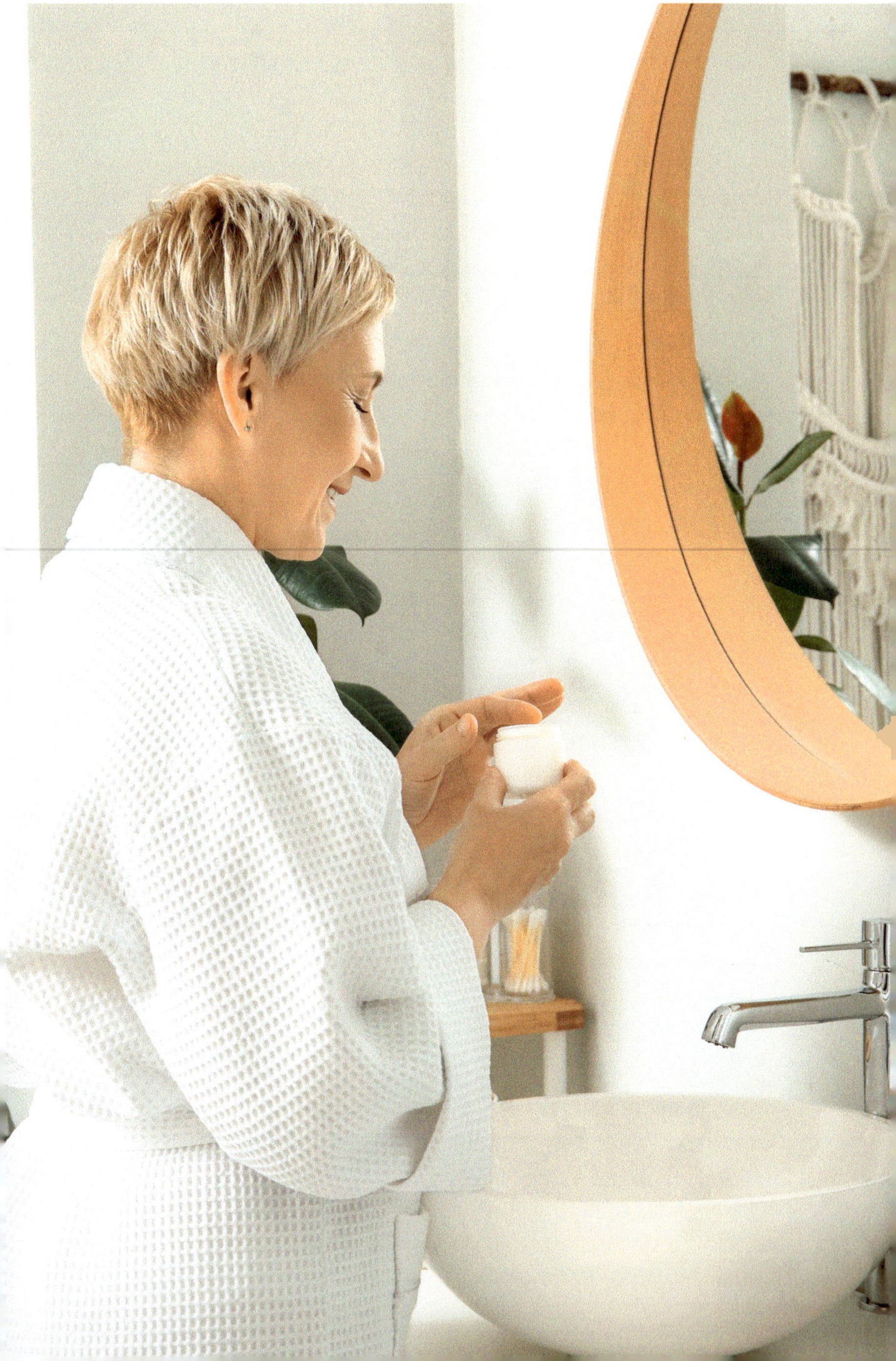

50 Face-Yoga

Lassen sich Falten wegtrainieren?

Neue Lebensphasen erfordern neue Routinen. Wie wäre es zum Beispiel mit Face-Yoga? Dieser Anti-Aging-Trend aus den USA verspricht eine straffere Haut und weniger Falten, ganz ohne Botox. Klingt verlockend!

Nach umfangreichen wissenschaftlichen Studien, die die Wirksamkeit dieses Gesichtstrainings bestätigen, wird man jedoch vergeblich suchen. Befürworter wie etwa Face-Yoga-Expertin Danielle Collins stützen sich gern auf eine Studie der Northwestern University in Illinois. Das Ergebnis des 20-wöchigen Gesichts-Yoga-Programms: In einem Vorher-Nachher-Vergleich wurden die Wangen der Studienteilnehmerinnen als fülliger und daher jugendlicher eingestuft als vor dem Trainingsbeginn. 20 Wochen! In diesem Fall heißt es wohl: Mut zur Praxis statt grauer Theorie. Ganz nach dem Motto »Nützt es nichts, so schadet es auch nicht« ist es vielleicht einen Versuch wert. Entspannte und weiche Gesichtszüge sowie ein frischer Teint wirken nun mal sympathischer als ein abgespannter, mürrischer Ausdruck mit müden Augenringen, Tränensäcken und tiefen Zornesfalten zwischen den Augenbrauen.

Neben Büchern finden sich im Internet unzählige Tutorials, die zeigen, wie sich mit gezielten Übungen und Massagegriffen die Gesichtsmuskulatur stärken lässt. Die Übungen werden bis zu zehn Mal wiederholt und sollten im Idealfall zur täglichen Routine werden. Positiver Nebeneffekt dieser Kombination aus Muskelan- und -entspannung ist eine gut durchblutete Haut und somit ein rosiger Teint.

Wie beim Yoga wird auch beim Face-Yoga Wert auf eine bewusste Atmung und achtsame Durchführung gelegt. Vielleicht ein guter Weg, seine Fältchen mit der Zeit liebevoller zu betrachten, statt sie zu verwünschen. Mein Fazit: Im Alltag immer wieder auf seine persönliche Mimik zu achten und entspannte Gesichtszüge an den Tag zu legen, ist sicherlich kein Fehler und signalisiert dem Körper Ruhe und Entspannung.

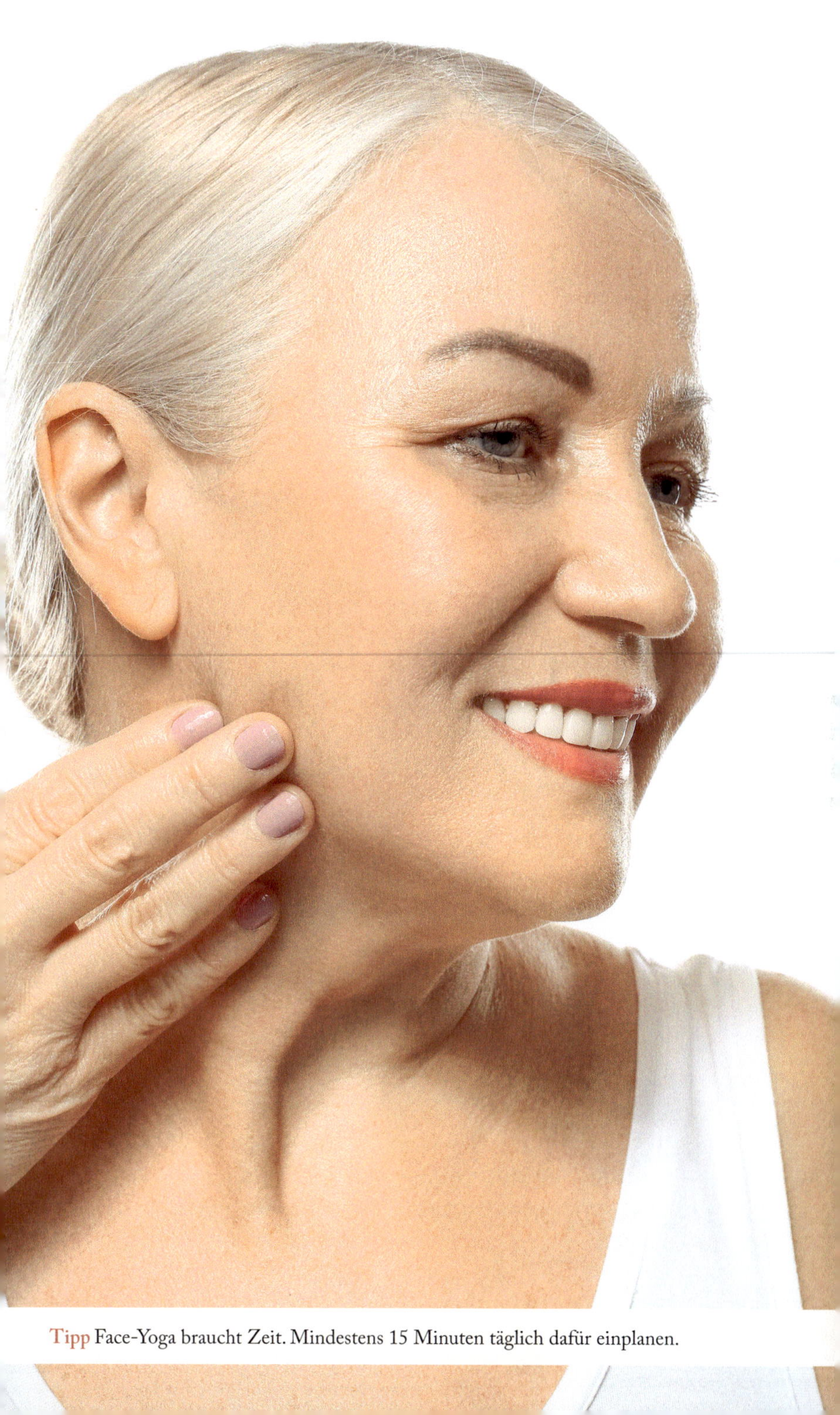

Tipp Face-Yoga braucht Zeit. Mindestens 15 Minuten täglich dafür einplanen.

51 Sonnenschutz

Wie lassen sich Sonnenschäden im Alter vermeiden?

»Ein klassischer Fall von Gewebeschädigung durch einen Sonnenbrand«, lautet die Antwort meiner Hautärztin, als ich ihr meine beiden Unterarme zeige, über die sich großflächige braune Pigmentstörungen ausgebreitet haben. »Das wird bleiben.« Jeder Blick auf meine Unterarme gleicht ab nun einer Warnung, mich noch vorsichtiger im Umgang mit der Sonne zu verhalten. Vor allem reifere Haut, sprich die Haut von Frauen ab 40, zeigt sich anfälliger für die schädliche UV-Strahlung.

Wie oft habe ich fürsorgliche Mütter beobachtet, die jeden Quadratzentimeter Haut ihres Kindes ausgiebig mit Sonnencreme ein- und nachschmieren und sich selbst dabei vergessen. Sonnenschäden werden meist erst im Alter sichtbar. Es ist also entscheidend, dass wir unsere Haut bereits in jungen Jahren vor überflüssiger Sonnenbelastung schützen. Je früher man sich mit Hautgesundheit und den Folgen der UV-Strahlung auseinandersetzt, desto besser. Denn die Haut vergisst nie, jeder einzelne Sonnenbrand erhöht das Risiko für Hautkrebs.

Seit ein paar Jahren zählt nun auch eine Tagescreme mit Lichtschutzfaktor zu meinem Kosmetiksortiment, für den Urlaub wird Sonnencreme mit Lichtschutzfaktor 50 eingepackt, und am Strand ist mein bevorzugter Place-to-be unter dem Sonnenschirm. Der Himmel zeigt sich bewölkt, eine Sonnencreme ist nicht notwendig? Irrtümer wie diese halten sich hartnäckig. 90 Prozent der für die Haut schädlichen UV-Strahlung schaffen es laut Deutschem Krebsforschungszentrum auch durch die Wolkendecke. Bei der UV-Strahlung im für uns gebräuchlichen Sinn wird zwischen den kurzwelligen UV-B-Strahlen, die für den Sonnenbrand verantwortlich sind, und den langwelligen UV-A-Strahlen, die tief in die Haut dringen und langfristige Hautschäden verursachen, unterschieden. Ein guter Sonnenschutz mit entsprechendem Lichtschutzfaktor sollte sowohl UV-A- als auch UV-B-Strahlen blockieren.

Info Wasser, Sand und Schnee reflektieren die UV-Strahlung. Schatten verringert diese um bis zu 30 Prozent.

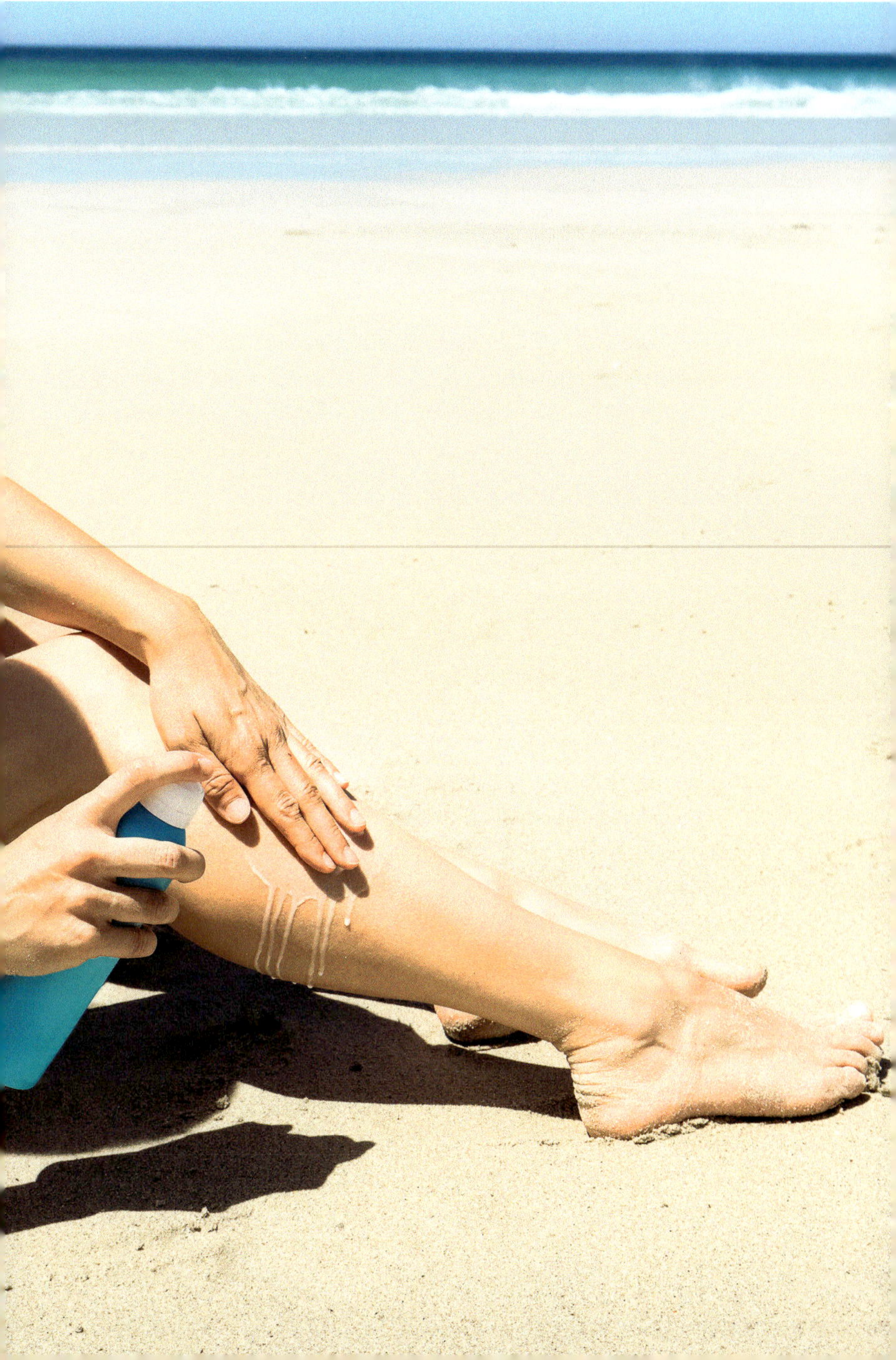

52 Pigmentflecken

Eine Frage des Alters?

»Mama, wieso hast du da so komische braune Flecken wie Oma?« Die Frage meiner achtjährigen Tochter mit Blick auf meine Handrücken sitzt. »Sind das Sommersprossen?« Schön wäre es. Bei den unregelmäßigen Hautveränderungen handelt es sich um Pigmentflecken, eine weitere Begleiterscheinung der Wechseljahre, an die man sich erst gewöhnen muss.

Wie Oma! Altersflecken werden nicht umsonst so genannt, sie lassen einen in der Tat alt aussehen, auch wenn man es vielleicht noch gar nicht ist. Bereits in jungen Jahren, etwa während der Schwangerschaft, kommt es durch die hormonelle Veränderung nicht selten zur Hyperpigmentierung der Haut (Melasma). Vor allem sonnenexponierte Stellen wie Wangen, Schläfen, Kinn, Oberlippe oder Stirn sind vom gefleckten Hautbild betroffen.

Im Klimakterium ist die Haut nicht nur hormonellen Schwankungen ausgesetzt, sondern mit den Jahren ist das Sonnenkontingent quasi ausgeschöpft. Ein Umstand, der sich in einer erhöhten Synthese von Melanin zeigt. Der Farbstoff Melanin ist nicht nur für unsere Haut-, Haar- und Augenfarbe verantwortlich, sondern schützt die Haut auch vor der UV-Strahlung. Bei zu intensiver, ungeschützter Sonneneinwirkung wird übermäßig viel Melanin produziert. Die Folge: Sonnen- beziehungsweise Altersflecken.

Um weitere Pigmentflecken zu vermeiden, ist die Verwendung von Sonnencreme mit dem Hauttyp angepasstem Lichtschutzfaktor eine wichtige präventive Maßnahme. Oft werden die braunen Hautstellen als störend empfunden. Im Gespräch mit dem Hautarzt können diverse Therapiemöglichkeiten – spezielle Pflegeprodukte, Cremes mit bleichenden Substanzen, chemische Peelings, Laserbehandlungen – besprochen werden. Auch wenn Pigmentflecken im Alter kein gesundheitliches, sondern eher ein kosmetisches Problem darstellen, gilt es, jegliche Hautveränderung aufmerksam zu beobachten und im Rahmen der Hautkrebsvorsorge regelmäßig untersuchen zu lassen.

Info Hormonschwankungen begünstigen die Hyperpigmentierung der Haut.

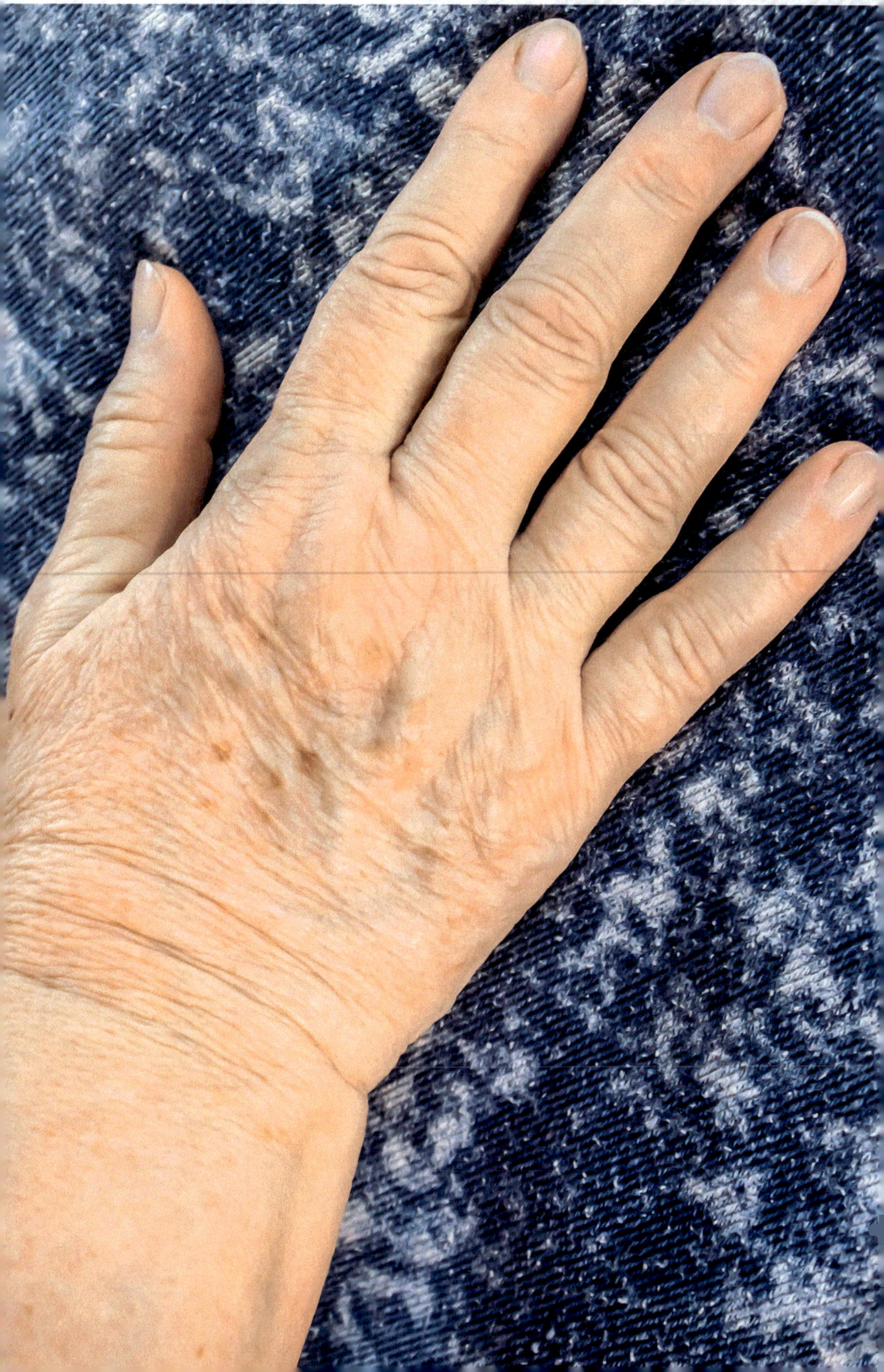

53 Wassereinlagerungen

Was tun bei geschwollenen Beinen und Co.?

Die Brust spannt, der Hosenbund kneift, man fühlt sich aufgeschwemmt und träge? Viele Frauen kennen dieses Gefühl, das sich kurz vor der Periode bemerkbar macht. Zu diesem Zeitpunkt steigt die Östrogenkonzentration im Blut deutlich an, Wassereinlagerungen können die Folge sein. Ein kurzer Fingerdruck auf das geschwollene Gewebe und die dadurch sichtbare Delle bestätigen es, der Blick auf die Waage auch. Nach ein paar Tagen ist der zyklusbedingte Spuk dann auch schon wieder vorbei.

Zu Beginn der Wechseljahre, wenn das Progesteron sinkt, der Östrogenspiegel aber noch konstant bleibt, kann es sich ähnlich verhalten. Die sogenannte Östrogendominanz äußert sich in unangenehmen Wassereinlagerungen, betroffene Körperteile sind meist Bauch, Beine, Hände, Brust und Gesicht. Auf einmal geht weder die Hose zu noch der Ring vom Finger runter. Gesundheitsbedenklich sind hormonell bedingte Wassereinlagerungen nicht, lästig allemal.

Mit der richtigen Ernährung lässt sich dem entgegenwirken. Grünes Gemüse, Hülsenfrüchte, Nüsse und Vollkornprodukte sind reich an Magnesium, Kalium und B-Vitaminen. Diese Mikronährstoffe sorgen dafür, dass überschüssiges Wasser aus dem Gewebe abtransportiert werden kann. Ausreichendes Trinken – Mineralwasser oder Früchtetees – sollte jetzt einmal mehr auf der Tagesordnung stehen. Ist die Flüssigkeitszufuhr intakt, liefern wir dem Körper keinen Grund, zusätzliches Wasser im Gewebe zu speichern. Finger weg von salzigen Snacks, Fertiggerichten und Fast Food: Convenience Food beinhaltet überdurchschnittlich viel Salz, und das bindet wiederum Wasser.

Die Füße und Beine sind ständig geschwollen? Dann ist eine ärztliche Abklärung auf jeden Fall ratsam, denn nicht immer ist die hormonelle Disbalance der Grund dafür. Venenprobleme, Nebenwirkungen bestimmter Medikamente oder Probleme mit der Schilddrüse könnten auch dahinterstecken.

Tipp Auch Wechselduschen nach Kneipp können geschwollene Beine wieder auf Trab bringen.

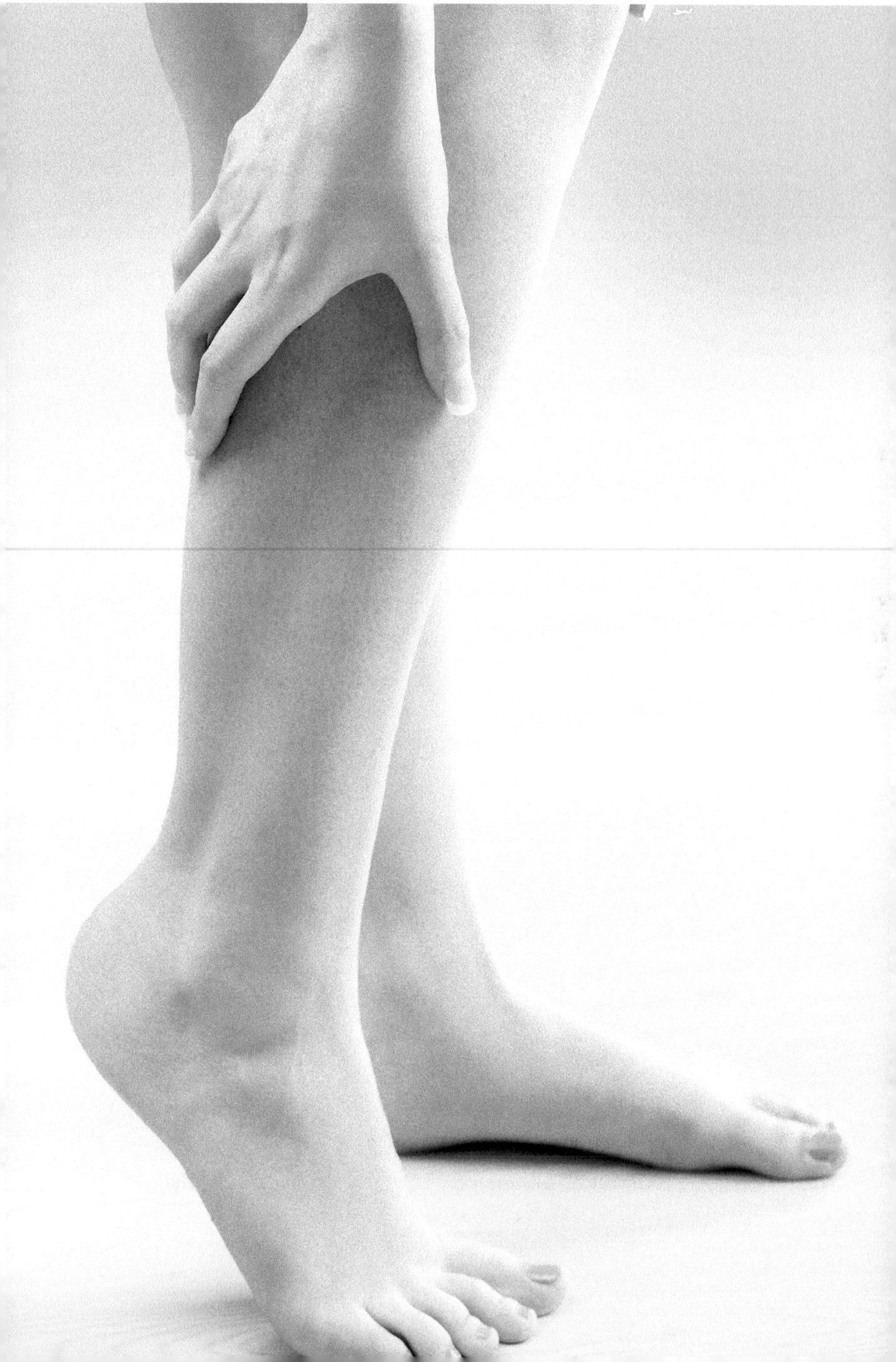

54 Trockene Augen

Augen zu und durch?

Müde, gereizte Augen haben nicht immer etwas mit langen Arbeitstagen vor dem Bildschirm – dem Office-Eye-Syndrom – zu tun. Das Gefühl, als würden Sandkörner auf der Hornhaut reiben, kennt angeblich jeder fünfte Augenarzt-Patient in Deutschland. Das trockene Auge (Keratoconjunctivitis sicca) scheint eine wahre Volkskrankheit zu sein. Die Ursachen sind vielfältig. »Mehr als die Hälfte der Patienten fühlt sich dadurch im Alltag beeinträchtigt«, so Prof. Dr. Gerd Geerling von der Universitäts-Augenklinik Düsseldorf.

Wie wichtig ein intakter Tränenfilm ist, der die Innenseite der Lider, die Bindehaut und die Hornhaut benetzt und das Auge durch keimtötende Substanzen vor Infektionen schützt, bekommen Frauen im Wechsel nicht selten zu spüren. »Die hormonelle Disbalance, allen voran der Mangel an männlichen Geschlechtshormonen, kann zu einer Dysfunktion der Meibomdrüsen führen. Diese Drüsen produzieren ein fetthaltiges Sekret, das einerseits als Lipidschicht Teil des Tränenfilms ist und andererseits verhindert, dass die Tränenflüssigkeit zu schnell verdunstet. Wird zu wenig Meibomdrüsen-Sekret gebildet, klagen Betroffene meist über brennende Augen und ein sandartiges Fremdkörpergefühl. Auch die Sehschärfe kann leiden.«

Medikamente wie Blutdrucksenker, Antidepressiva oder auch eine Hormonersatztherapie können laut Dr. Geerling diese Beschwerden verstärken. Ebenso können diverse Krankheiten wie Diabetes, Rheuma oder Schilddrüsenfunktionsstörungen die Tränenproduktion beeinflussen. Eine Untersuchung beim Augenarzt gibt Aufschluss darüber, welche Ursachen primär vorliegen. »Dabei wird geschaut, ob genügend Tränenflüssigkeit gebildet wird, wie lange der Tränenfilm stabil ist und ob die Augenoberfläche entzündet ist.«

Danach richtet sich auch die Form der Behandlung. Augensprays, Tropfen oder Gels halten die Augen feucht, sanfte Massagen der Lidkanten unterstützen die Funktion der Meibomdrüsen.

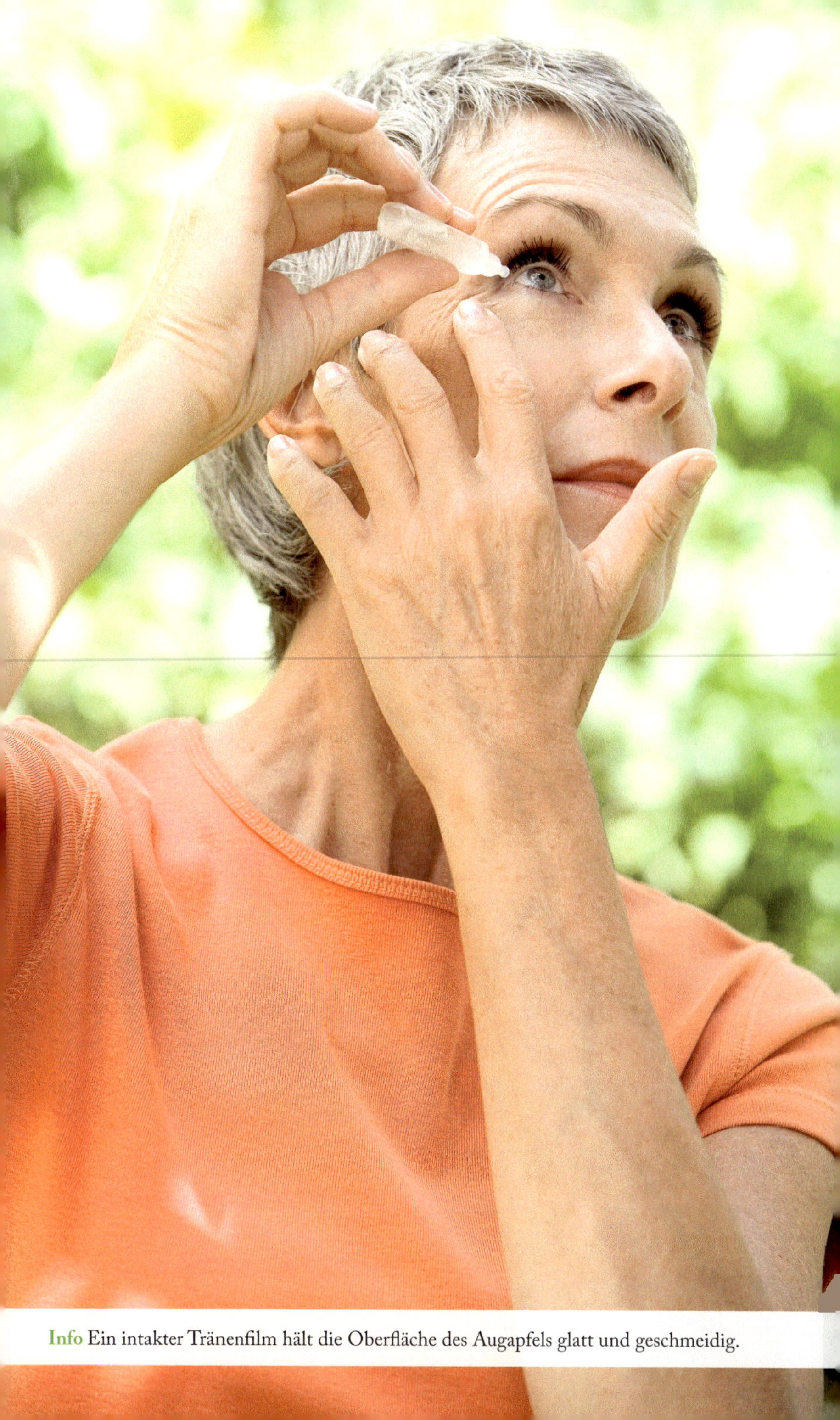

Info Ein intakter Tränenfilm hält die Oberfläche des Augapfels glatt und geschmeidig.

55 Mundtrockenheit

Warum bleibt uns plötzlich die Spucke weg?

Wir alle kennen solche Situationen: Kurz vor einer Rede oder einer wichtigen Präsentation bleibt einem regelrecht die Spucke weg. Der Mund fühlt sich wie ausgetrocknet an. Woran das liegt? Der Körper fährt im Stressmodus die Speichelproduktion herunter.

Auch morgens kennt wahrscheinlich jeder das trockene Gefühl im Mund, nach dem ersten Schluck Wasser legt sich das aber. Manifestiert sich Mundtrockenheit (Xerostomie) allerdings den ganzen Tag über, kann das ziemlich unangenehm werden. Fehlender Speichel verursacht Schwierigkeiten beim Kauen, Schlucken und Sprechen, begleitet von einem ständigen Durstgefühl sowie rissigen Mundwinkeln und Lippen.

Da sowohl in der Wangenschleimhaut als auch in den Speicheldrüsen Sexualhormonrezeptoren nachgewiesen werden, kann sich der sinkende Östrogenspiegel leider auch hier bemerkbar machen. Die trockene Mundschleimhaut reagiert empfindlicher und gereizt. Schmerzempfindungen im Mund unterliegen somit ebenfalls hormonellen Einflüssen. Mundtrockenheit, ein gestörter Geschmackssinn sowie ein pelziges und brennendes Gefühl im Bereich der Zunge werden als »Burning-Mouth-Syndrom« bezeichnet. Aber nicht nur das hormonelle Ungleichgewicht im Wechsel, sondern auch Faktoren wie Rauchen, Schnarchen, chronischer Stress, Flüssigkeitsmangel, Stoffwechselerkrankungen wie Diabetes oder Medikamente wie Antidepressiva, Antibiotika oder Herz- und Blutdruckmittel können Mundtrockenheit auslösen beziehungsweise begünstigen.

Um den Speichelfluss anzuregen, heißt es: Trinken, trinken, trinken, mindestens zwei Liter täglich! Intensives Kauen von zuckerfreien Kaugummis regt die Speichelproduktion ebenso an wie das Lutschen von Bonbons. Auch auf eine gründliche Mundhygiene ist verstärkt zu achten. Präparate in Form von Mundspülungen, Gels, Sprays oder Drops helfen ebenfalls, die Speichelbildung anzukurbeln.

Info Mögliche Folgen von Mundtrockenheit sind Mundgeruch, Karies und chronischer Husten.

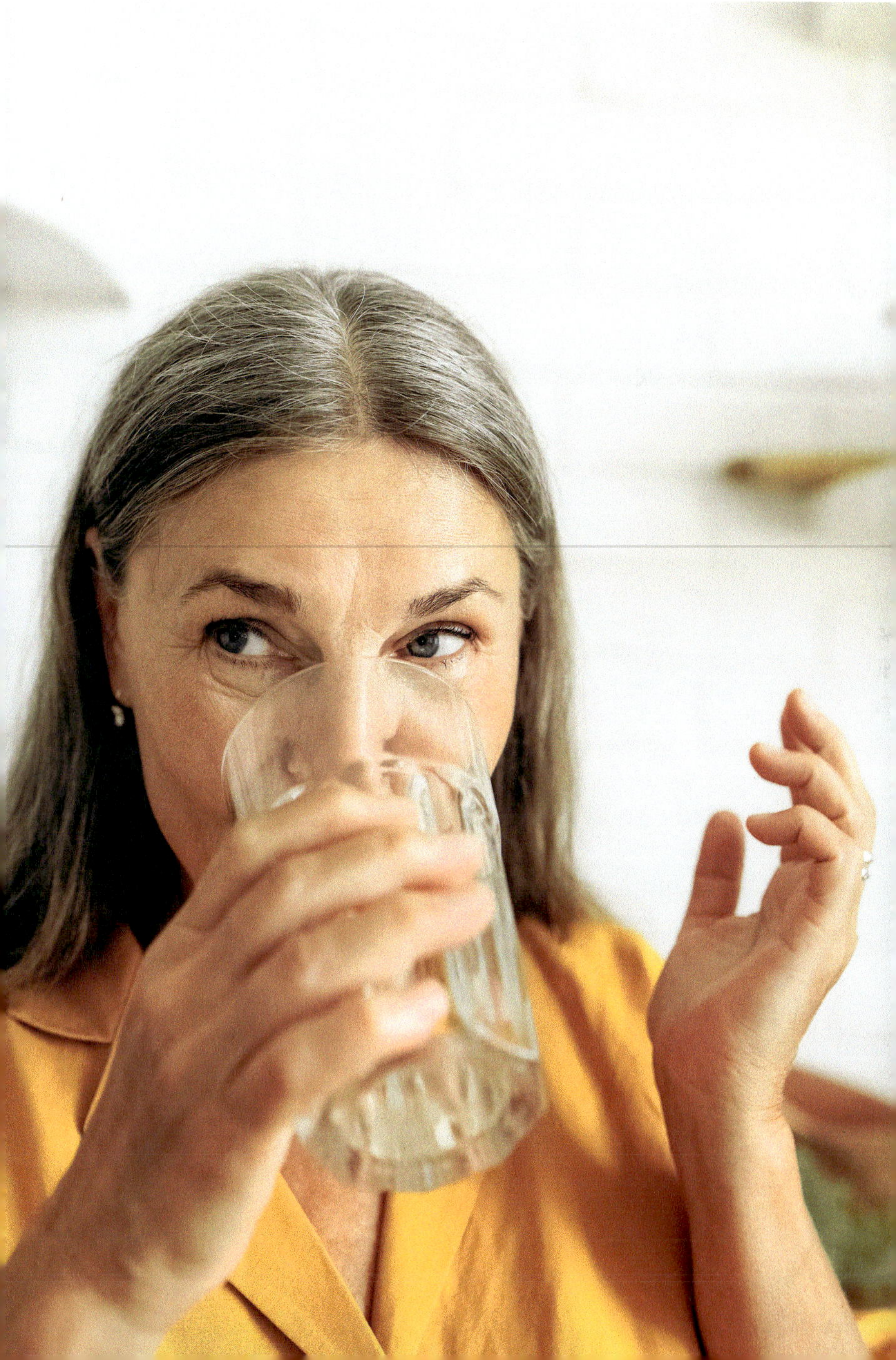

56 Vulvovaginale Atrophie

Was tun, wenn es im Intimbereich schmerzt?

Obwohl sich viele Begleiterscheinungen des Klimakteriums wie etwa Hitzewallungen, zusätzliche Kilos oder dünnes Haar nach außen hin nicht verbergen lassen, ist diese hormonelle Umbruchphase im Leben jeder Frau doch eine höchst intime Angelegenheit. Schließlich geht es auch um Beschwerden, die man nicht jedem auf die Nase binden möchte. Fast jede zweite Frau über 45 ist laut Nordamerikanischer Menopause Gesellschaft von vaginaler Trockenheit betroffen. Meist werden die Symptome der vulvovaginalen Atrophie vereinfacht als Scheidentrockenheit zusammengefasst. Dieser Begriff greift jedoch zu kurz.

Der Gewebeschwund von Vagina und Vulva, ausgelöst durch den Östrogenmangel, verursacht nicht nur trockene Schleimhäute im Intimbereich. Oft gehen damit auch ein vaginaler Juckreiz, Ausfluss, Brennen und Schmerzen beim Geschlechtsverkehr (Dyspareunie) durch fehlende Gleitfähigkeit oder sensible Schleimhäute einher.

Weniger Östrogene bedeuten auch weniger Flüssigkeits- sowie Kollagenbildung, die Haut wird dünner und weniger elastisch. Das dadurch veränderte Scheidenmilieu macht den guten Milchsäurebakterien das Leben schwerer, den Bakterien, Viren und Pilzen im Gegenzug umso leichter. Schmerzhaftes Ablassen des Harns (Dysurie) sowie Harnwegsinfekte zählen ebenfalls zu den Symptomen der vulvovaginalen Atrophie. Medizinisch wird daher auch der Begriff »urogenitale Atrophie« verwendet.

Ein schambesetztes Thema, das viele Frauen still ertragen. Sex mit dem Partner wird unter Umständen vermieden. Auch Schmierblutungen während oder nach dem Liebesspiel können einem die Lust nehmen und sich belastend auf die Partnerschaft auswirken. Sind die Symptome besonders stark ausgeprägt, wird selbst das Gehen, Stehen oder Sitzen als höchst unangenehm empfunden. Rezeptpflichtige hormonhaltige Präparate, aber auch hormonfreie Vaginalcremes, Gels und Zäpfchen können Abhilfe schaffen.

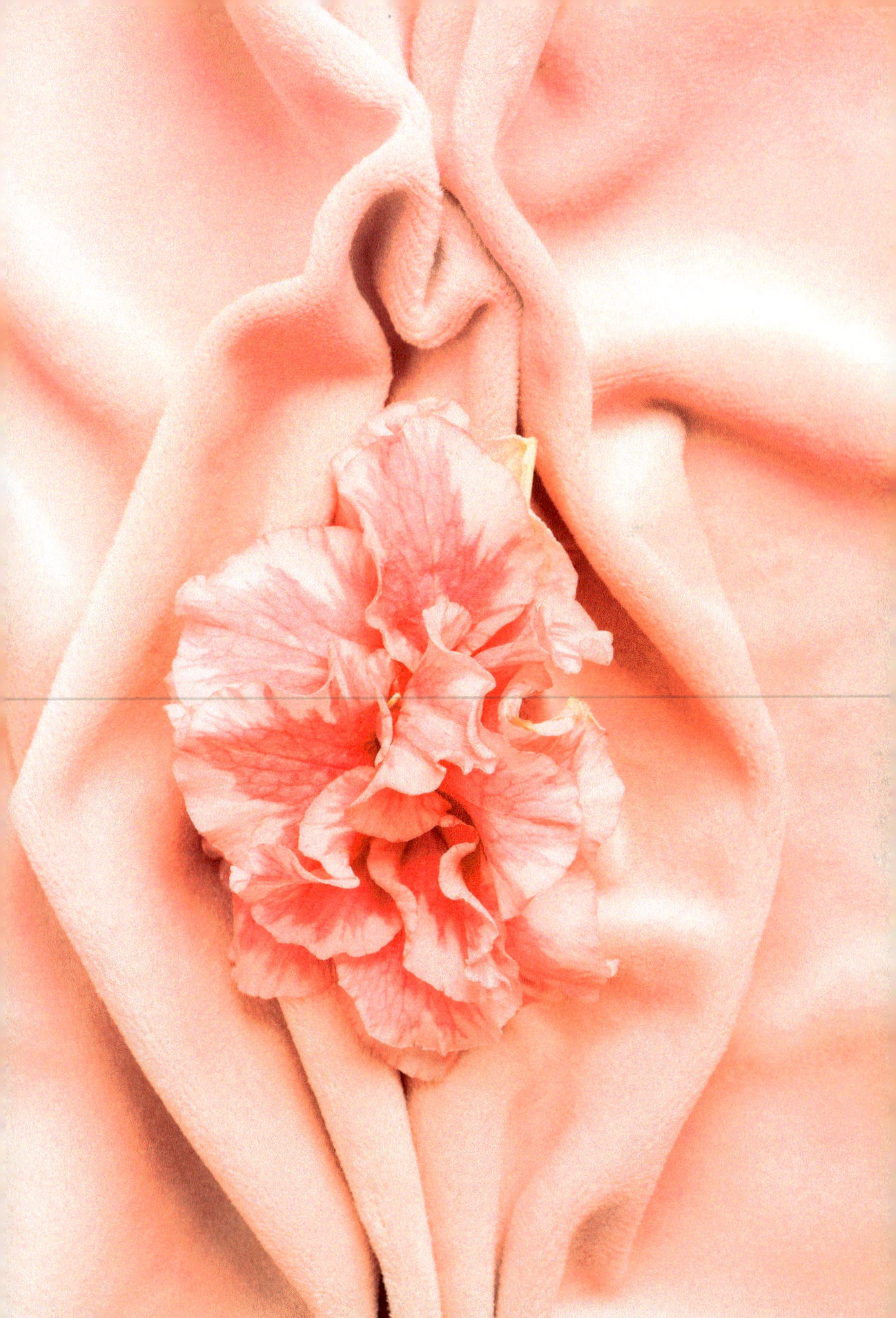

Tipp Mit sinkendem Östrogenspiegel verändert sich der pH-Wert der Scheidenflora. Milchsäurehaltige Cremes und Zäpfchen können vorbeugend wirken.

57 Rosazea

Welche Flush-Trigger begünstigen Gesichtsrötungen?

Feuerrote Wangen, Rötungen an Kinn, Nase oder Stirn, Pusteln und sichtbare rote Äderchen im Gesicht, winzige Knötchen, die wie Pickel aussehen, schnell gereizte Augen, juckende Haut, empfindliche Reaktionen auf Kosmetikprodukte: Die Symptome von Rosazea werden oft mit jenen einer Allergie oder Akne verwechselt. Laut Schätzungen der National Rosazea Society leiden weltweit 415 Millionen Menschen an dieser chronisch verlaufenden Hauterkrankung, ohne es zu wissen beziehungsweise ohne es richtig einordnen zu können.

Vor allem während der Wechseljahre kann sich das Hautbild durch die hormonellen Veränderungen verschlechtern und Anlass zur Sorge bereiten. Die Ursachen sollten auf jeden Fall dermatologisch abgeklärt werden. »Unbehandelt wird sich Rosazea auf Dauer verschlimmern«, gibt die Dermatologin und Forschungsärztin im Bereich der kosmetischen Dermatologie Dr. Jetske Ultee zu bedenken. Hitzewallungen können zum erstmaligen Auftreten führen. »Die Blutgefäße an der Hautoberfläche weiten sich, der gesteigerte Blutfluss führt schlussendlich zu den Gesichtsrötungen. Als bekannte Auslöser gelten extreme Hitze im Sommer, Kälte im Winter, Alkohol, scharf gewürzte Speisen, heiße Getränke, körperliche Anstrengung oder ungeeignete Kosmetika«, fasst Dr. Ultee zusammen. Allerdings gibt es auch weniger bekannte Trigger, die Rötungsreaktionen verstärken können. Dazu zählen Hautparasiten wie die Demodex-Milben, Nährstoffmangel oder auch emotionaler Stress und das damit verbundene Ungleichgewicht von Hormon-, Nerven- und Immunsystem.

Mittels Medikamenten, Cremes oder auch Lasertherapien lässt sich Rosazea gut in den Griff bekommen. Jene Lebensstilfaktoren zu vermeiden, die Rosazea begünstigen, ist ebenfalls empfehlenswert. Auch die Hautpflege sollte entsprechend gewählt werden. Milde, sanfte Reinigungs- und Pflegeprodukte ohne Duftstoffe, Alkohol und Parabene sind ratsam.

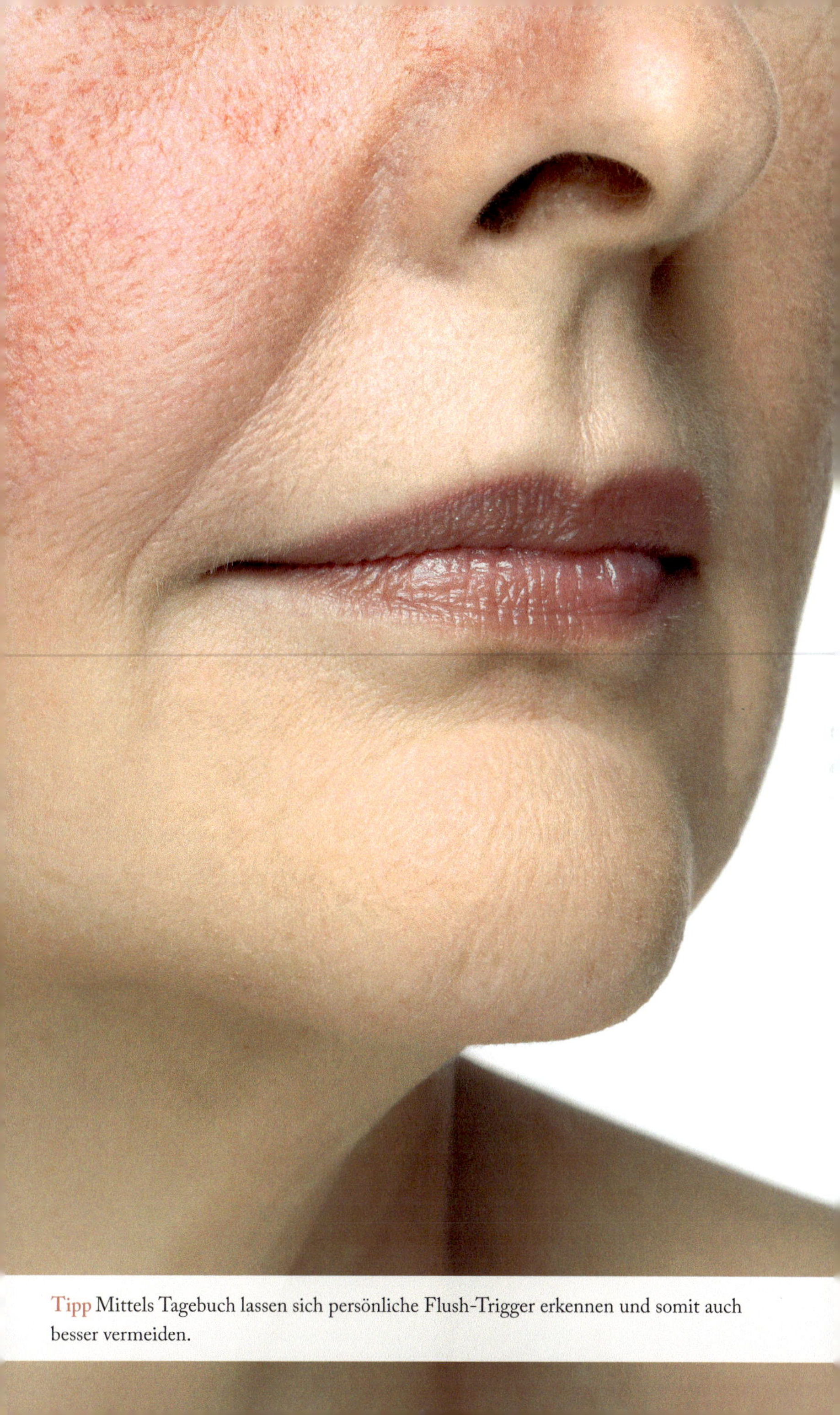

Tipp Mittels Tagebuch lassen sich persönliche Flush-Trigger erkennen und somit auch besser vermeiden.

58 Varikosis

Wann sind Krampfadern bedenklich?

Die altersbedingte Veränderung der Haut hat viele Gesichter, darunter möglicherweise auch sichtbare bläuliche Krampfadern. Im Unterschied zu Besenreißern, die auf ein schwaches Bindegewebe deuten und gesundheitlich unbedenklich sind, können Krampfadern – der gestörte Blutfluss in den Venen führt zum Blutstau im Gefäß – im Worst Case lebensbedrohliche Folgeschäden wie Thrombosen verursachen.

»Zu den Hauptaufgaben der Venen zählt die Speicherung von Blut und Flüssigkeit sowie deren Transportfunktion. Aus der enormen Füllungskapazität ergibt sich für jede Belastung eine veränderte Druck- und Volumenbeziehung. Die Druckbelastungen im Stehen können in den Fußrückenvenen 90 bis 100 Millimeter Quecksilbersäule erreichen und werden bei gesunden Venenklappen problemlos bewältigt. Sind die Venenklappen geschwächt, sieht die Sache anders aus,« erklärt Gynäkologe und Hormonexperte Univ. Prof. DDr. Johannes Huber.

Nicht nur optisch können Krampfadern eine Belastung darstellen, auch körperliche Symptome wie schwere, müde Beine oder geschwollene Knöchel und Waden können den Alltag mühsam gestalten. »Bei der Varikose kommt es zu einer Strukturveränderung in der Gefäßwand. Die steigende Lebenserwartung und die Lebensgewohnheiten wie stundenlanges Arbeiten in sitzender Position, Übergewicht und Bewegungsmangel stellen zweifelsohne eine Belastung für das Venensystem dar. Bei Frauen in den Wechseljahren kommt zusätzlich der sinkende Östrogenspiegel ins Spiel. Fällt die Schutzfunktion von Östrogen weg, zeigen sich die Gefäße dünner und weniger elastisch«, so DDr. Huber. Bei Venenerkrankungen gilt laut Experten das Lebensalter in Kombination mit Übergewicht, Geburtenzahl und familiärer Belastung als wichtigster Risikofaktor.

Operationen wie Venenstripping oder Phlebektomie zählen zu den gängigsten Eingriffen. Bei endovenösen Verfahren werden die Venen nicht entfernt, sondern von innen verödet.

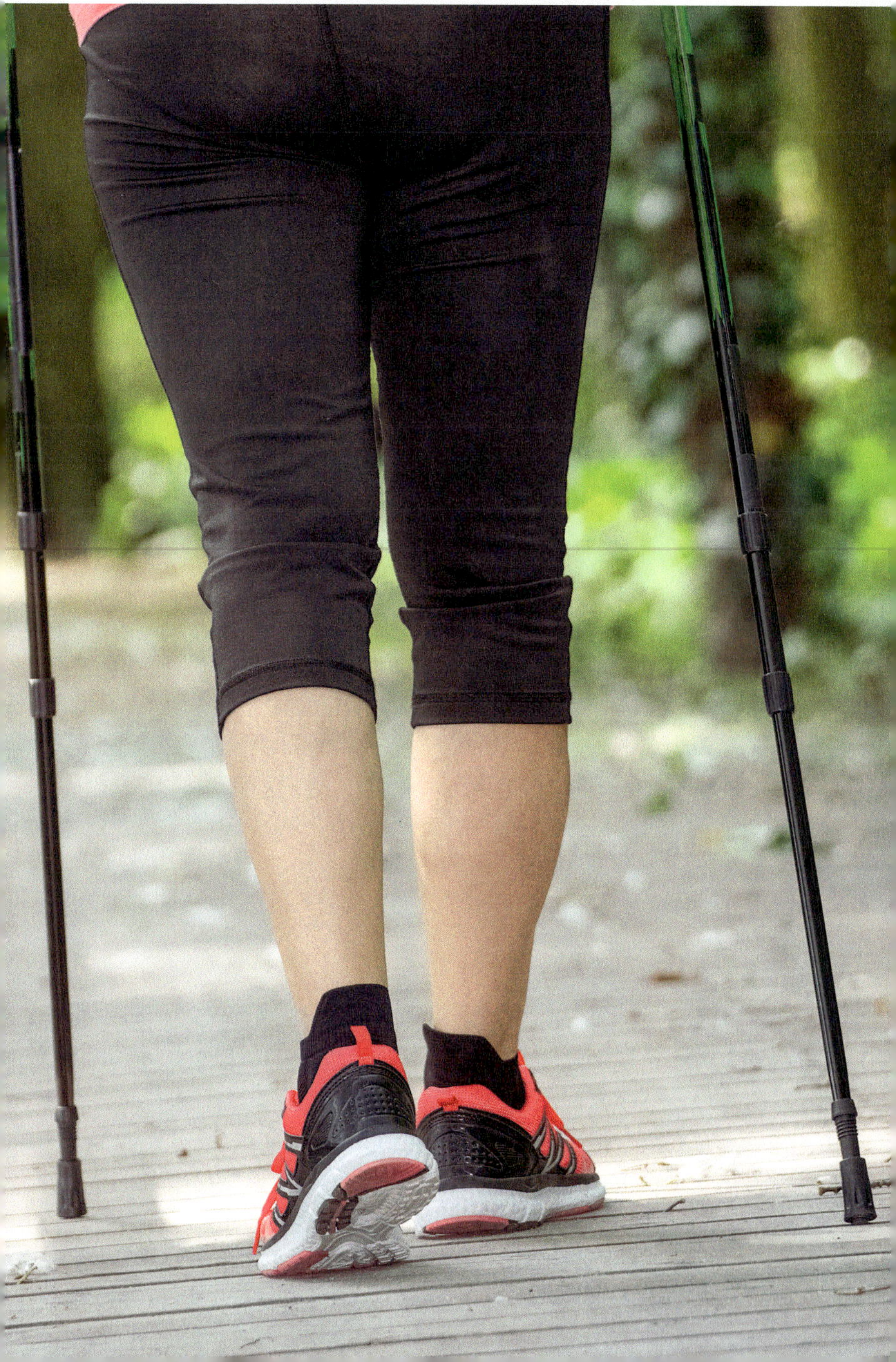

Tipp Venengesundheit: Eine ausgewogene Ernährung und regelmäßige Bewegung stehen an erster Stelle.

59 Brüchige Nägel

Was sorgt für stabile und kräftige Nägel?

Gepflegte Hände gelten als wichtiges Attraktivitätsmerkmal. Ob beim Begrüßen, Hantieren oder Gestikulieren: Unser Blick fällt zwangsläufig auf die Hände unseres Gegenübers. Reichte der gelegentliche Griff zur Handcreme für samtweiche Hände bisher aus, fordern diese jetzt eindeutig mehr Streicheleinheiten und Aufmerksamkeit.

Selbst wer die Nägel kurz trägt, hat nun unter Umständen verstärkt mit brüchigen, rilligen Nägeln zu kämpfen. Woran das liegt? Am veränderten Flüssigkeitshaushalt infolge des sinkenden Östrogenspiegels. Die Nägel werden trockener und anfälliger für Risse. Aber auch Nährstoffmangel, falsche Pflege, äußere Einflüsse wie Spül- oder Reinigungsmittel, Nagelpilz oder Autoimmunkrankheiten können zu einem veränderten Nagelbild führen.

Die gängigsten »Haut-Haare-Nägel«-Produkte setzen nicht ohne Grund auf Zink, Selen, Biotin und Silizium. All diese Nährstoffe tragen das Ihrige zu stabilen Nägeln bei und werden selbstverständlich auch über die Nahrung aufgenommen. »Haferflocken, Spinat, Linsen und Sojabohnen sind reich an Biotin. Selen etwa steckt in Pilzen, Spargel und Hülsenfrüchten. Hirse, Kartoffeln, Erbsen und Spinat sind wunderbare Silizium-Lieferanten, und Vollkornprodukte sind reich an Zink«, fasst Ernährungswissenschaftlerin Larissa Grünwald zusammen. Weiße Flecken auf den Nägeln können auf einen Zink- oder Kalziummangel hinweisen, Rillen auf einen Eisenmangel. »Nüsse, dunkelgrünes Blattgemüse und Haferflocken sind reich an Eisen«, betont Grünwald.

Feilen statt schneiden, lautet die Devise bei der richtigen Nagelpflege. Am besten mit einer Glasfeile und immer nur in eine Richtung. Beim ruckartigen Hin und Her splittert der Nagel noch leichter ab. Feuchtigkeitsspendende Nagelcremes mit Hyaluronsäure sorgen für ein gesundes Nagelbett. Aber auch Hausmittel wie Olivenöl können bei rauen, rissigen Händen Wunder wirken.

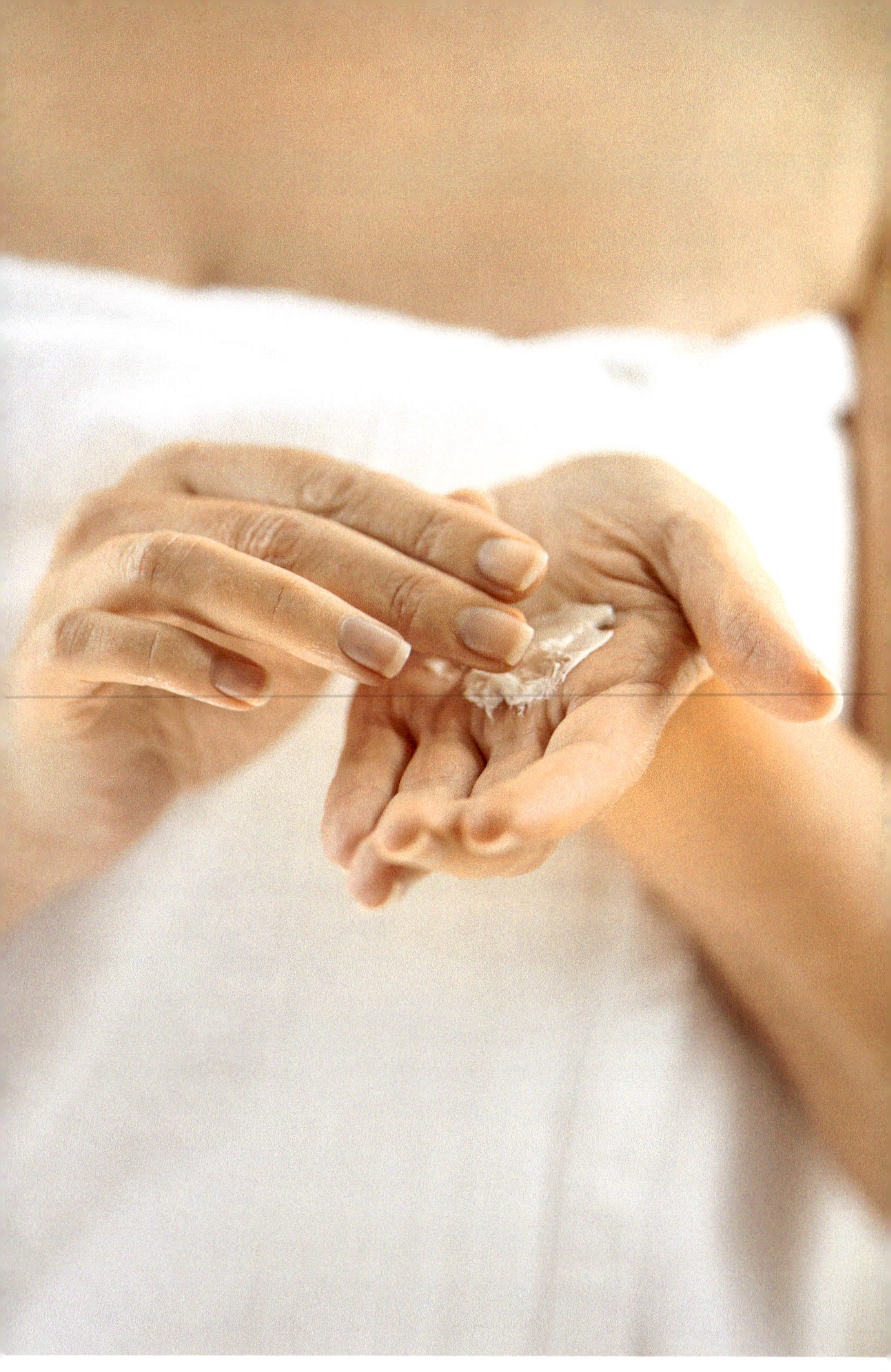

Tipp Brüchige Nägel durch Nährstoffmangel? Ein Blutbild zeigt, ob dem Körper etwas fehlt und, wenn ja, was.

60 Haarausfall

Wo sind bloß die Haare hin?

Etwas neidvoll bürste ich die langen, kräftigen Haare meiner Töchter. Meine Haare waren auch mal so. Nach den beiden Schwangerschaften und Geburten hat sich das merklich geändert, der schwankende Hormonspiegel mit Mitte 40 setzt ihnen noch mal zu. Meine Haare sind jetzt eindeutig dünner und weniger voluminös. Die täglichen 100 Haare in der Bürste gelten als normal, von Haarausfall (Alopezie) ist in diesem Fall noch keine Rede.

Lichte Stellen oder Haarausdünnung sind in den Wechseljahren allerdings keine Seltenheit. Regt Östrogen das Haarwachstum an – vor allem schwangere Frauen erfreuen sich dichter, glänzender Haare, die vor Vitalität nur so strotzen –, präsentiert uns das natürliche Hormonungleichgewicht in der Lebensmitte die Kehrseite der Medaille. Anders als bei Männern, bei denen sich die weniger werdende Haarpracht in den sogenannten Geheimratsecken bemerkbar macht, kommt es bei Frauen eher zu einer allmählichen Ausdünnung entlang des Scheitels (diffuser Haarausfall). Die Kopfhaut schimmert mehr durch als üblich. Juckreiz und Rötungen der Kopfhaut sind ebenfalls keine Seltenheit. Alles in allem ist das nicht nur körperlich, sondern auch emotional belastend.

Wie bei so manch anderem klimakterischem Symptom lässt sich auch hier mittels Verhaltensänderungen im Alltag entgegenwirken. Starke, gesunde Haare freuen sich über eine ausgewogene Ernährung mit Proteinen, Vitaminen und Mineralien wie Zink, Eisen, Magnesium, Kalzium, Selen und Kupfer sowie gesunden Fetten. Viele Haarstyling-Produkte trocknen das Haar zusätzlich aus. Auch Föhnen, Glätteisen und Lockenstab strapazieren die Haare unnötig, Färben sowieso.

Haarveränderungen sind jedoch nicht zwingend hormonell bedingt. Auch Erkrankungen (zum Beispiel Schilddrüsenfunktionsstörungen), Nährstoffmangel, bestimmte Medikamente oder psychische Faktoren können Auslöser für Haarausfall sein.

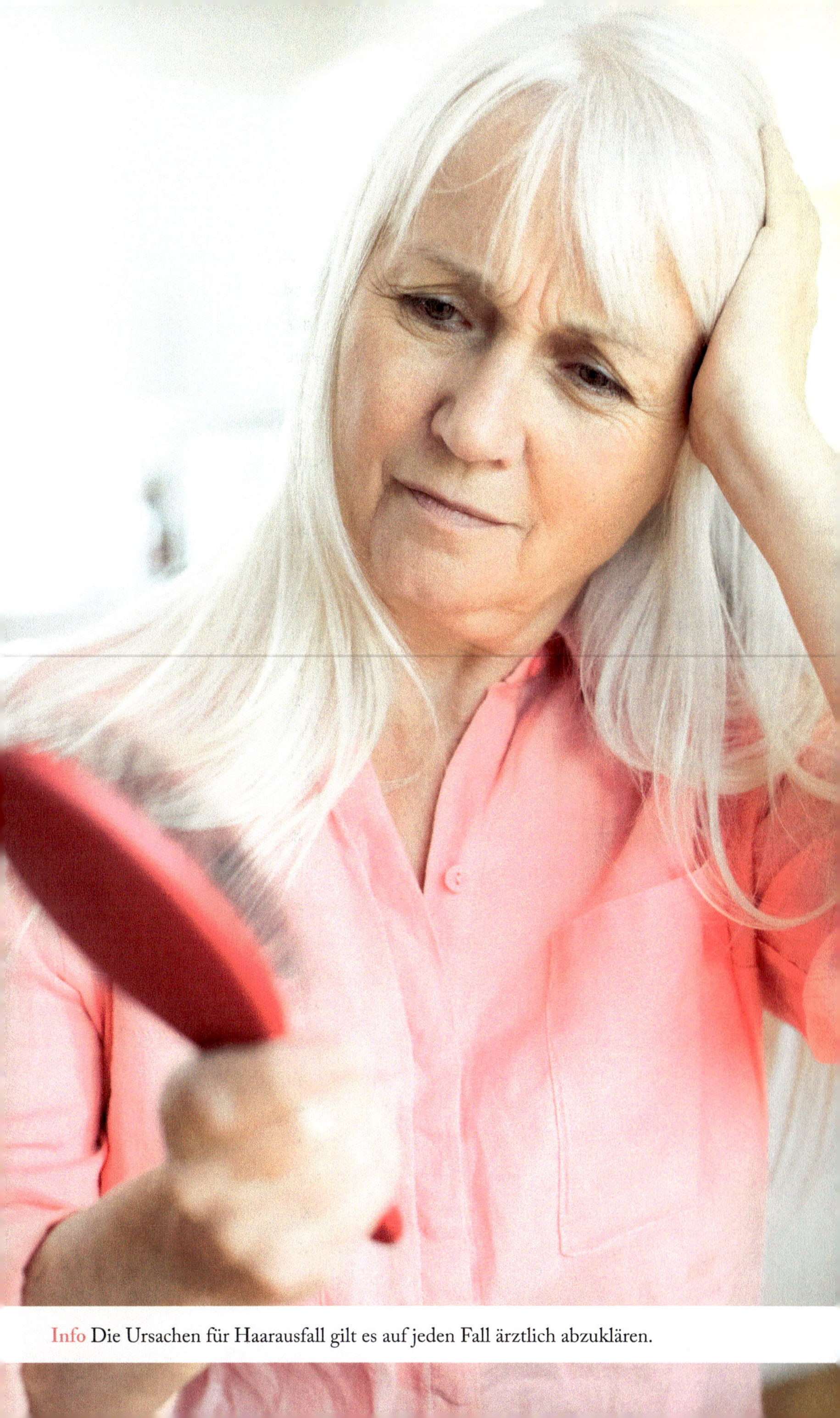

Info Die Ursachen für Haarausfall gilt es auf jeden Fall ärztlich abzuklären.

61 Gesichtsbehaarung

Damenbart? Nein danke!

Ziehen sich die weiblichen Geschlechtshormone Östrogen und Progesteron in den Wechseljahren zurück, kann es passieren, dass die männlichen Sexualhormone (Adrogene), allen voran das Testosteron, im weiblichen Körper Oberwasser bekommen und uns verstärkten Haarwuchs an unerwünschten Stellen wie im Gesicht oder auf der Brust bescheren.

»Mit der Menopause geht eine Verschiebung des Verhältnisses zwischen weiblichen und männlichen Sexualhormonen einher. Während in der Prämenopause die Östrogene klar vorherrschend sind, kommt es in der Postmenopause zu einem relativen Übergewicht der männlichen Geschlechtshormone, auch wenn die Androgenspiegel, absolut gesehen, nicht erhöht sind. Androgene stimulieren und regulieren den Haarwuchs«, erklärt Dr. Susanne Weidlinger, Oberärztin an der Universitätsklinik für Frauenheilkunde in Bern. Weiche, zarte, flaumige Haare im Gesicht (Vellushaar) wachsen jeder Frau, doch wenn es in Richtung Damenbart geht, fällt es verständlicherweise nicht immer leicht, ein gutes Haar an den Wechseljahren zu lassen. »Androgene können vor allem im Gesicht eine Umwandlung von Vellus- zu Terminalhaaren verursachen«, so die Gynäkologin. Medizinisch gesehen ist diese Begleiterscheinung des Klimakteriums zwar harmlos, doch vom kosmetischen Standpunkt aus betrachtet nicht unbedingt förderlich für das persönliche Wohlfühl-Ich.

Was tun? Beschränkt sich die Gesichtsbehaarung auf einzelne dickere dunkle Haare, lassen sich diese problemlos mit der Pinzette wegzupfen. Machen sich die unliebsamen Haare optisch allerdings etwas hartnäckiger oberhalb der Oberlippe breit, lässt sich dem Damenbart mittels Enthaarungscreme, Bleichen, Epilieren, Kalt- oder Warmwachs zu Leibe rücken. Die ästhetische Dermatologie bietet auch Behandlungsmöglichkeiten wie Haarentfernung per Laser. Die haarfreie Dauer variiert, abhängig von der gewählten Behandlungsvariante.

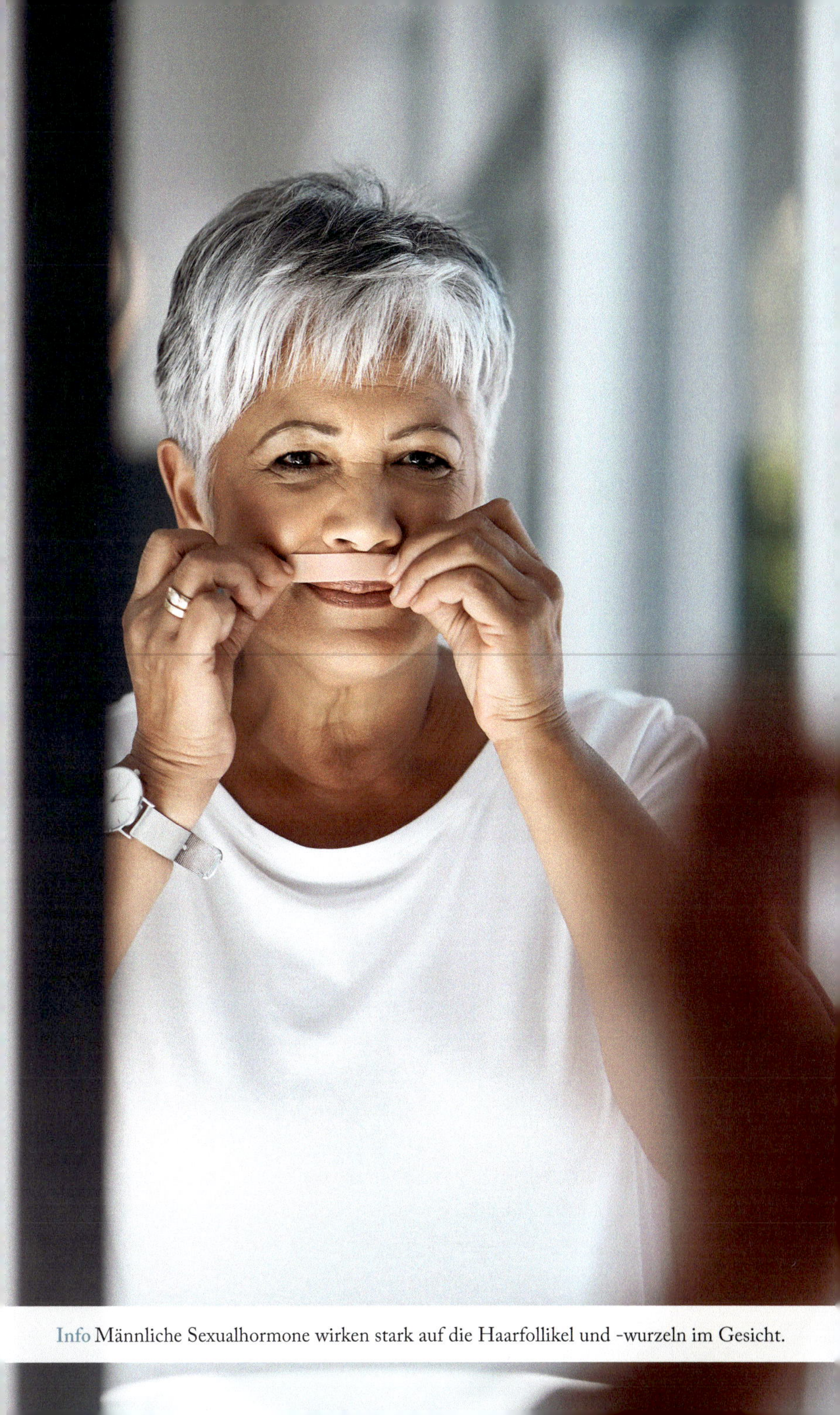

Info Männliche Sexualhormone wirken stark auf die Haarfollikel und -wurzeln im Gesicht.

62 Zahngesundheit

Warum werden die Zähne anfälliger für Karies?

Wer schon einmal eine Rede gehalten hat, wusste den Griff zum bereitstehenden Glas Wasser sicher zu schätzen. Aufregung und Nervosität lassen uns verstärkt atmen, der Mund fühlt sich trocken an. Solange diese Mundtrockenheit die Ausnahme bleibt, schön und gut. Was aber, wenn aus der Ausnahme die Regel wird – wie häufig während des Klimakteriums?

Mundtrockenheit, die sogenannte Xerostomie, kann um die Lebensmitte verstärkt auftreten und sich unter Umständen negativ auf die Zahngesundheit auswirken. »Speichel leistet eine wichtige Schutzfunktion für das Zahnfleisch und spielt eine wichtige Rolle bei der Neutralisierung von Säuren. Die hormonelle Umstellung, vor allem der Östrogenmangel, beeinflusst die Zusammensetzung und Produktion des Speichels. Produzieren die Speicheldrüsen zu wenig Speichel, fühlt sich das nicht nur unangenehm an – Sprechen, Kauen und Schlucken werden mühsam –, sondern säurehaltige Bakterien im Mund haben freie Bahn, das Mundmilieu verändert sich, das Risiko für Karies erhöht sich«, erklärt Zahnarzt Dr. Yves Anke die Zusammenhänge.

Unangenehmer Mundgeruch, Zahnfleisch- und Zahnprobleme sind die Folge. »Blutendes, geschwollenes und schmerzempfindliches Zahnfleisch kann bis zur Entzündung des Zahnfleisches (Ginivitis) oder Erkrankung des Zahnhalteapparates (Parodontitis) fortschreiten. Das wiederum kann zu einem Rückgang des Zahnfleisches und im schlimmsten Fall zu Zahnverlust führen.«

Vom altersbedingten Knochenschwund ist auch der Kieferknochen betroffen, eine ausgewogene Ernährung mit allen wichtigen Mineralstoffen, vor allem Kalzium, Vitamin D und Phosphor, ist jetzt umso wichtiger. Das zweimal tägliche Zähneputzen sollte im Wechsel gründlicher denn je erfolgen. Besuche beim Zahnarzt sowie eine professionelle Zahnreinigung zweimal pro Jahr, bei der Zahnbelag und Zahnstein entfernt werden, lassen eventuelle Probleme frühzeitig erkennen und behandeln.

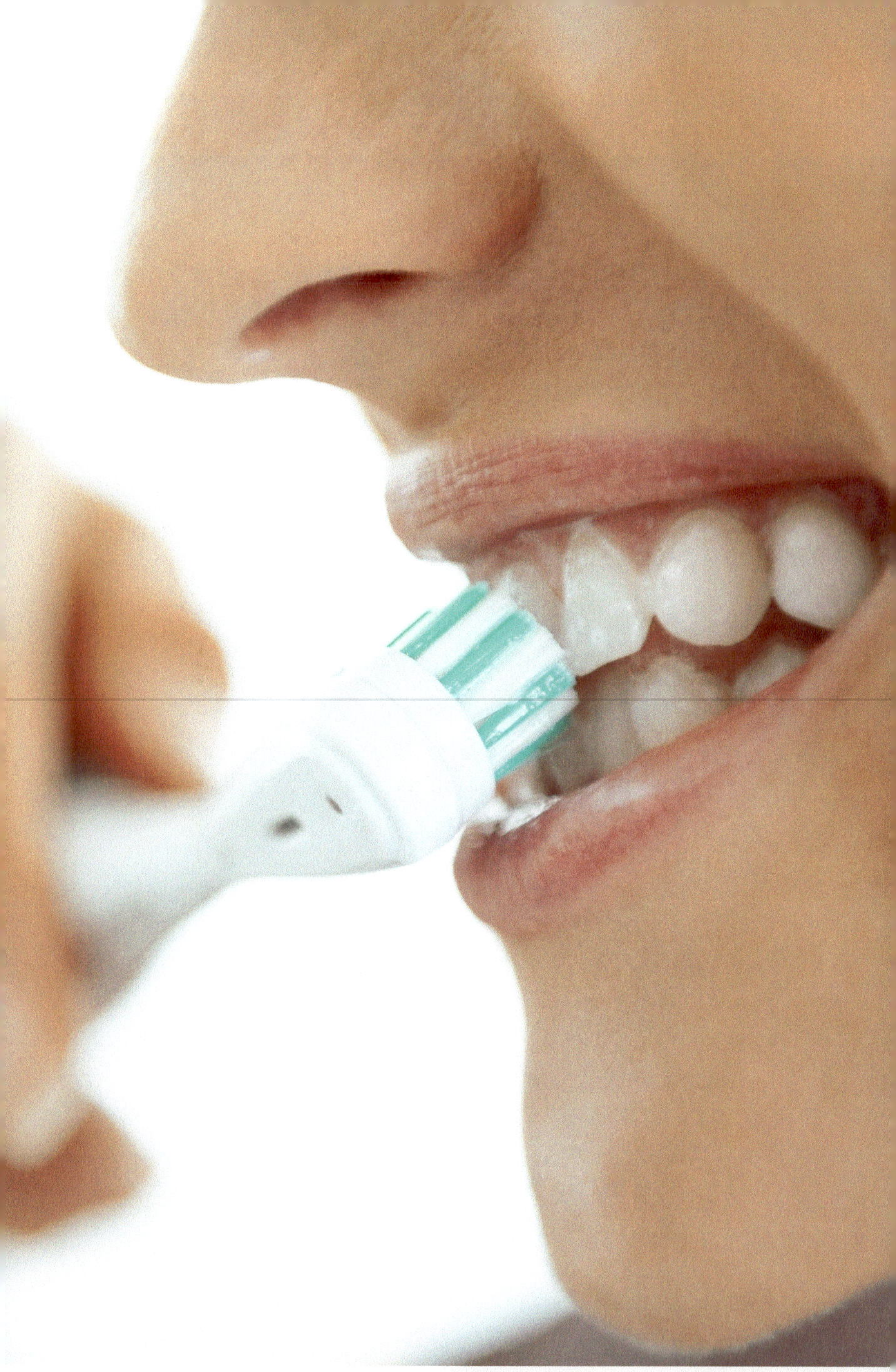

Tipp Die tägliche und vor allem richtige Verwendung von Zahnseide beugt Zahnfleischerkrankungen vor.

63 Schlaflose Nächte

Was hält uns wach?

Einschlafprobleme, Schlafunterbrechungen, stundenlanges Wachliegen. So unterschiedlich sich Schlafstörungen äußern können, eines haben sie alle gemeinsam: Sie wirken sich sehr unangenehm auf unser Wohlbefinden und unsere Gesundheit aus. »Ein erholsamer Schlaf ist für unseren Organismus extrem wichtig. Im Schlaf schüttet unser Körper immunologisch aktive Stoffe aus, es kommt zur Zellregeneration, und unser Energiehaushalt wird reguliert«, erklärt Dr. Evelyn Berger-Sieczkowski, Fachärztin für Neurologie.

40 bis 60 Prozent aller Frauen im Wechsel können bei diesem Thema ein Wörtchen mitreden. Wie ein roter Faden scheinen sich Schlafstörungen durch die Wechseljahre zu ziehen, mal stärker, mal schwächer. Vor allem während der Perimenopause zählen Schlafprobleme zur häufigsten Begleiterscheinung.

Zusätzlich zum sinkenden Progesteronspiegel – das Wohlfühlhormon entspannt und ist bekannt für seine beruhigende, schlaffördernde Wirkung – beginnt auch das Östrogen seinen Sinkflug. Diese hormonelle Disbalance kann unsere Einschlafgewohnheiten, den Schlafrhythmus und die Schlafqualität gehörig aus dem Takt bringen. Die Lebensjahre bescheren uns jedoch nicht nur einen niedrigen Östrogen- und Progesteronspiegel. Auch die Produktion des sogenannten Schlafhormons Melatonin, das unseren Schlaf-Wach-Rhythmus reguliert, wird im Körper gedrosselt. Dieser Umstand macht sich im erschwerten Durchschlafen bemerkbar.

Kommen dann noch unangenehme Hitzewallungen, Nachtschweiß sowie Blasenschwäche hinzu, ist an erholsamem Schlaf nicht mehr zu denken. Zusätzlich wirft die neue Lebensphase vielleicht auch viele aufwühlende Fragen rund um private und berufliche Themen auf, die einen nachts ebenfalls nicht zur Ruhe kommen lassen.

All diese Faktoren erschweren eine erholsame Nachtruhe, die doch gerade in dieser Lebensphase so wichtig ist, um sie voller Energie zu bewältigen.

Info Unabhängig von den Wechseljahren verkürzen sich die Phasen des Tiefschlafs mit zunehmendem Alter, und die Schlaftiefe nimmt ab.

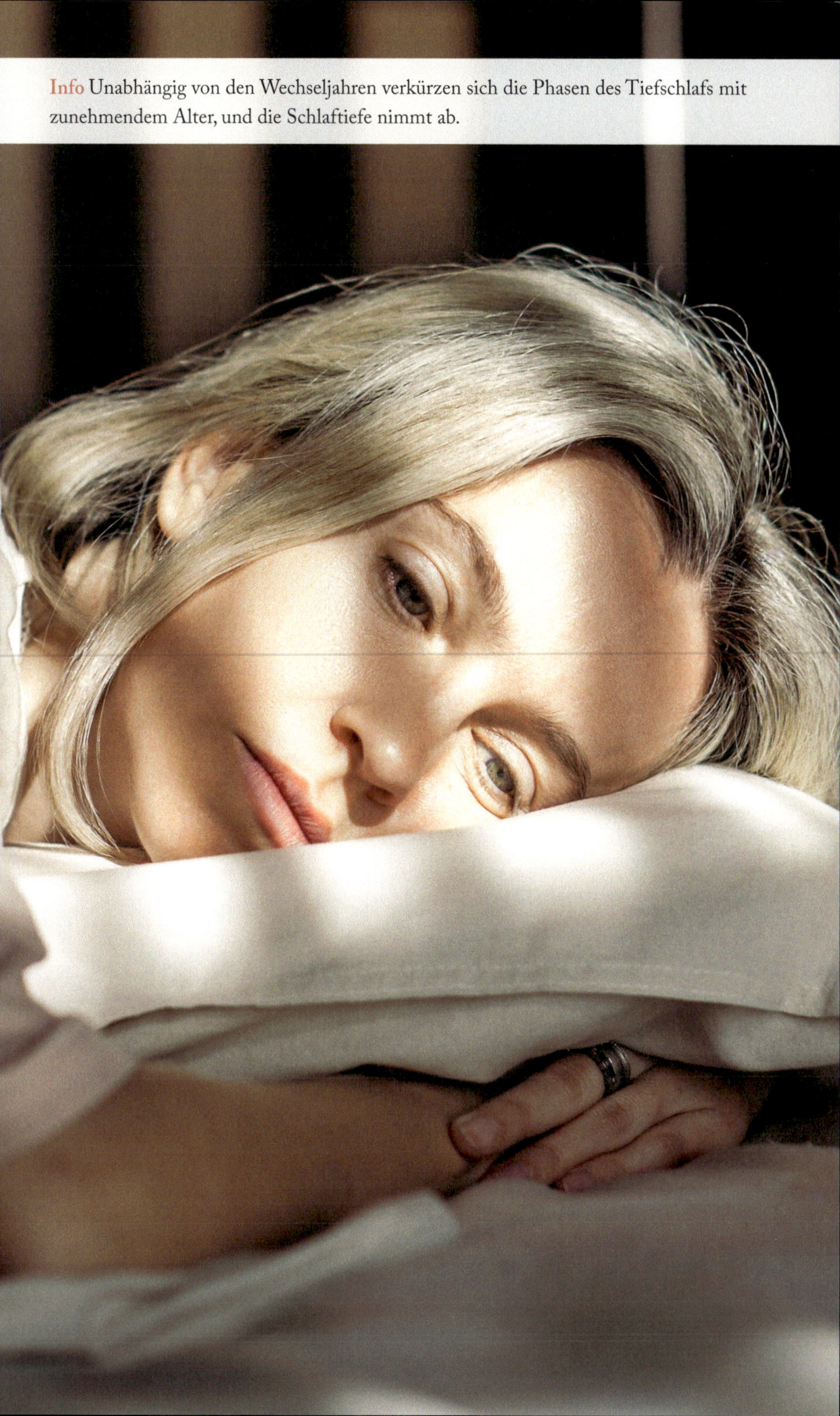

64 Gedankenkarussell

Wie lässt sich die nächtliche Fahrt unterbrechen?

Mein Mann legt sich hin, murmelt ein schnelles »Gute Nacht« und schläft innerhalb weniger Sekunden ein. Wie beneidenswert!

Von meinem nächtlichen Kopfkino bekommt er nichts mit. Nicht nur der Körper wälzt sich im Minutentakt von einer Seite auf die andere, auch im Kopf geht es rund. To-do-Listen werden durchgegangen und ergänzt, kleine Alltagsprobleme werden zu Sorgenlawinen, und Konflikte werden bis ins kleinste Detail zerpflückt, um sie bestmöglich zu verdauen. Das Gedankenkarussell nimmt Fahrt auf, an Schlaf ist dabei nicht zu denken. Doch die Zeit tickt, der ständige Blick auf die Uhr macht nervös und lässt einen schon gar nicht zur Ruhe kommen.

Wenn die Nacht zum Tag wird, kann das auf Dauer ziemlich an die Substanz gehen. Energie, Kraft und Antrieb fehlen, um den Herausforderungen des Alltags gerecht zu werden. Mürrisch, genervt und verstimmt schleppen wir uns durch den Tag, bis es wieder heißt: Gute Nacht!

Wer die Nase voll hat von den rasanten Fahrten im nächtlichen Gedankenkarussell und einfach nur schlafen möchte, sollte schon untertags entsprechend vorsorgen. Um den Körper nicht unnötig zu pushen, gilt es, ab 14 Uhr auf koffeinhaltige Getränke, Energydrinks und schwarzen Tee zu verzichten. Neigt sich der Tag dem Ende zu, können fixe Abendrituale wie etwa eine Tasse Kräutertee mit beruhigenden Inhaltsstoffen wie Baldrianwurzel, Melisse, Kamille, Lavendel und Passionsblume oder ein warmes Bad mit entsprechenden Badezusätzen den Körper auf die bevorstehende Nachtruhe einstimmen. Mit warmen Füßen – am besten Kuschelsocken anziehen – schläft man laut diversen Studien besser ein, und ätherische Öle im Schlafzimmer – zum Beispiel Lavendel, Neroli, Vanille oder Zeder – können ebenfalls für eine entspannte Nachtruhe sorgen. Und noch ein Tipp: Seit ich meine nächtlichen Gedanken auf ein Blatt Papier verbanne, ist es endlich ruhiger in meinem Kopf. Herrlich!

Tipp Aufschreiben hilft. Am besten ist es, den Notizblock griffbereit am Nachttisch zu platzieren.

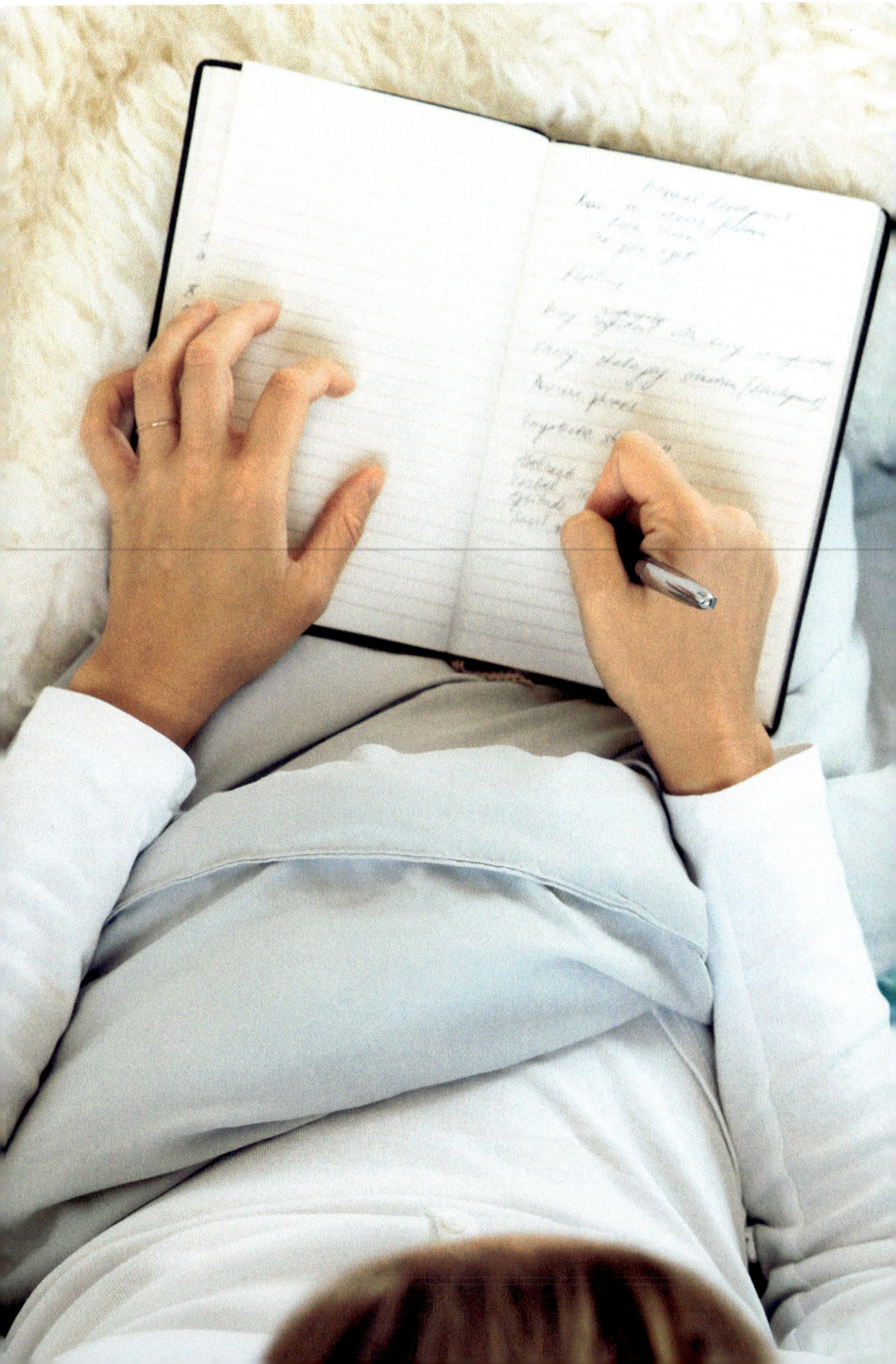

65_Schlafroutine

Welche Rituale sorgen für ungestörten Schlaf?

Wir wissen, wie wichtig Einschlafrituale bei Babys und Kleinkindern sind, um sie auf die bevorstehende Nachtruhe vorzubereiten. Wir Erwachsene können uns davon getrost eine Scheibe abschneiden, vor allem, wenn schlaflose Nächte überhandnehmen.

Smartphones, Tablets und Co. lassen uns rund um die Uhr erreichbar sein. Zudem halten uns künstliche Lichtquellen, insbesondere das blaue Licht von Bildschirmen, länger munter, als uns guttut. Stellen wir also unsere Handys abends in den Flugmodus und uns selbst in den wohlverdienten Ruhemodus. Meditation statt Power-Work-out, Hörbücher statt Action-Filme, Entspannungsbad mit ätherischen Ölen statt Streitgespräche mit seinen Liebsten: Wir haben es in der Hand, wie wir unsere Abende gestalten. Je mehr Ruhe wir reinbringen, desto besser. Je mehr Stresshormone, desto schlechter.

Lerche oder Eule? Wer weiß, wie seine innere Uhr tickt und dementsprechend seinen Tagesablauf und seine Schlafenszeiten gestaltet, schafft ideale Voraussetzungen für erholsame Nachtstunden. Durchschnittlich benötigt der Mensch zwischen sieben und acht Stunden ungestörten, erholsamen Schlaf, wobei die ersten vier Stunden am wichtigsten sind. Während dieser Zeit sind die für den Körper regenerierenden Tiefschlafphasen besonders lang. Wer zu früh ins Bett geht, riskiert lange Einschlafphasen. Prinzipiell sollte der Körper bereits nach 30 Minuten in den ersten Tiefschlaf fallen.

Aber nicht nur die Abendroutine, sondern auch die Ernährung hat Einfluss auf unsere Schlafqualität. Alkohol, späte, schwere, fetthaltige und zu üppige Mahlzeiten machen unserem Körper zu schaffen. Leichte Kost, vorzugsweise aus Lebensmitteln, die reich an L-Tryptophan sind, kommt ihm allerdings entgegen. Effektive Schlafrituale zu etablieren, das geht nicht von heute auf morgen. Laut Studien dauert es drei Wochen, bis sich Veränderungen als feste Bestandteile im Alltag verankert haben.

Info Die Tiefschlafphase leitet wichtige Regenerationsprozesse ein und ist dafür verantwortlich, wie energiegeladen wir uns am nächsten Tag fühlen.

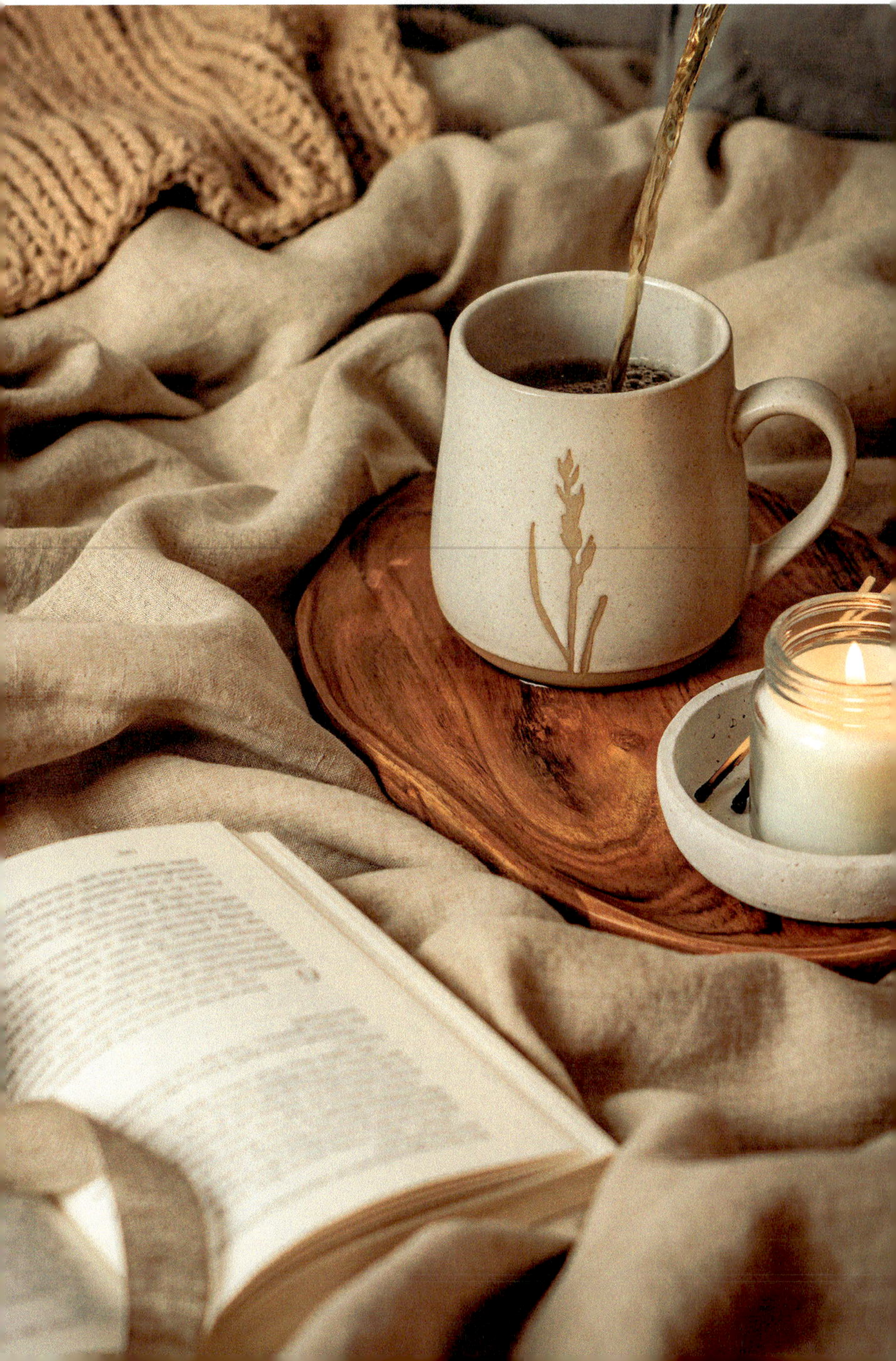

66 Schlafambiente

Wie wird das Schlafzimmer zum Wohlfühlort?

Wie heißt es so schön: Wie man sich bettet, so liegt man. Hitzewallungen, Nachtschweiß und das nächtliche Gedankenkarussell lassen die Nacht oft zum Tag werden. Schlafhygiene umfasst viele Verhaltensweisen, die uns helfen, abends zur Ruhe zu kommen. Auch die Gestaltung des Schlafzimmers fällt darunter.

Mails checken, durchs Fernsehprogramm zappen, telefonieren, im Bett essen? So gemütlich das auch klingen mag, das Bett sollte nicht zum verlängerten Wohnzimmer oder gar Arbeitsplatz werden. Natürlich hat jeder seinen eigenen Einrichtungsstil. Aber beim Schlafzimmer gilt: dezent gewählte Wandfarben, Dekoelemente in beruhigenden Farbnuancen, frisch duftende Bettwäsche und eine aufgeräumte Umgebung ohne herumliegende Wäscheberge und offene Schranktüren sorgen für Wohlbefinden und innere Ruhe. Intuitiv wird man sein Bett an einen geschützten, wohligen Bereich im Raum stellen und nicht unbedingt direkt an die Zimmertür oder unter das Fenster.

Auch die Schlafzimmerbeleuchtung trägt zum erholsamen Schlaf bei. Warme, dezente Lichtquellen bereiten unseren Körper auf die Nachtruhe vor, der Melatoninspiegel steigt, wir werden müde. Festtagsbeleuchtung im Schlafzimmer beeinflusst den Tag-Nacht-Rhythmus hingegen negativ.

Wie sieht es mit der Matratze aus? Auch wenn keine Liegekuhlen oder optische Mängel ersichtlich sind: Schon allein aus hygienischen Gründen steht alle acht bis zehn Jahre ein Matratzenwechsel an. Verspannungen im Nacken- und Schulterbereich sowie Rückenschmerzen können auf die falsche Matratze hindeuten. Kriterien wie Material, Härtegrad und Abstimmung auf den Lattenrost sollten bei der Kaufentscheidung berücksichtigt werden. Schlafen bei offenem Fenster? Viele Ehepaare geraten bei dieser Frage in hitzige Auseinandersetzungen. Frischluft hin oder her: Bei der optimalen Raumtemperatur von 18 Grad sollte es auf jeden Fall keine Diskussionen geben.

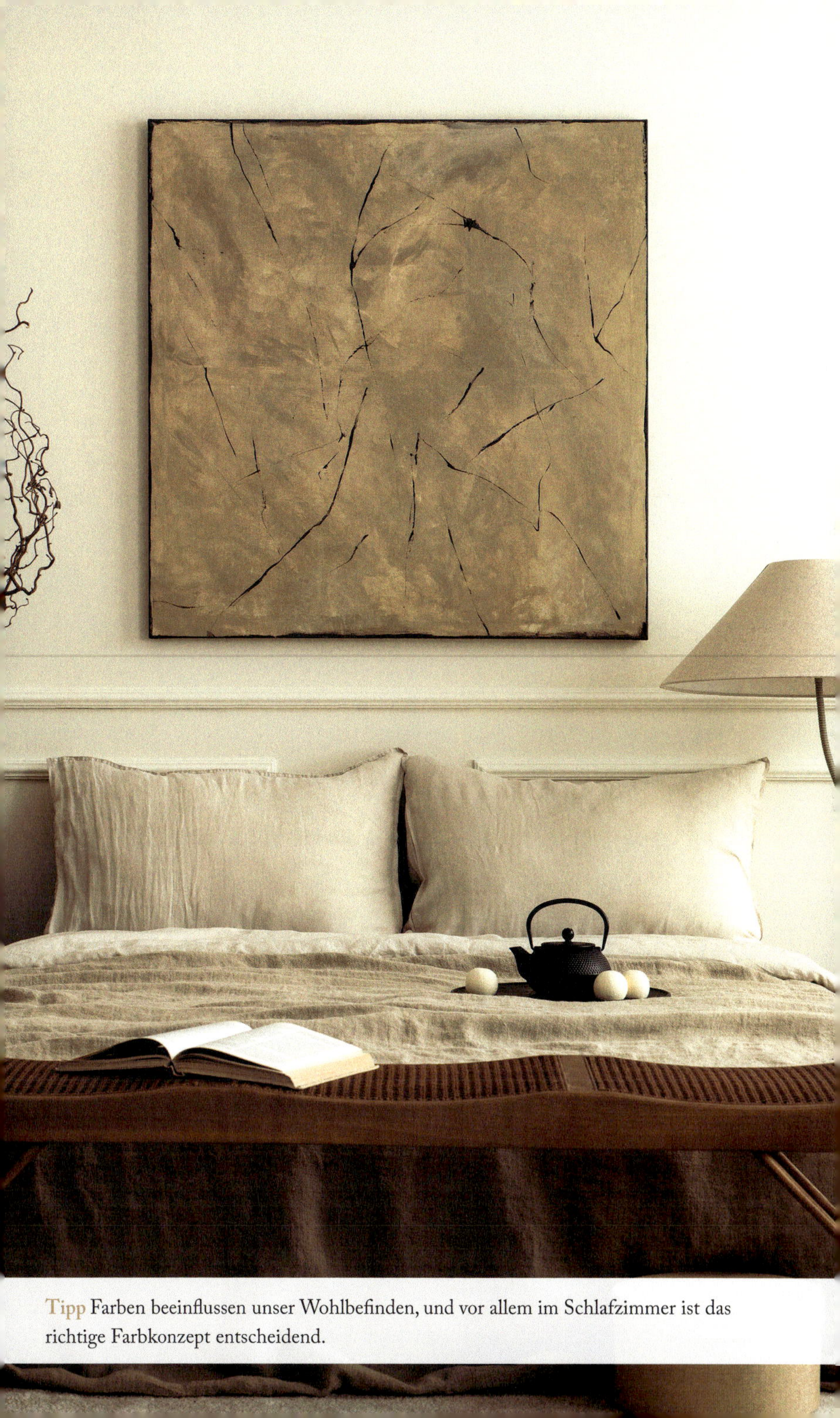

Tipp Farben beeinflussen unser Wohlbefinden, und vor allem im Schlafzimmer ist das richtige Farbkonzept entscheidend.

67_Cortisol

Was passiert, wenn Stress zum Dauerzustand wird?

Im Alltagsstress die Ruhe zu bewahren, fällt nicht immer leicht. Vor allem in einem Alltag, der sich mit Hitzewallungen, Schlafstörungen und Stimmungsschwankungen von einer komplett neuen Seite präsentiert. Stressfaktoren zu reduzieren, ist da sicherlich kein Fehler.

Was passiert bei Stress im Körper? In angespannten Situationen schüttet der Körper unter anderem das körpereigene Hormon Cortisol, das in der Nebenrinde gebildet wird, aus. Ein gesunder Cortisolspiegel sorgt dafür, dass das Herz kräftiger schlägt, wir schneller atmen, aufmerksamer sind, rasch reagieren und in herausfordernden Phasen dementsprechend belastbar sind.

Dauerstress hingegen, der den Cortisolspiegel über einen längeren Zeitraum hinweg ansteigen lässt und somit das wichtige Zusammenspiel der beiden Stresshormone Adrenalin und Dehydroepiandrosteron (DHEA) stört, macht uns reizbar, treibt den Blutzuckerspiegel in die Höhe, wirkt sich auf die Konzentrationsfähigkeit aus, schwächt das Immunsystem, sorgt für Verdauungsprobleme, Schlafstörungen, innere Unruhe und Ängste bis hin zu Depressionen und Erschöpfungszuständen. Darüber hinaus kann zu viel Cortisol im Blut Wechseljahresbeschwerden verstärken – und das in einer Lebensphase, in welcher der Körper schon mehr als genug gefordert ist.

Die Disbalance von Östrogen und Progesteron bekommen auch unsere Nebennieren zu spüren, die schrittweise die Arbeit der Eierstöcke übernehmen und kleine Mengen der beiden Geschlechtshormone produzieren. Kommt es zu ständigen Stresssituationen, sind die Nebennieren schlichtweg überfordert und entscheiden sich für die Produktion von Cortisol, zugunsten von Östrogen und Progesteron. Denn »Flucht bei Gefahr« hat evolutionsbedingt klaren Vorrang. Kurz gesagt: Chronischer Stress wirkt sich negativ auf den Körper und die Psyche aus. Je eher wir unseren Lebensstil entsprechend anpassen, desto besser.

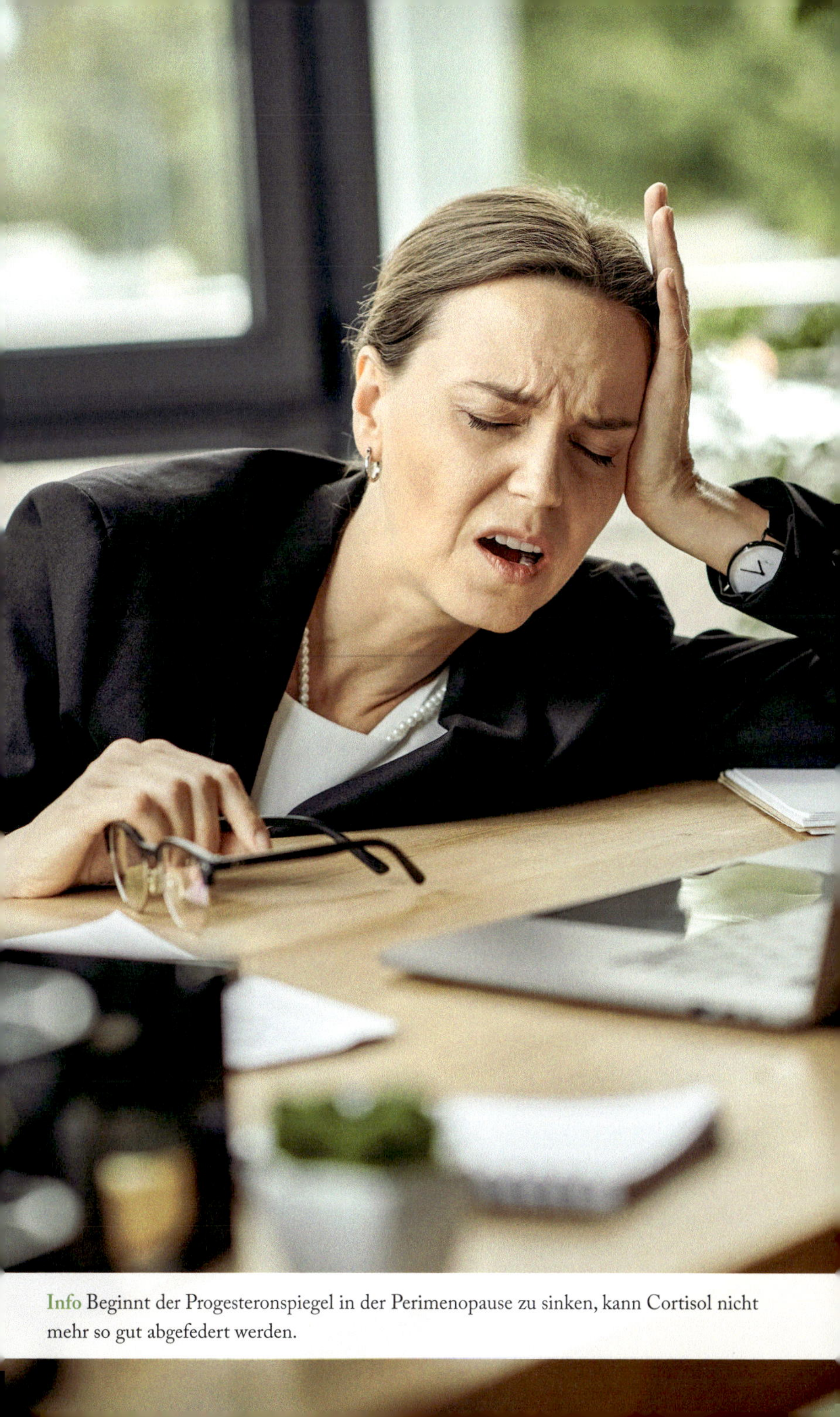

Info Beginnt der Progesteronspiegel in der Perimenopause zu sinken, kann Cortisol nicht mehr so gut abgefedert werden.

68 Mentale Überforderung

Welche Unterstützung braucht das Nervensystem?

Von chronisch gestresst hin zu einem selbstwirksamen Leben: Das klingt verlockend! NESC-Nervensystem-Coach Gertrud Angerer spricht mit ihrem Claim genau dieses in den Wechseljahren so starke Bedürfnis nach verdienten Ruhezonen im Alltag an.

Leistung im Job, Fürsorge in der Familie, Präsenz in der Partnerschaft, Engagement im Freundeskreis: Wer körperlich, aber auch emotional immer am Anschlag agiert, setzt sein Nervensystem unter Dauerstress. Wie lassen sich persönliche Erholungsinseln bestmöglich in den Alltag integrieren, sodass aus einem ausgefüllten Leben ein erfülltes wird?

»Unser Nervensystem kennt, vereinfacht dargestellt, drei Schutzzustände: Kampf, Flucht und Erstarren, auch Shutdown genannt«, so Gertrud Angerer. »Chronische Stressmuster entstehen, wenn unser autonomes Nervensystem über längere Zeit hinweg hauptsächlich in Überlebensreaktionen verharrt und dadurch ständig in Alarmbereitschaft und im Gefahrenmodus agiert.« Die Folge? Der Körper produziert aus Gefühlen der Überforderung, Wut und Hilflosigkeit heraus Empfindungen wie Schmerz, Müdigkeit, Zittern, Kälte oder Anspannung. »Oft glauben wir im Hinblick auf unsere Reaktionen, keine Wahl zu haben. Doch wer auf seinen Körper, seine Gefühle und Gedanken hört, eine Pause zwischen Ereignis und Handlung einlegt und bemerkt, dass es auch die Möglichkeit gibt, anders zu reagieren als gewohnt, wird mit etwas Übung eine ungeahnte Ressource darin erkennen.«

Das Nützen kleiner Momente im Alltag, um bewusst in Verbindung mit seinem Körper zu treten – Kiefer lockern, Schultern senken, Bauch weich werden lassen, auf die Atmung achten – kann ebenfalls eine Veränderung im Stressempfinden bewirken. Und: »Unser Nervensystem darf lernen, dass das kleine Wörtchen Nein entlastend wirken kann. Grenzen zu setzen, ohne in Stressmuster zu verfallen, ist eine wichtige Übung in der Nervensystemarbeit.«

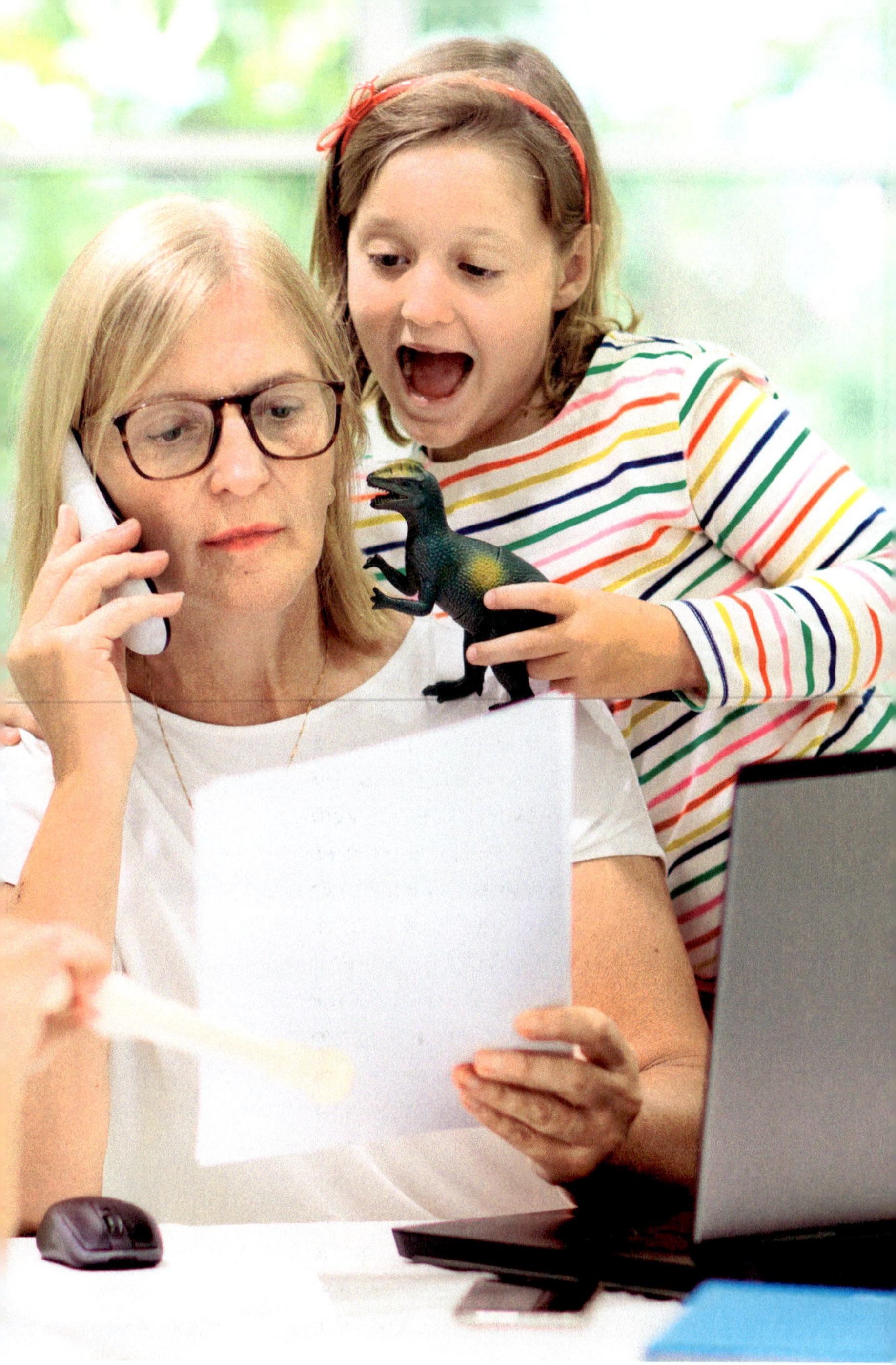

Info Das Nervensystem steuert unsere Wahrnehmungen, unsere Reaktionen darauf, unsere Trigger und Empfindungen.

69 Melatonin

Wo bleibt Sandmännchens Gehilfe?

Meine Familie weiß: Nach einer schlaflosen Nacht ist mit mir nicht gut Kirschen essen. Für die vielen schlaflosen Nächte während der Wechseljahre wird oft ein Mangel an Melatonin verantwortlich gemacht. Ein guter Grund, sich das sogenannte Schlafhormon näher anzusehen.

Damit dieser körpereigene Botenstoff in der Zirbeldrüse des Gehirns gebildet werden kann, braucht es eine wichtige Voraussetzung: Dunkelheit. Erst dann wandelt der Körper das sogenannte Glückshormon Serotonin in Melatonin um. Bereits bei Anbruch der Dämmerung beginnt der Organismus mit der Melatoninproduktion und sorgt dafür, dass wir uns müde und schläfrig fühlen

Melatonin steuert unseren Schlaf-Wach-Rhythmus und gibt damit den Takt unserer inneren Uhr vor. Wer untertags viel Sonne an der frischen Luft tankt und somit die Serotoninbildung ankurbelt, schafft die beste Basis für ausreichend Melatonin, um nachts gut zu schlafen – am besten ohne künstliche Lichtreize.

Der Melatoninspiegel unterliegt im Laufe des Lebens natürlichen Schwankungen. Kleinkinder verfügen über das höchste Melatonin-Niveau, dann sinkt die Kurve sukzessive ab. Rund um die Lebensmitte kann sich der niedrige Melatoninspiegel – auch Männer sind davor nicht gefeit – in Einschlaf- und Durchschlafproblemen bemerkbar machen.

Aber nicht nur das fortschreitende Lebensalter, auch andere Faktoren wie übermäßiger Alkoholkonsum, Koffein, Nikotin oder künstliches Licht mit hohem Blaulichtanteil hemmen die Melatoninproduktion. Ebenso gilt chronischer Stress und die damit verbundene verstärkte Ausschüttung des Stresshormons Cortisol als ernst zu nehmender Störfaktor für eine erholsame Nachtruhe. Macht sich der Gegenspieler des Melatonins auch abends verstärkt breit, kann dies das hormonelle Gleichgewicht aus dem Konzept bringen und uns Schäfchen zählen lassen. »Entspannung« lautet einmal mehr die Devise.

Tipp Elektronische Geräte wie E-Books oder Tablets abends nur mit Blaulichtfilter oder im Nachtmodus verwenden.

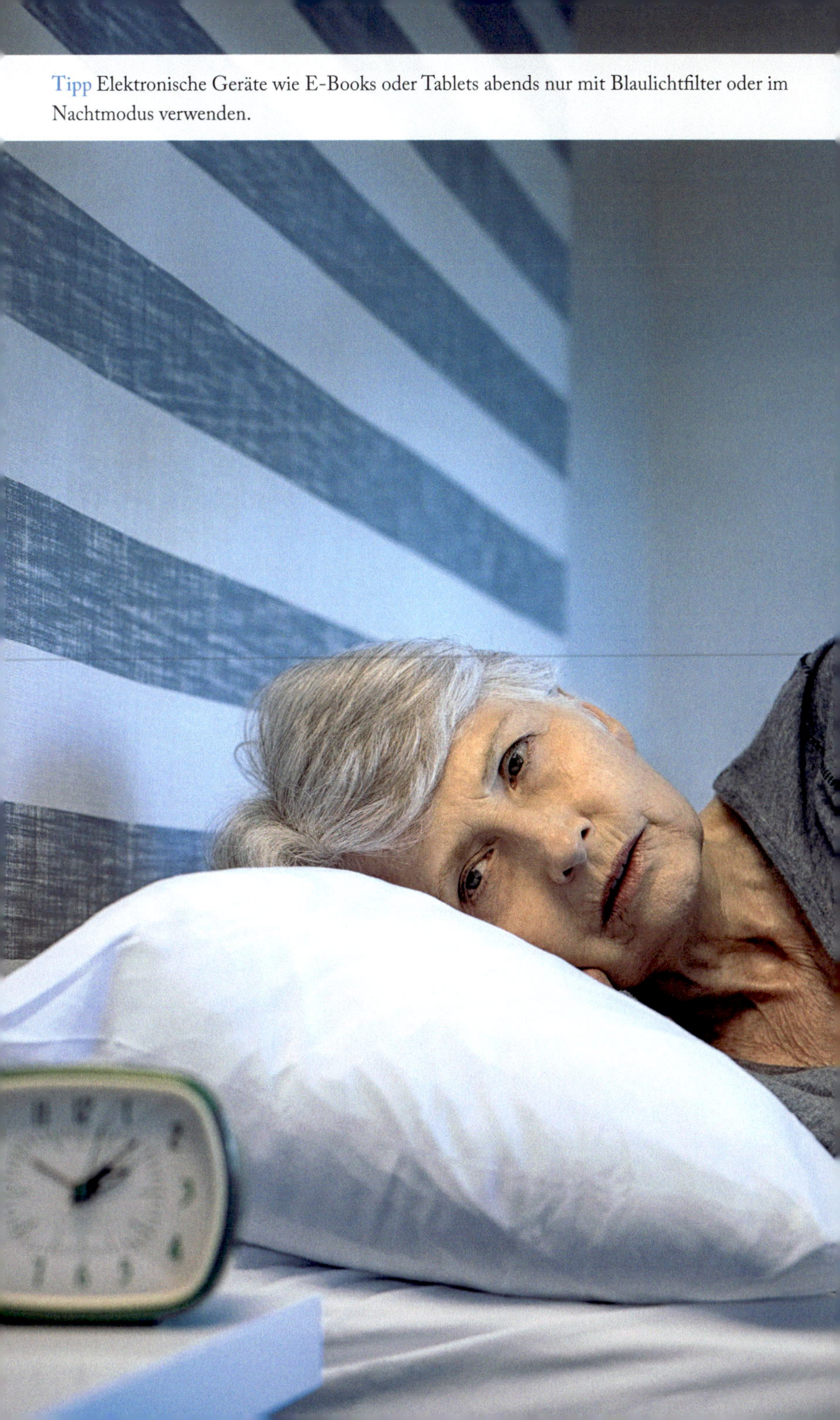

70 Nachtruhe

Welche Mikronährstoffe sorgen für nächtliche Ruhe?

Gute Nacht! Zwei kleine Wörter, mit denen viele Frauen immer wieder zu kämpfen haben. Bei Schlafstörungen zahlt sich ein Blick auf die Ernährung aus. Wird unser Körper mit allen wichtigen Vitaminen, Mineralstoffen, essenziellen Aminosäuren und ungesättigten Fettsäuren versorgt, dann liefert er uns nicht nur Energie für den Tag, sondern kommt auch abends rasch zur Ruhe.

»Mikronährstoffe unterstützen wichtige Stoffwechselprozesse und sind für unsere Gesundheit unerlässlich«, bringt es Ernährungswissenschaftlerin Larissa Grünwald auf den Punkt. Chronischer Schlafmangel wirkt sich auf Dauer ungünstig auf unseren Gesundheitszustand aus. Dem Körper wird schlichtweg die Grundlage für wichtige Regenerations- und Regulationsprozesse genommen.

Mit welchen Mikronährstoffen lässt sich dem entgegensteuern? Die Antwort der Expertin lautet: Magnesium, B-Vitamine, Zink, L-Tryptophan und Vitamin D. Magnesium ist etwa in Bananen, grünem Gemüse, Nüssen und Samen enthalten. »B-Vitamine, speziell B6, B12 und Folsäure – im Volksmund als Vitamin-B-Komplex bekannt – sind in den Wechseljahren entscheidend. Sie spielen bei der Hormonproduktion und im Nervensystem eine wichtige Rolle und beeinflussen als wahrer Balsam für die Seele das Wohlbefinden, den Schlaf, die Regeneration und die Stimmung.« Vollkorngetreide, Kartoffeln, Hülsenfrüchte, Geflügel, Fisch und Schweinefleisch sind wichtige Vitamin-B6-Lieferanten. Linsen, Erbsen, Mais und Spargel sind reich an Folsäure, und in Lachs, Milch, Käse, Eiern und Geflügel findet sich Vitamin B12.

Auch Nüsse, Sojabohnen, Erbsen, Milchprodukte und Eier – all diese Lebensmittel enthalten die essenzielle Aminosäure L-Tryptophan – sollten im Speiseplan berücksichtigt werden. »L-Tryptophan ist eine Vorstufe des Botenstoffes Serotonin. Serotonin wird nachts wiederum in das sogenannte Schlafhormon Melatonin umgewandelt«, erklärt Grünwald.

Info L-Tryptophan wird vom Körper nicht selbst gebildet und muss über die Nahrung aufgenommen werden.

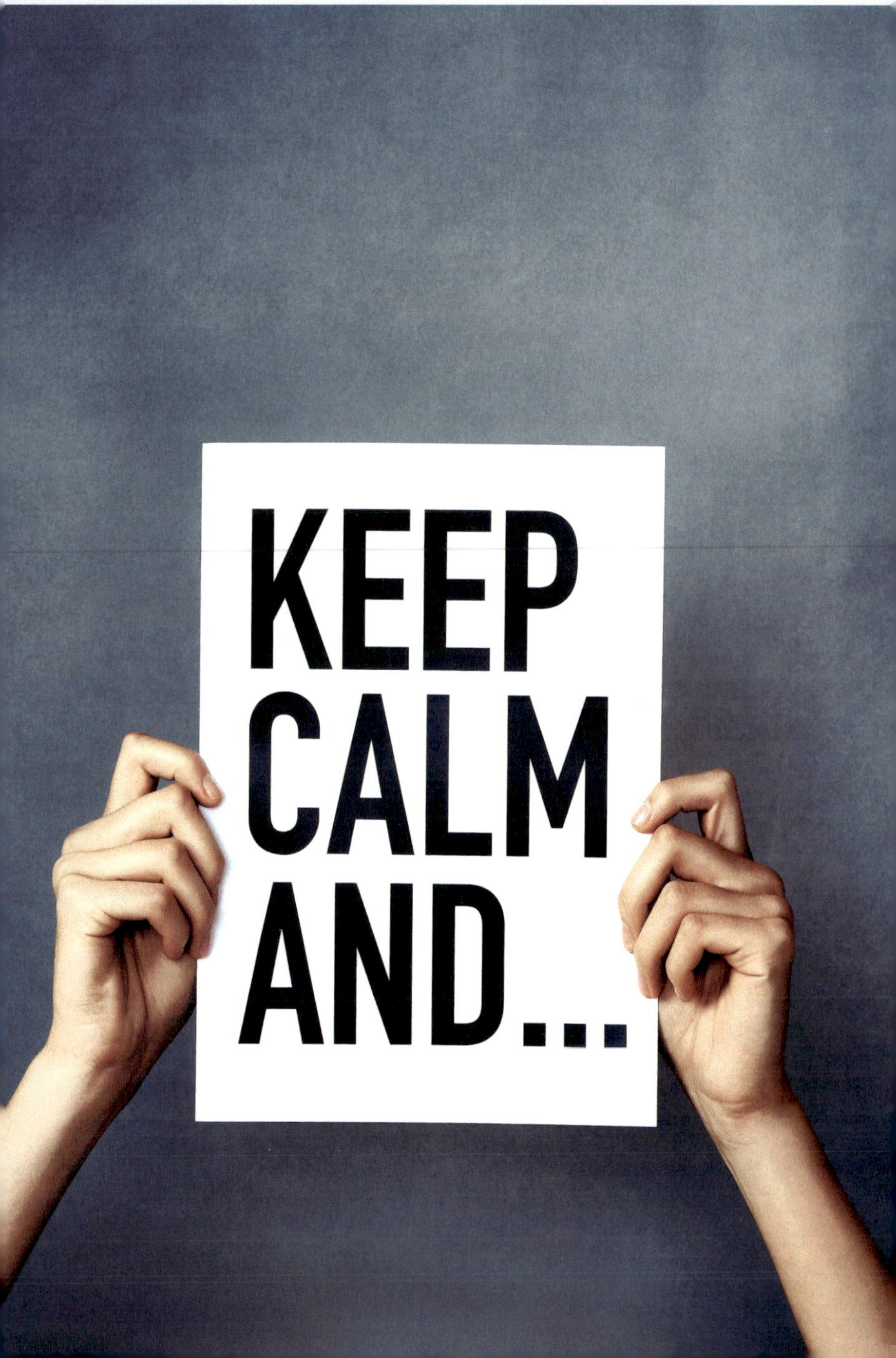

71 Hitzewallungen

Wie behält man einen kühlen Kopf?

»Es war einfach nur schrecklich«, schildert mir meine Freundin niedergeschlagen ihre erste Hitzewallung. »Sie überrollte mich wie aus dem Nichts, und das mitten während der Präsentation meines neuen Projektes«, so die Architektin. Treibt es ihr während ihrer Erzählung die Schamesröte ins Gesicht, sorgte die Hitzewallung damals für gerötete Wangen und ein leuchtendes Dekolleté.

Hitzewallungen sind geradezu ein Synonym für klimakterische Beschwerden. Wie eine Welle breitet sich ganz plötzlich ein Hitzegefühl über den Oberkörper, den Hals und das Gesicht aus, begleitet von unzähligen Schweißperlen. »Der Schweißausbruch hat einige Minuten gedauert, nachher war mir eisig kalt«, erzählt meine Freundin.

Kein schönes Gefühl, denke ich. Noch dazu in einer Situation, in der man seinem Vis-à-vis beruflich souverän gegenübertreten möchte. Das Überraschungsmoment macht die sogenannte »fliegende Hitze« nicht nur zur körperlichen, sondern auch zur emotionalen Belastungsprobe.

»Hitzewallungen entstehen durch die hormonell bedingte Veränderung der Wärmeregulation. Die Betriebstemperatur des Körpers wird, einfach erklärt, auf »heiß« gestellt. Der Schweißausbruch soll dafür sorgen, dass sich die Körpertemperatur durch die erzeugte Verdunstungskälte wieder normalisiert«, erklärt Apothekerin Susanne Wolf die Zusammenhänge. In ihrer Apotheke berät sie viele Frauen, die über Hitzewallungen klagen. Ihre praktischen Tipps lauten: »Auf leichte, atmungsaktive Kleidung achten. Im Bedarfsfall immer eine zweite Bluse mit im Gepäck haben. Besser zu warmen Getränken greifen, denn je kälter das Getränk, desto mehr Energie muss der Körper aufbringen, um es auf eine verträgliche Temperatur zu bringen. Entspannungstechniken im richtigen Augenblick helfen, den Auslöser Stress zu entschärfen. Da reicht es oft, ein paar entspannte, tiefe Atemzüge zu machen.«

Info Bereits in der Prämenopause können erste Hitzewallungen auftreten.

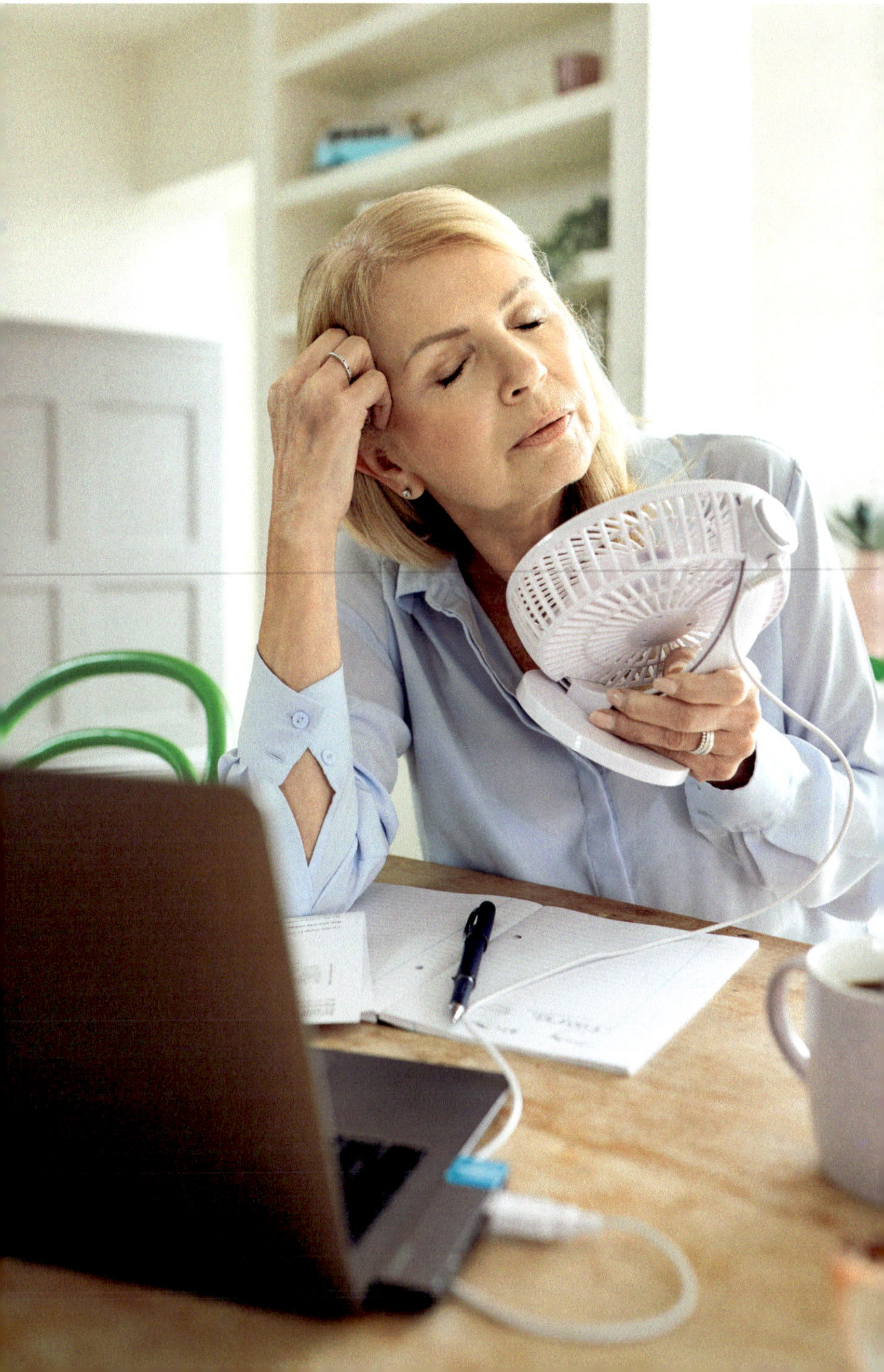

72 Arzneipflanze Salbei

Welches Kraut ist gegen das Schwitzen gewachsen?

Warum sollte ein Mensch sterben, in dessen Garten Salbei wächst? Auch wenn ich nicht übertreiben möchte, so lässt sich diesem bekannten Satz der Gelehrten der Medizinschule von Salerno durchaus etwas abgewinnen. Nicht umsonst gilt Salbei (Salvia officinalis) bereits seit der Antike als unumstrittene Heilpflanze. Nomen est omen: »Salvia« leitet sich vom lateinischen Wort »salvare« ab, und das bedeutet »heilen«.

Drei bis vier Frauen leiden während der Wechseljahre unter schweißtreibenden Hitzewallungen. Bewährte Mittel aus der Hausapotheke werden als hormonfreie Alternativen bevorzugt. Dementsprechend breit zeigt sich das Sortiment an Tees, Kapseln oder Tropfen aus Salbei. Ob aus frischen oder getrockneten Blättern: Im Mittelpunkt aller Präparate steht die adstringierende, also die zusammenziehende Wirkung der in dieser Pflanze enthaltenen Bitter- und Gerbstoffe. Verengen sich die Schweißdrüsen, reduziert sich auch die Schweißproduktion.

Hitzewallungen werden nicht nur als körperlicher Ausnahmezustand empfunden. Auch emotional verursachen die unkontrollierbaren Schweißausbrüche Stress pur. Stresssituationen lassen niemanden kalt, im Gegenteil: Stress sorgt für zusätzliche Schweißperlen, die noch dazu unangenehm riechen können. Zur Erklärung: Etwa drei Millionen Schweißdrüsen in der Haut bemühen sich, unsere Körpertemperatur konstant bei rund 37 Grad Celsius zu halten, auch bei körperlicher Anstrengung. Die ekkrinen Schweißdrüsen sind über den gesamten Körper verteilt, die apokrinen Schweißdrüsen verstärkt in den Achselhöhlen. Sie sind als Duftdrüsen für den Eigengeruch verantwortlich. Wir alle kennen das: Unangenehme Termine oder Gespräche bringen uns ins Schwitzen, Angstschweiß riecht anders als jener Schweiß, der uns beim Sporteln über den Körper läuft.

Gewappnet mit Salbei und einer Extraportion Gelassenheit, lässt sich diese hitzige Lebensphase hoffentlich gut überstehen.

Tipp Kalter Salbeitee, rund zwei Stunden vor dem Schlafgehen genossen, kann Nachtschweiß lindern.

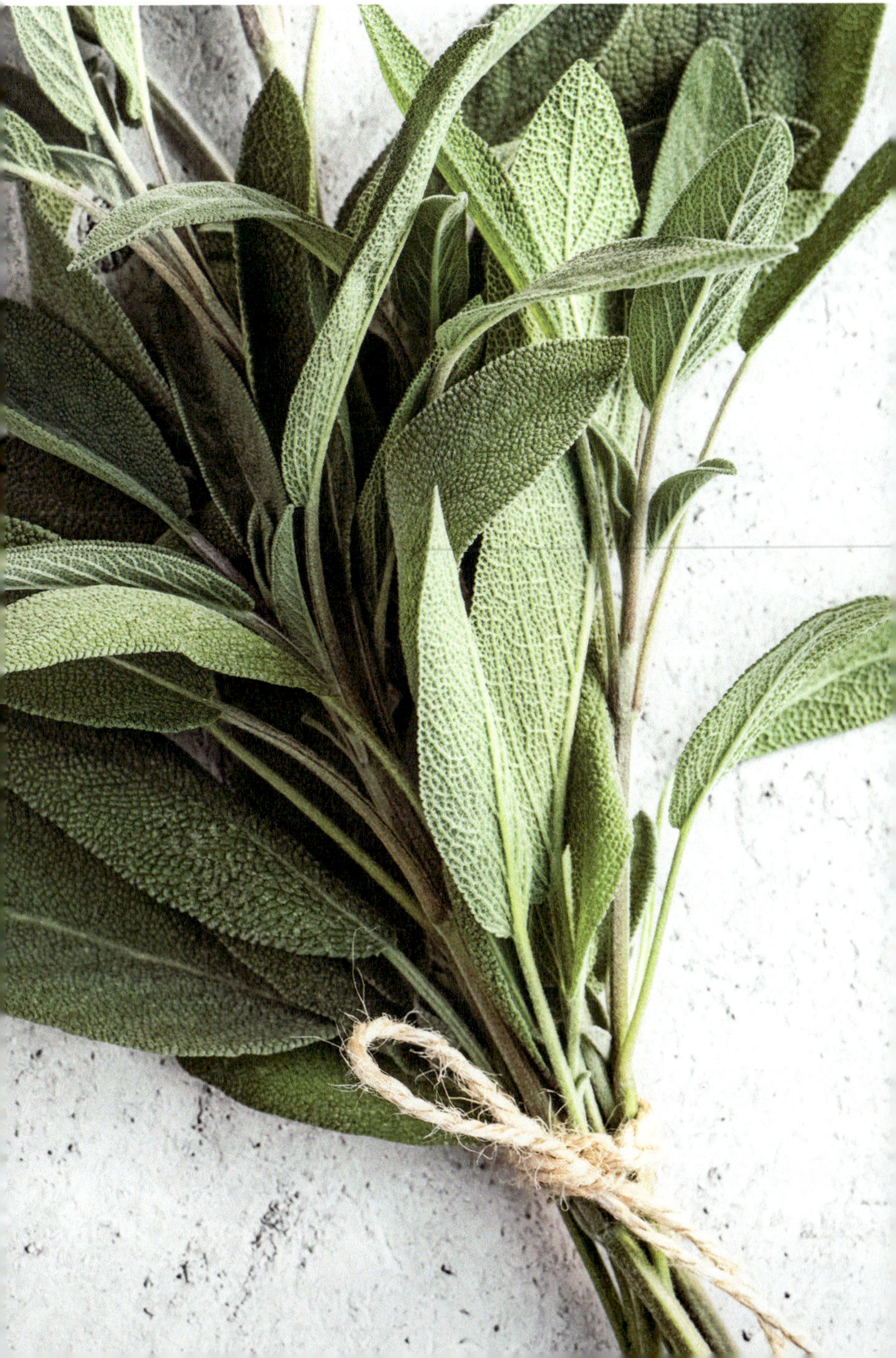

73 Wasserkur nach Kneipp

Wieso helfen Kältereize bei Hitzewallungen?

Bevorzugten unsere Eltern kalte Wassergüsse, um ihr Immunsystem zu stärken, verabredet man sich heutzutage in der Kältekammer oder geht zum Eisbaden. Kyro-Treatments sind gefragter denn je, Stichwort: Healthy Aging.

Bis jetzt habe ich Einladungen meiner Freundinnen zu Kältesauna-Dates noch erfolgreich ausschlagen können. Bevor ich meinen nackten Körper freiwillig minus 110 Grad Celsius aussetze, taste ich mich erst einmal an die klassischen Kneipp-Wasseranwendungen heran. Als absoluter Warmduscher kostet allein das schon eine gewisse Überwindung, doch die Neugier siegt.

Was ist dran an der Therapie nach Sebastian Kneipp? Die Lehre des bekannten Wasserdoktors – mit seinen eiskalten Tauchbädern in der Donau legte der damals an Tuberkulose erkrankte Theologie-Student den Grundstein für seine Wasserkur – wurde von der deutschen UNESCO-Kommission sogar als Immaterielles Kulturerbe anerkannt. Warum schwören vor allem von Hitzewallungen geplagte Frauen auf Kneipps Klassiker wie wechselwarme Kniegüsse, Wassertreten oder Wechselduschen?

Die kurzen Kältereize versetzen den Körper in einen Stresszustand, die Stresshormone Cortisol und Adrenalin fahren hoch. Tägliche Wasseranwendungen scheinen den Körper an Stress zu gewöhnen und die Wärmeregulation zu trainieren. Stressbedingte Hitzewallungen haben dann kein so leichtes Spiel mehr. Wechselduschen funktionieren so: Den Anfang macht eine kurze warme Dusche. Dann wird die Wassertemperatur auf kühl bis kalt gestellt. Der Wasserstrahl wandert von der Außenseite des rechten Fußes bis zur Hüfte über die Innenseite des Oberschenkels zurück zum Fuß. Nun kommt die andere Körperseite dran. Auch bei den Armen geht es von unten nach oben: vom Handrücken bis zur Schulter und von der Achsel zurück zur Handfläche. Zwei Durchgänge werden laut Kneipp'schem Wissen empfohlen. Wichtig: Nach der Wechseldusche für warme Füße sorgen!

Tipp Wechselwarme Anwendungen nach Kneipp sollten mit einem kalten Guss beendet werden.

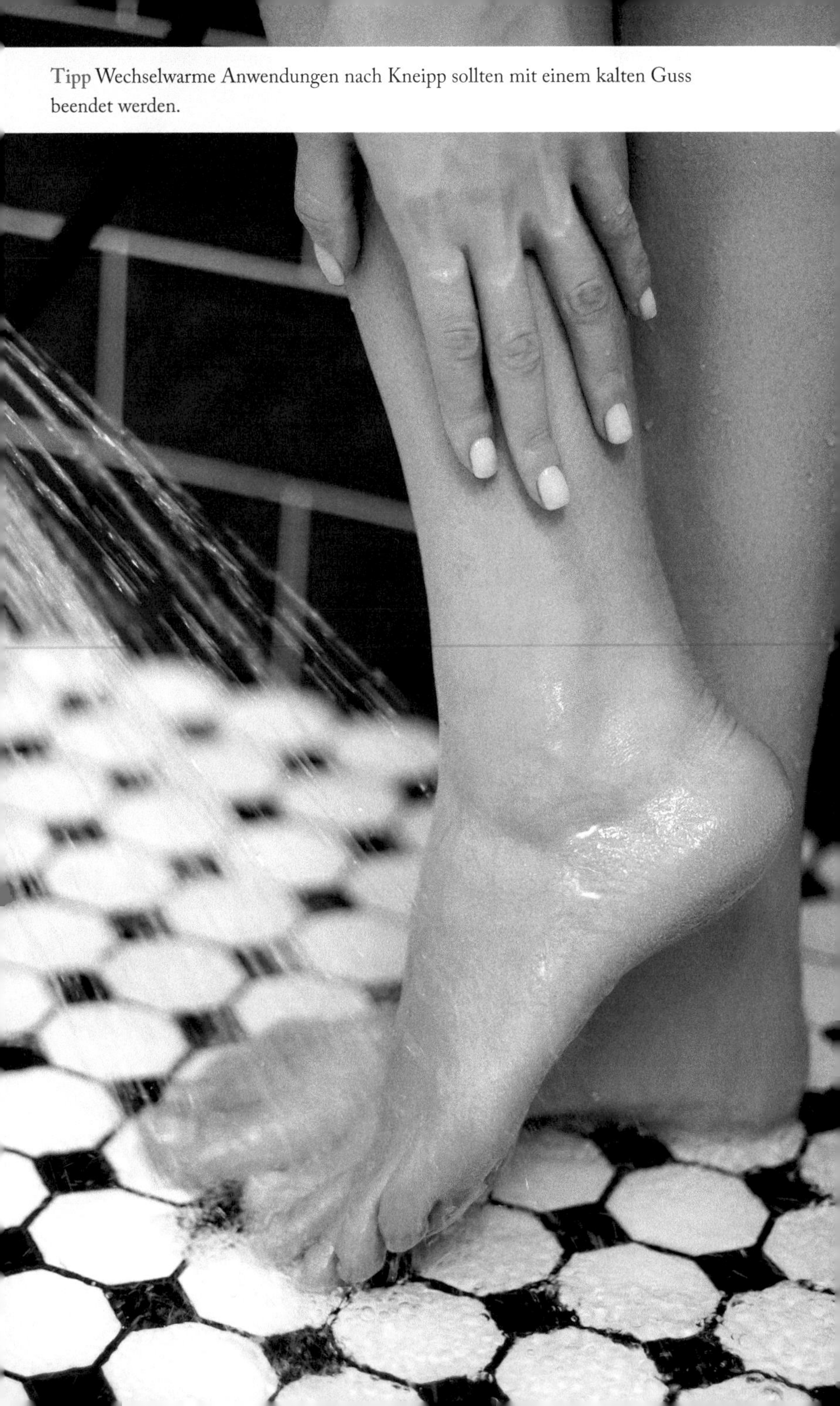

74 Nachtschweiß

Keine Lust auf nächtliche Schwitzattacken?

So unangenehm Hitzewallungen tagsüber sein können – das plötzlich gerötete Gesicht, ein roter Hals oder ein leuchtendes Dekolleté lassen sich nicht verbergen –, so belastend können auch nächtliche Hitzewallungen, der sogenannte Nachtschweiß, sein. Schweißgebadet aufzuwachen, sich einen trockenen Pyjama anzuziehen, um nicht zu frieren, die feuchte Bettwäsche zu wechseln, um erneut in den Schlaf zu finden, kann auf Dauer äußerst zermürbend sein.

Bereits erste Hormonschwankungen in der Perimenopause können zu Nachtschweiß führen. Auch in den weiteren Phasen der Wechseljahre, in denen das Östrogen schwankt beziehungsweise immer stärker sinkt, hat der Körper mit der Wärmeregulierung alle Hände voll zu tun. Das Hormonchaos beeinträchtigt auch die Produktion von Hormonen im Hypothalamus. Diese Hormondrüse sorgt dafür, dass unsere Körpertemperatur konstant bleibt.

Im Laufe der Wechseljahre klagen rund drei Viertel aller Frauen über Hitzewallungen und Nachtschweiß – Probleme, die sich bei den meisten erst in der Postmenopause verabschieden. Intensität und Dauer zeigen sich ganz individuell, von mehrmals täglich bis zu vereinzelten Ausreißern während der gesamten Wechseljahre. So weit die Zahlen.

Doch wie sieht es mit praktischer Hilfestellung bei nächtlichen Schwitzattacken aus? Leichte Bett- und Nachtwäsche aus atmungsaktiven, hautfreundlichen Materialien wie Baumwolle helfen, auch nachts einen kühlen Kopf zu bewahren. Als ideale Raumtemperatur gilt 18 Grad, der Schlafanzug sollte angenehm locker sitzen und eine zweite Garnitur griffbereit liegen. Scharf gewürzte, fette Speisen, die den Körper zusätzlich »befeuern«, sowie Alkohol und Koffein sollte man abends besser vermeiden. Last, but not least: Entspannungstechniken wie Atemübungen oder Yoga helfen, den Alltagsstress hinter sich zu lassen. Ein zu hoher Cortisolspiegel begünstigt Nachtschweiß. Calm down, sleep well!

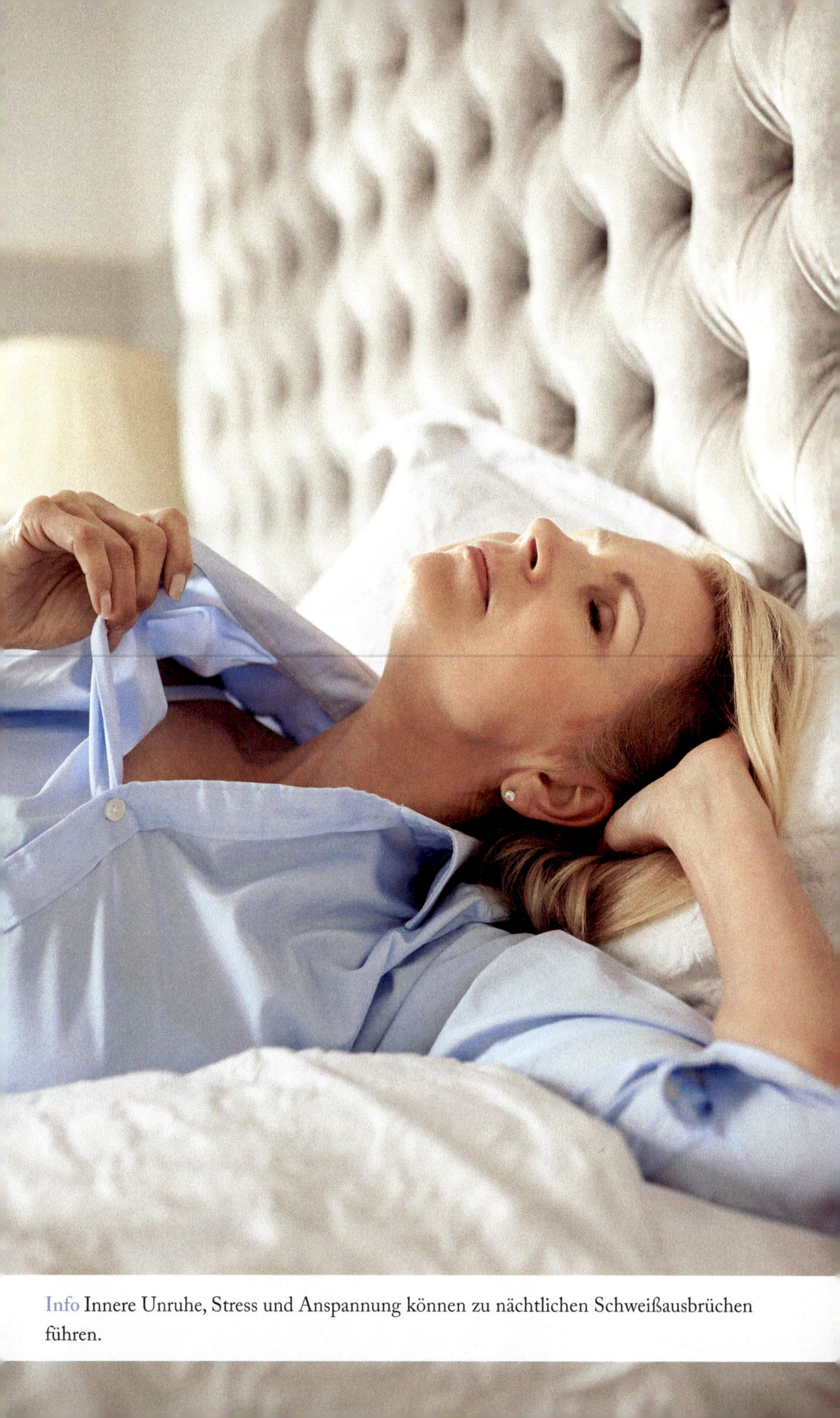

Info Innere Unruhe, Stress und Anspannung können zu nächtlichen Schweißausbrüchen führen.

75 Blasenschwäche

Was tun, wenn die Blase streikt?

Ziehen wir Hitzewallungen und nächtliche Schwitzattacken beim Zusammensein mit unseren Freundinnen oft mit Witzen ins Lächerliche, scheint der Spaß bei Blasenschwäche aufzuhören. Bei diesem sensiblen und oft schambesetzten Thema wird es meist still. »Tröpfelt es bei dir auch?«, ist wohl eine Frage, die keine Frau gern gestellt bekommt – auch nicht von der besten Freundin. Wer erzählt schon freiwillig, dass Einlagen für Harninkontinenz bei jedem Einkauf im Drogeriemarkt mit in den Einkaufskorb wandern?

Fakt ist: Allein in Österreich leiden rund eine Million Menschen an Blasenschwäche, Frauen sind rund viermal häufiger betroffen als Männer. Woran liegt es, dass unsere Blase plötzlich schwächelt und uns in höchst unangenehme Situationen und Verlegenheit bringt? Blasenschwäche ist nicht nur ein körperliches Problem, sondern kann sich durchaus auch auf unser seelisches Wohlbefinden auswirken: Soziale Kontakte werden aus Angst und Schamgefühl vermieden, um gesellschaftliche Anlässe wird ein Bogen gemacht, und auch die Partnerschaft kann dadurch auf die Belastungsprobe gestellt werden.

Hauptverantwortlich für die Misere mit der Blase ist wieder einmal der sinkende Östrogenspiegel. Der Körper kommt mit den diversen Reizstoffen im Urin weniger gut zurecht und reagiert mit gesteigertem Harndrang. Durch den Östrogenmangel werden die Schleimhäute weniger gut durchblutet. Sie werden dünner und weniger elastisch – wie etwa die Schleimhaut der Harnröhre – und somit durchlässiger für Bakterien, Viren und Pilze. Viele Frauen leiden rund um die Lebensmitte immer wieder an Harnwegsinfekten.

Darüber hinaus kann auch unsere Beckenbodenmuskulatur vom hormonellen Ungleichgewicht betroffen sein. Der Beckenboden besteht aus Muskeln, Bändern und Bindegewebe – alles Baustoffe, denen ein Östrogenmangel zu schaffen macht, was sich in einer Blasenschwäche äußern kann.

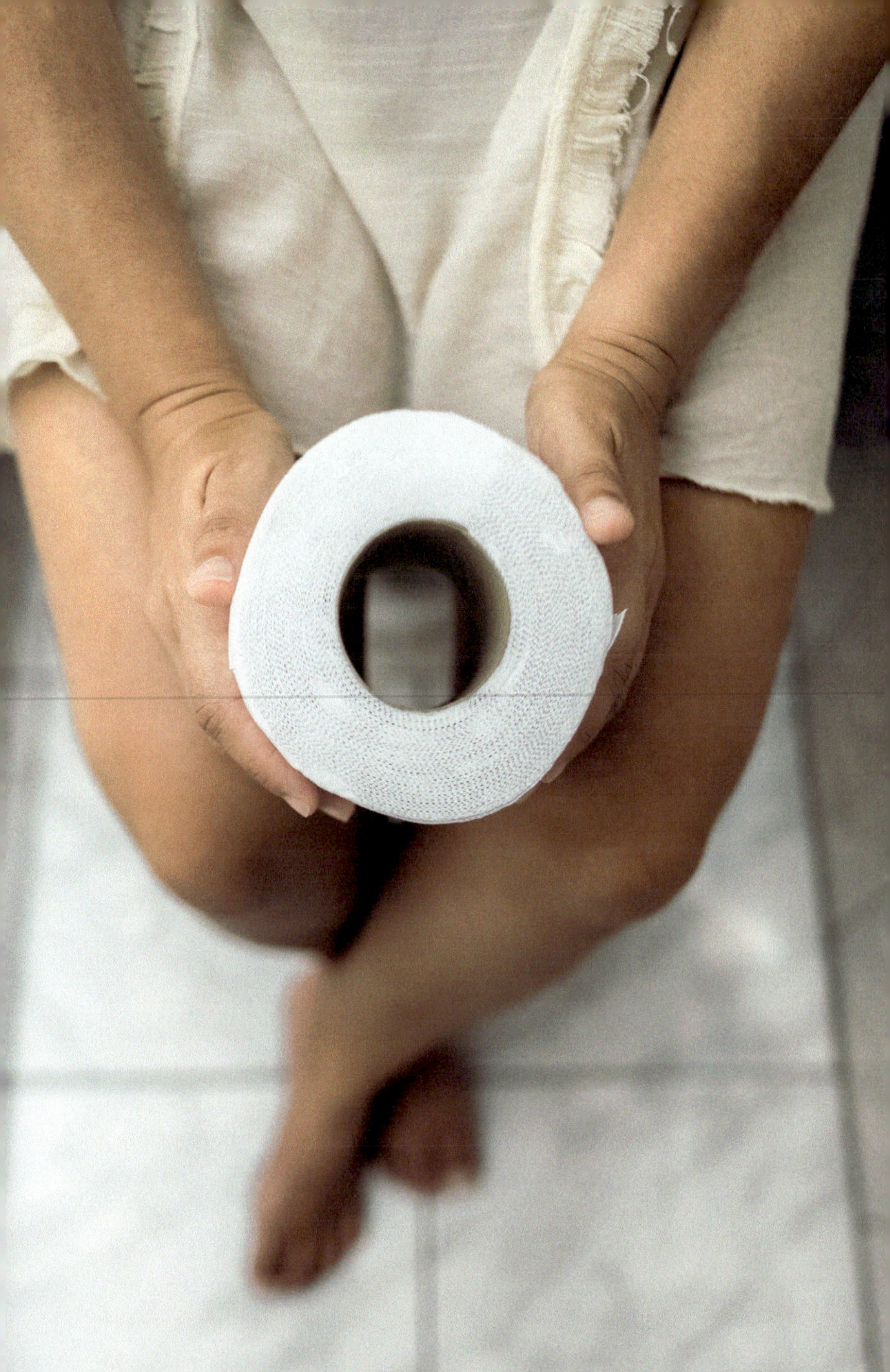

Info Die hormonelle Disbalance kann auch unseren Schließmuskel schwächeln lassen.

76 Inkontinenz

Welche häufigen Formen der Inkontinenz gibt es?

Mit der Harnblase beschäftigen wir uns meist erst dann, wenn sie uns in unangenehme Situationen bringt. Wer schon einmal erlebt hat, dass es beim Niesen, Herumtoben und Hüpfen mit den Kindern, beim Treppensteigen, Aufstehen oder Hinsetzen in der Unterhose tröpfelt, kennt das Gefühl der Verunsicherung. Keiner wird gern mit unfreiwilligem Harnabgang konfrontiert. Schließlich sind wir es gewohnt, dass unser Schließmuskel hält, was er verspricht.

Östrogenmangel, Übergewicht, Schwangerschaften und Geburten können die Beckenbodenmuskulatur ganz schön in Mitleidenschaft ziehen und schwächen. Kommt es nun zu körperlichen Betätigungen wie eingangs erwähnt, können die Muskeln im Blasenbereich den Urin nicht wie gewohnt zurückhalten. Man spricht von einer Belastungsinkontinenz. Rund die Hälfte aller Frauen mit einer gestörten Blasenfunktion ist davon betroffen.

Die Harnblase gilt als eines der dehnbarsten Organe in unserem Körper, man kann sie sich wie einen Ballon vorstellen. Bei einer gesunden Blasenfunktion fasst die weibliche Harnblase bis zu 500 Milliliter Urin. Bereits bei 150 bis 250 Millilitern Füllmenge registrieren die Nerven in der Blasenwand eine gewisse Dehnung und melden dem Gehirn: Die Blase ist voll!

Bei der Dranginkontinenz, auch überaktive Blase genannt, kommt es zu einer gewissen Fehlkommunikation zwischen Blase und Gehirn. Obwohl die Blase fast leer ist, verkünden die Nervenenden in der Blasenwand das Gegenteil. Der Körper reagiert dementsprechend: Die Muskeln in der Blasenwand ziehen sich zusammen, zugleich entspannen sich die Schließmuskeln sowie die Beckenbodenmuskeln. Die Harnröhre dehnt sich aus, sodass der Urin abfließen und sich die Blase entleeren kann. Dieser Harndrang passiert meist überfallartig wie aus dem Nichts. Auch hier kann der Östrogenmangel eine mögliche Ursache sein, ebenso wie Blasenentzündungen, Blasensteine oder eine Blasensenkung.

Info Eine Mischform aus Belastungs- und Dranginkontinenz ist während der Wechseljahre keine Seltenheit.

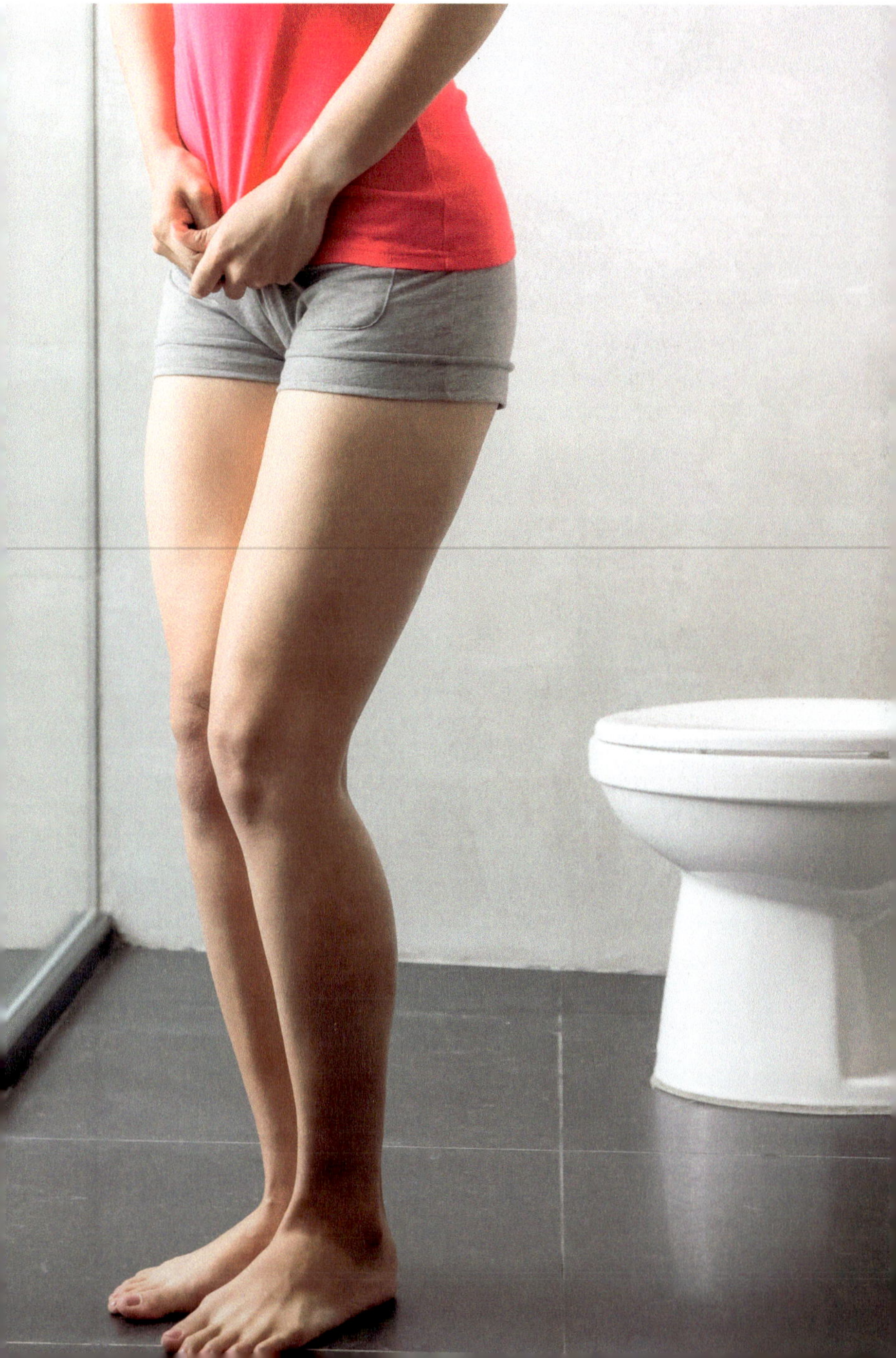

77_Blasenentzündung

Warum haben Harnwegsinfekte jetzt leichtes Spiel?

Ich bin mein Leben lang bloßfüßig durch die Gegend gelaufen. Hausschuhe? Für mich bisher kein Thema. Jetzt, mit Mitte 40, muss ich öfter an die Worte meiner Großmutter denken, die mir stets die Wichtigkeit warmer Füße vermitteln wollte. »Sonst holst du dir noch eine Blasenentzündung«, waren ihre Worte. Mittlerweile trage ich zu Hause immer öfter warme Kuschelsocken und weiß, wie schmerzhaft sich eine Blasenentzündung anfühlen kann. Während der kalten Jahreszeit achte ich darauf, dass es der Bereich rund um meine Nieren schön warm hat.

Jede zweite Frau hat sich in ihrem Leben schon mal einen Harnwegsinfekt eingefangen. Stechende Schmerzen, Brennen beim Wasserlassen und Harndrang sind unangenehme Symptome, mit denen Frauen rund um die Lebensmitte häufiger zu kämpfen haben als sonst.

Zur Erklärung: Normalerweise fungiert die Schleimhaut der Harnblase wie ein Schutzschild und hält unerwünschte Eindringlinge wie Bakterien, Pilze und Viren in Schach. Während des Klimakteriums kann die natürliche Barriere durchlässiger werden. Weniger Östrogen – dünnere Blasenschleimhaut – weniger Schutzfunktion. Bakterien und Co. gelangen leichter über die Harnröhre in die Blase, wo sie sich vermehren und Entzündungen auslösen können. Da Restharn als Nährboden für Keime unangenehme Harnwegsinfekte begünstigt, sollte die Blase bei jedem Toilettengang vollständig entleert werden.

Was tun, wenn es die Blase erwischt hat? Ausreichend Flüssigkeit hilft, die Bakterien wieder loszuwerden. Blasen- und Nierentees sowie pflanzliche Präparate aus der Apotheke mit Birkenblättern, Brennnesselblättern, Hauhechlwurzel, Orthosiphonblättern oder Goldrute wirken harntreibend und krampflösend. Auch eine Wärmeflasche trägt zur Entspannung bei. Bei Fieber, starken Schmerzen im Nierenbereich oder Blut im Urin gilt es, ärztlich die notwendige Behandlung abzuklären.

Info Frauen haben eine kürzere Harnröhre als Männer, die Bakterien gelangen bei ihnen deshalb leichter in die Blase.

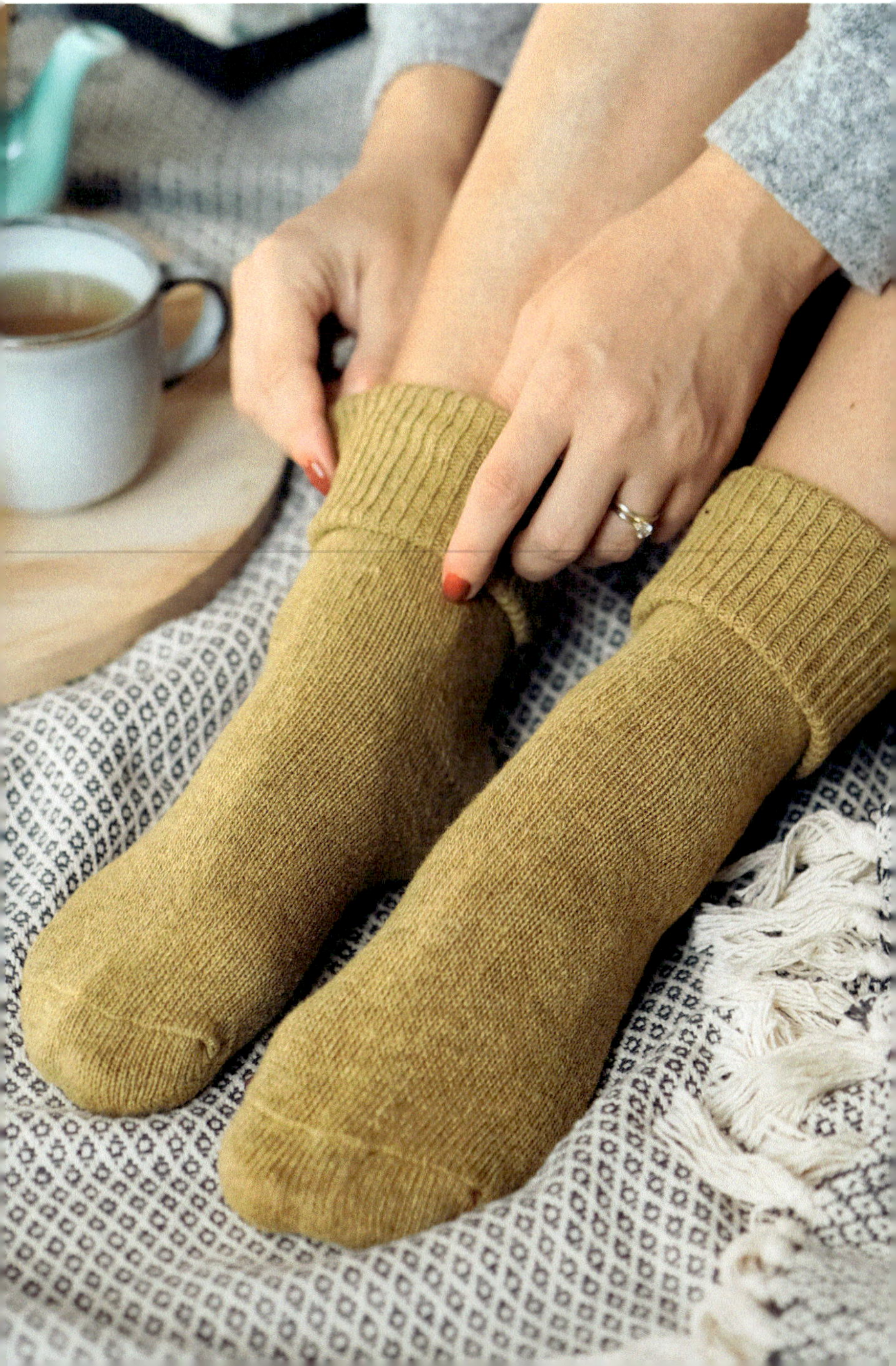

78 Beckenboden-Yoga

Warum braucht der Beckenboden Kraft und Entspannung?

Oft merken Frauen nach einer Geburt das erste Mal, dass der Beckenboden nicht mehr so fit ist, wie er mal war. Symptome wie Schwächegefühl, Inkontinenz oder Schmerzen lassen sich durch Rückbildungstraining zunächst gut in den Griff bekommen. Durch den veränderten Hormonhaushalt in den Wechseljahren treten sie dann jedoch meist erneut auf.

Man erinnert sich an die klassischen Beckenbodenübungen wie »Aufzug fahren« oder »Kirschkern aufheben« und versucht, das Problem mit Kräftigungstechniken zu beheben. Ein solch isoliertes Beckenbodentraining gilt aber nicht mehr als zeitgemäß. Vielmehr sollte der Beckenboden in Verbindung mit dem gesamten Körper betrachtet werden.

»Je besser der Körper und vor allem jene Körperregionen, die den Beckenboden schützen und stützen, mobilisiert sind, desto besser kann auch der Beckenboden in ihm schwingen«, erklärt die ausgebildete Beckenboden-Yoga-Lehrerin Anna Sophie Pietsch. Konzentriert sich klassisches Beckenbodentraining oft ausschließlich auf die Kräftigung der Beckenbodenmuskulatur, wird beim Beckenboden-Yoga zusätzlich der Faktor Entspannung berücksichtigt. »Viele Symptome rühren nicht zwangsläufig von einem zu schwachen Beckenboden. Oft steckt ein Mix aus schwachen und verspannten Anteilen dahinter. Zudem besteht der Beckenboden zu maximal 30 Prozent aus Muskulatur und zu rund 70 Prozent aus Fasziengewebe. Deshalb brauchen wir in einem guten Beckenbodentraining nicht nur kräftigende, sondern auch dehnende, wippende, springende und entspannende Übungen.«

Die Nerven liegen während der Wechseljahre immer öfter blank? Das kann auch unser Beckenboden, der sehr empfindlich auf die Regungen des Nervensystems reagiert, zu spüren bekommen. Das heißt: Je stressfreier wir die neue Lebensphase erleben, desto besser für den Beckenboden. So können unsere Seele und unser Körper durchatmen und zur Ruhe finden.

Info Beim Beckenboden-Yoga werden bewusst Entspannungs- und Achtsamkeitsübungen sowie Atemtechniken integriert.

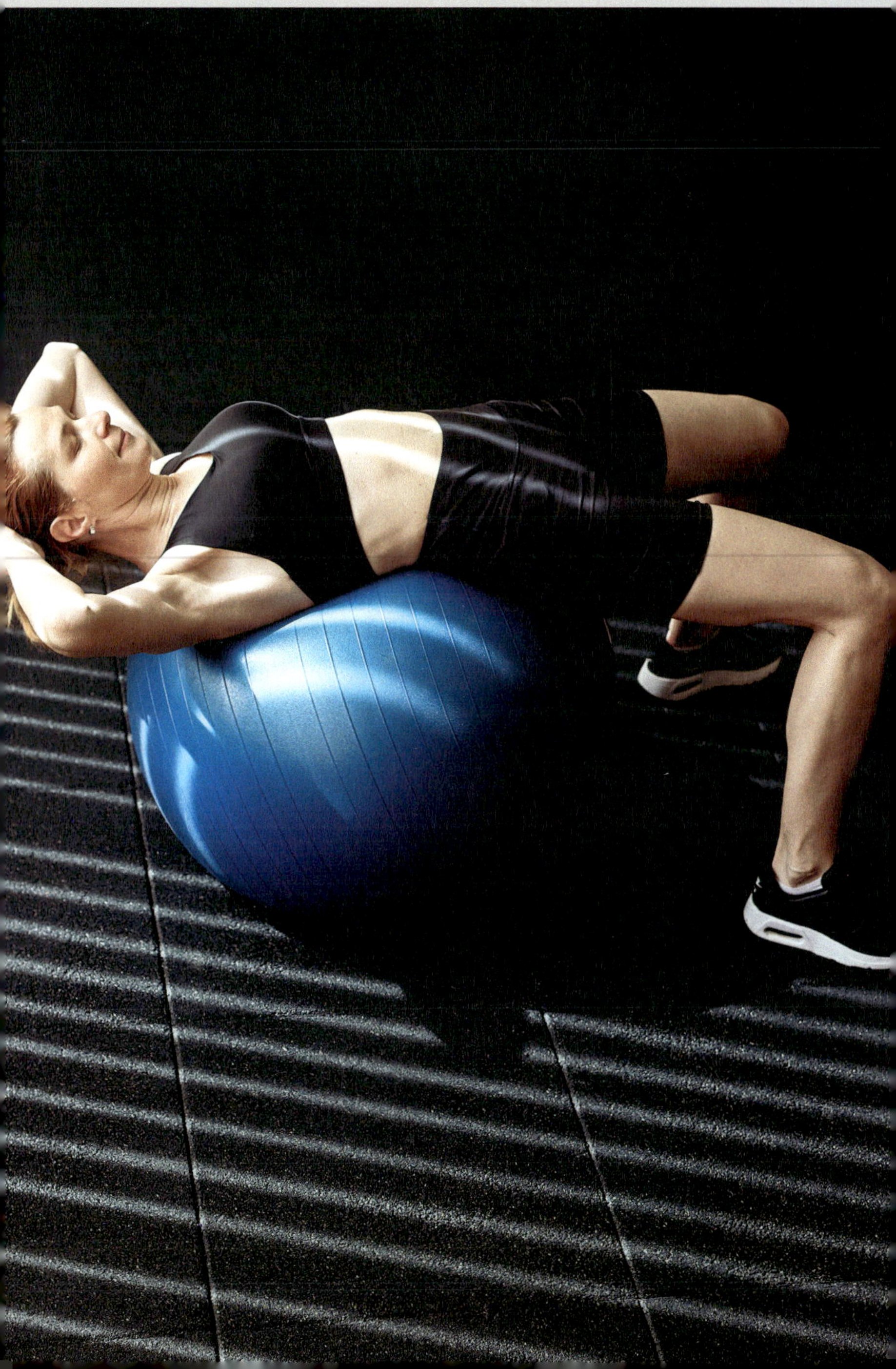

79 Starke Mitte

Welche Sportarten sind top, welche flop?

Tennis, Beachvolleyball, Laufen: Das sind beziehungsweise waren meine sportlichen Leidenschaften. Denn langsam merke ich, dass es im Rücken zwickt und der Beckenboden mit meiner Wahl nicht mehr ganz so einverstanden zu sein scheint. In der Tat gibt es Sportarten, die sich für die Beckenbodenmuskulatur im wahrsten Sinne des Wortes stark machen, und andere, die man einem geschwächten Beckenboden nicht zumuten sollte.

Ballsportarten wie Tennis, Volleyball, Handball oder Basketball leben von ruckartigen, schnellen Bewegungen inklusive ständiger Richtungswechsel – all das belastet den Beckenboden. Auch beim Laufen auf Asphalt wird er bei jedem Schritt einer großen Stoßbelastung ausgesetzt. Wer sich ohne regelmäßige Bewegung an der frischen Luft nur als halber Mensch fühlt, der sollte für seine Laufstrecke besser auf weiche Waldböden setzen oder Nordic Walking als rücken- und gelenkschonende Variante in Betracht ziehen.

Nicht nur ein hormonelles Ungleichgewicht, sondern auch Übergewicht kann Beckenbodenprobleme verursachen. Also ab ins Wasser! Der Körper bekommt Auftrieb, und Bänder, Gelenke sowie der Beckenboden werden entlastet. Durch die Beinbewegung beim Kraulen oder Rückenschwimmen kommt der Hüftbeugemuskel (Psoas-Muskel), der mit dem Beckenboden verbunden ist, ordentlich zum Einsatz und wird somit gestärkt. Muskeln wie dieser, die durch vieles Sitzen oft verkürzt und verspannt sind, können die Beckenbodenfunktionen beeinträchtigen.

Langsame, fließende Bewegungen, wie sie beim Yoga, Pilates oder Qi Gong die Regel sind, helfen in Kombination mit Entspannungs- und Atemtechniken, verspannte Muskelgruppen zu lösen, zu mobilisieren und zu dehnen. Zugleich haben die meisten Body-und-Mind-Sportarten zahlreiche Übungen im Repertoire, die gezielt die Körpermitte stärken und auch als wichtige Vorbeugung für einen belastbaren Beckenboden zu sehen sind.

Tipp Wer auf seinen Körper hört, weiß intuitiv, welche Bewegung ihm guttut.

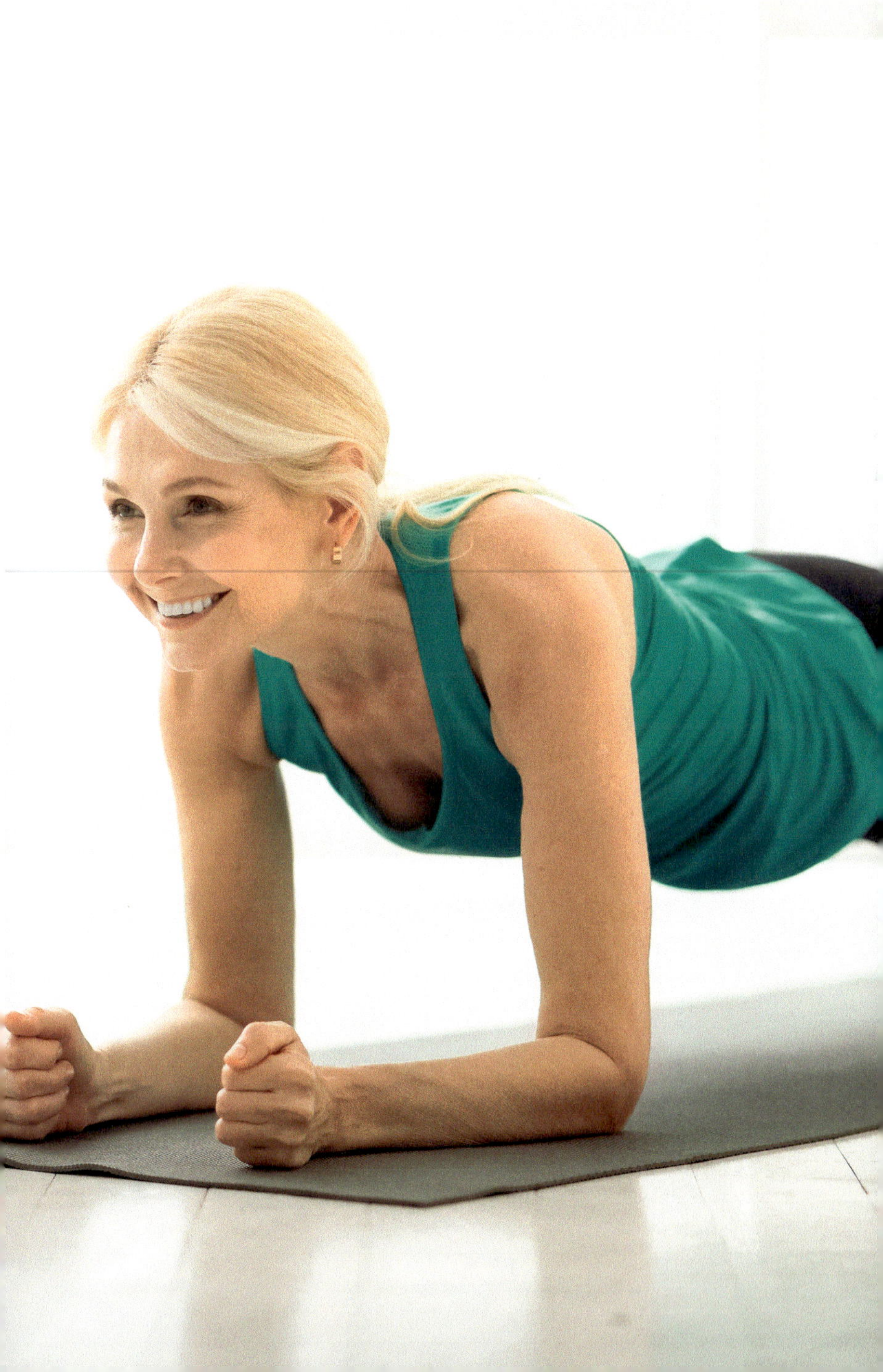

80_Osteoporose

Wie lässt sich dem Knochenschwund entgegenwirken?

Östrogene leisten im weiblichen Körper Unglaubliches, auch in Bezug auf unsere Knochengesundheit. So besitzen sie die Fähigkeit, die Aktivität der knochenabbauenden Zellen, der sogenannten Osteoklasten, zu hemmen. Der Rückzug des weiblichen Geschlechtshormons in den Wechseljahren kann sich im Umkehrschluss leider ungünstig auf unsere Knochendichte und -struktur auswirken und zu Osteoporose führen.

Bei dieser Skeletterkrankung nimmt die Knochenmasse ab, und die Knochensubstanz wird porös: Die Knochen werden spröde, instabil und anfälliger für Brüche. »Das Risiko, an Osteoporose zu erkranken, liegt für Frauen ab 50 Jahren mit rund 24 Prozent deutlich höher als bei Männern«, erklärt Wirbelsäulenexperte Dr. Alexander Tuschel. Das hormonelle Ungleichgewicht als einzige Ursache für den altersbedingten Knochenschwund zu sehen, wäre jedoch zu einseitig.

»Man geht davon aus, dass Osteoporose aus einem Zusammenspiel mehrerer Faktoren wie Erbkrankheiten, Bewegungsmangel, Fehlernährung, Kalziummangel, Zigaretten- und Alkoholkonsum, Vitamin-D-Mangel oder der Einnahme bestimmter Medikamente entstehen kann. In osteoporotischen Knochen sind der Kalziumgehalt, bestimmte Mineralstoffe und das Kollagen vermindert«, so der Facharzt. Ein gesunder Lebensstil mit ausgewogener Ernährung und regelmäßiger Bewegung kann den altersbedingten Abbauprozess der Knochen zwar nicht aufhalten, aber durchaus verlangsamen.

Das Tückische: Osteoporose ist eine schleichende Krankheit, die anfangs keine Beschwerden macht. Dazu der Orthopäde: »Die Abnahme der Körpergröße kann ein erstes Anzeichen sein, ebenso wie Rückenschmerzen, die von Wirbelkörperfrakturen herrühren, welche von den Betroffenen oft gar nicht wahrgenommen werden.« Eine Knochendichtemessung (Osteodensitometrie) gibt Aufschluss über den Status quo. Bei diesem Röntgenverfahren wird der Mineralsalzgehalt des Knochens gemessen.

Info Laut WHO besteht eine Osteoporose, wenn die Knochendichte mindestens 2,5 Standardabweichungen unterhalb des statistischen Normalwerts liegt.

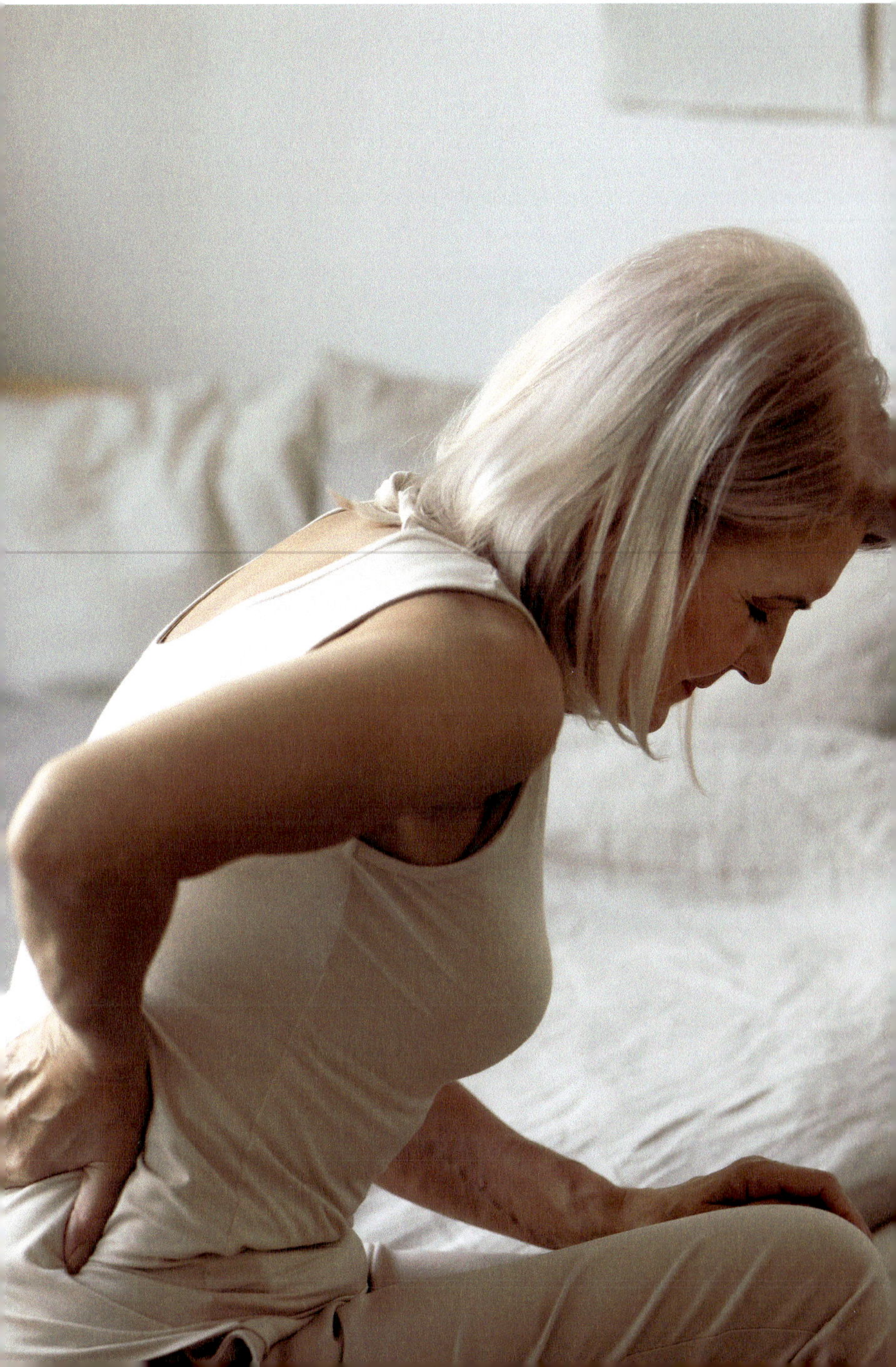

81 Muskelpower

Warum ist jetzt Krafttraining angesagt?

High Planks, Mountain Climbers, Burpees: Bis vor Kurzem konnte ich mit diesen Begriffen, geschweige denn mit deren Umsetzung, nicht viel anfangen. Mittlerweile gehören Liegestützsprünge zu meinem regelmäßigen Sportprogramm. Outdoor, auf der Matte, mit einer Gruppe gleichgesinnter Frauen, die wissen, worauf es in der Lebensmitte ankommt: gezieltes Krafttraining für starke Muskeln und starke Knochen! »Laut Deutscher Gesellschaft für Innere Medizin nimmt ab dem 30. Lebensjahr die Muskelmasse um bis zu 1 Prozent pro Jahr ab. Ab 50 kommt es zu einem Kraftverlust von rund 15 Prozent pro Jahrzehnt, ab 70 sind es sogar 30 Prozent«, fasst Fitness-Experte Andreas Landau die wissenschaftliche Datenlage zusammen.

Rechtzeitig aktiv gegenzusteuern, ist sicherlich kein Fehler – nicht wegen der Optik, sondern aus gesundheitlichen Gründen. Die Wissenschaft ist sich einig: Der altersbedingte Verlust an Muskelmasse (Sarkopenie) kann zahlreiche Krankheitsprozesse wie Diabetes oder Osteoporose in Gang setzen.

Tägliches Trainieren ist nicht notwendig. Der Konsens aus der Sportmedizin lautet: zweimal pro Woche Kraftsport. Positiver Nebeneffekt: Muskeln verbrauchen auch im Ruhezustand Energie und sind somit wichtige Verbündete im Kampf gegen unerwünschte Kilos. Kein Fan von Fitnessstudios? In Büchern oder Internetportalen finden sich zahlreiche Kräftigungsübungen für das Work-out zu Hause. Meist reichen Kurzhanteln, eine Springschnur und ein Fitnessband vollkommen aus, bei den meisten Übungen wird die Muskulatur nur durch das eigene Körpergewicht trainiert.

»Wer mit Vollgas startet und sich schnelle Ergebnisse wünscht, wird unter Umständen frühzeitig das Handtuch werfen. Ganz nach dem Motto ›In der Ruhe liegt die Kraft‹ gilt es, mit Geduld und langsamer Steigerung der Trainingsintensität seine Muskeln zu stärken, um fit und gesund in die zweite Hälfte des Lebens zu starten«, rät Landau.

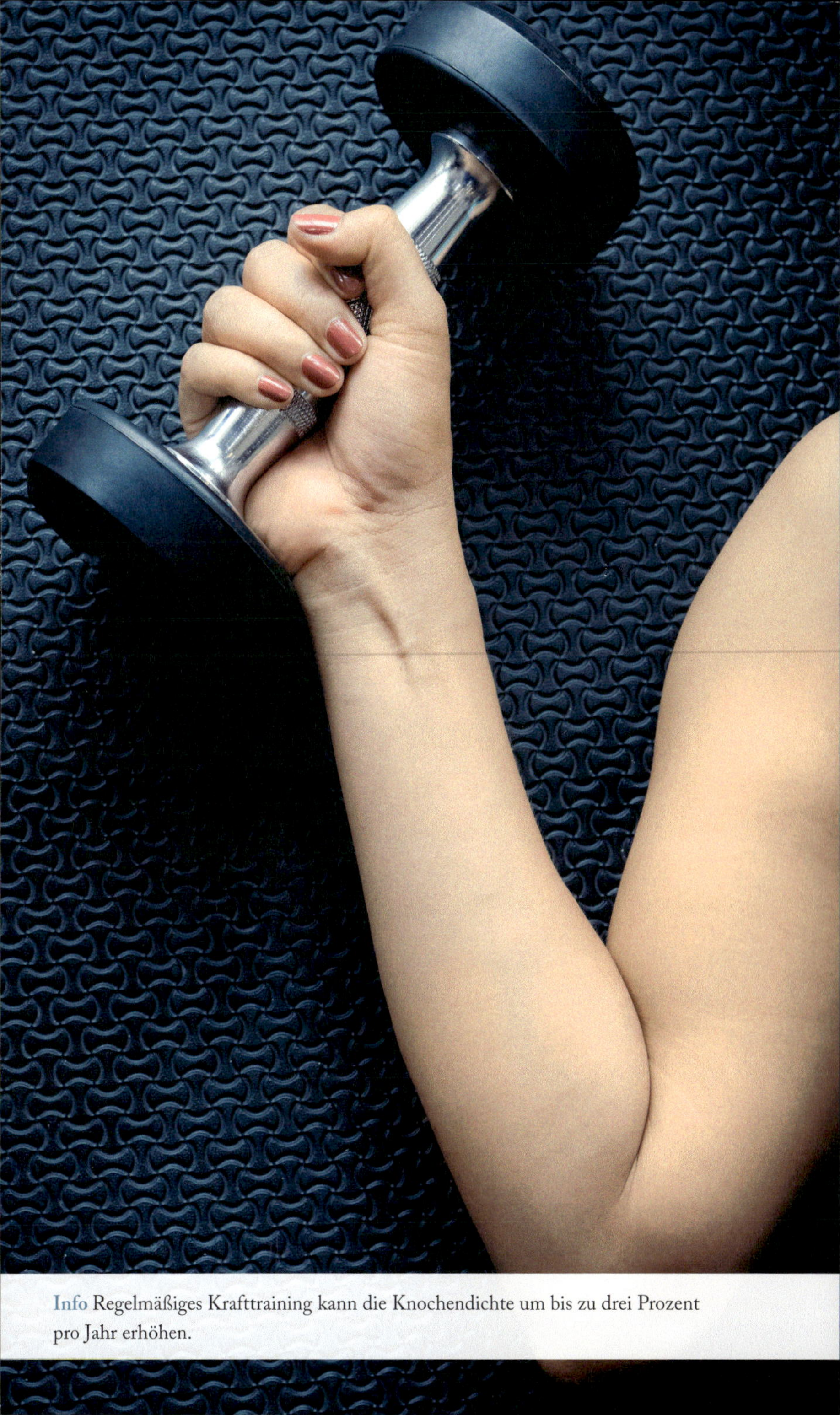

Info Regelmäßiges Krafttraining kann die Knochendichte um bis zu drei Prozent pro Jahr erhöhen.

82_Bewegtes Leben

Warum bringt einen Sport zurück in die Balance?

Berufliche Deadlines, die Freizeitaktivitäten der Kinder, mieses Wetter, der noch zu erledigende Wocheneinkauf: Couch-Potatos sind wahre Meister darin, Ausreden zu finden, wenn es ums Sporteln geht. Doch wie bewegt man den inneren Schweinehund runter vom bequemen Sofa?

Frauen, die mitten im Leben stehen, wissen, wie wichtig ein gutes Zeitmanagement ist, um Beruf, Familie und Partnerschaft unter einen Hut zu bringen. Zeit für einen selbst kommt da meist zu kurz. Erst körperliche Beschwerden wie Rückenschmerzen, steife Gelenke oder Übergewicht lassen uns innehalten und den prall gefüllten Terminkalender nach einer Lücke für Sport durchblättern. Wer seine Sporttermine fix einplant, hat den ersten wichtigen Schritt schon mal getan.

Ausdauer- oder Kraftsport? Allein, zu zweit oder in der Gruppe? Morgens oder abends? Je besser man sich und seinen Körper kennt, desto leichter ist es, die geeignete Sportart für sich zu finden. Nordic Walking mit der Freundin, Pilates in der Gruppe, Crosstrainer zu Hause: Ein Mix an Möglichkeiten erleichtert es, körperlich aktiv zu werden, bringt Abwechslung und erschwert Ausreden. Es regnet? Das stört den Crosstrainer im Wohnzimmer nicht.

Ein gesunder Körper will bewegt werden, am besten täglich, für mindestens eine halbe Stunde. Disziplin schön und gut, doch der Fun-Faktor ist nicht zu unterschätzen. Nur wer Spaß an der Sache hat, wird langfristig am Ball bleiben. Sich nach einer längeren Durststrecke wieder aufzuraffen, fällt schwer, zahlt sich aber aus. Regelmäßige Bewegung trainiert das Herz-Kreislauf-System, kurbelt den Stoffwechsel an, stärkt Muskeln, Knochen, Sehnen, Gelenke und Bänder und sorgt durch die ausgeschütteten Glückshormone wie etwa Serotonin und Dopamin für gute Laune. Sport lässt uns besser schlafen, und auch unsere kognitiven Fähigkeiten – Gedächtnisleistung und Konzentration – werden gepusht.

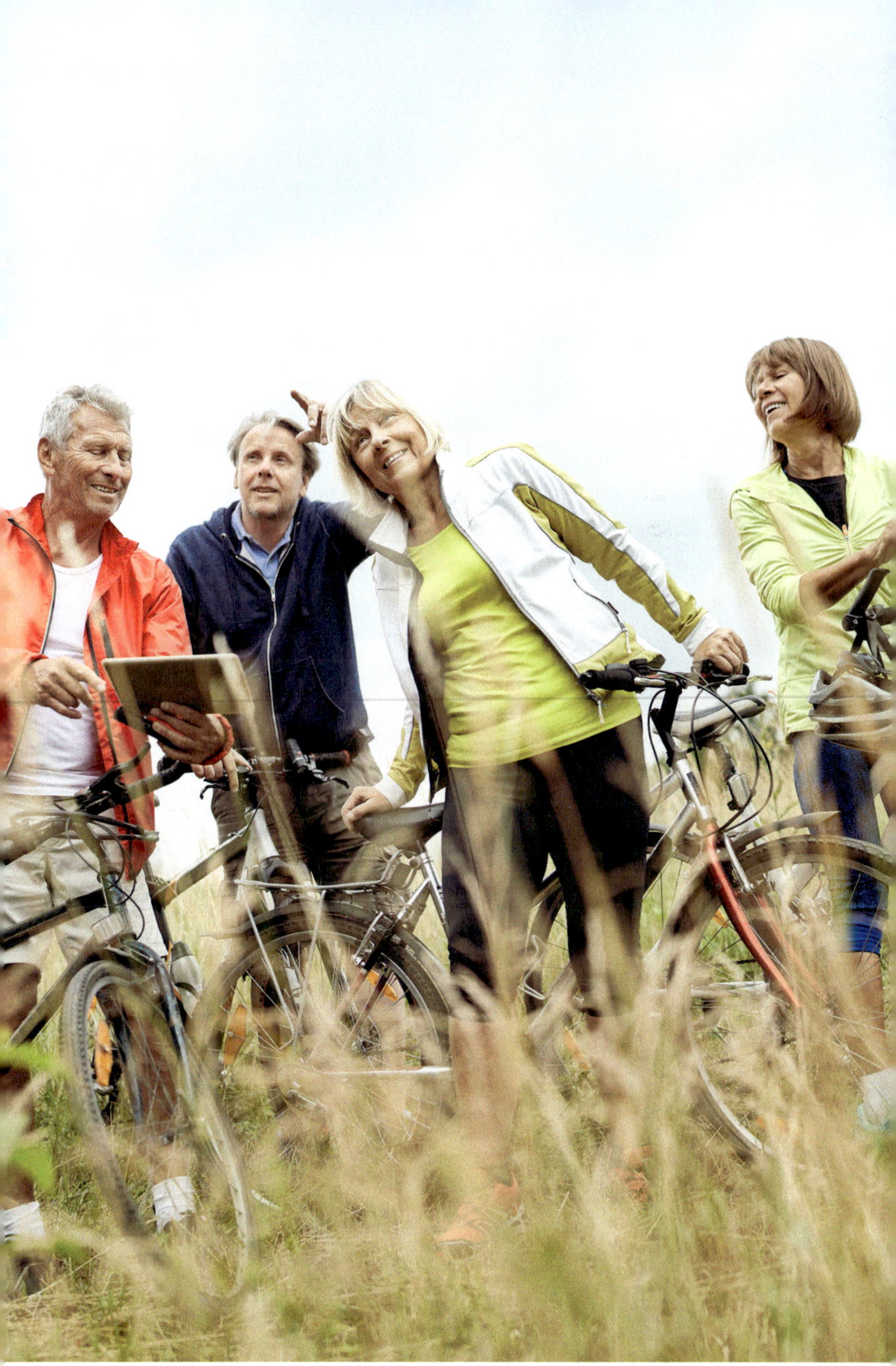

Tipp Regelmäßige Bewegung verbessert die Schlafqualität und sorgt für mentale Ausgeglichenheit.

83 Migräne

Wie äußert sich hormonell bedingter Kopfschmerz?

Schmerzen, die vom Nacken ausgehen, Magen-Darm-Beschwerden wie Durchfall, Heißhungerattacken, Müdigkeit, Gereiztheit, Geruchsempfindlichkeit: Frauen, die wissen, dass ihr Körper vor allem rund um die Menstruation dementsprechende Warnsignale für Migräne-Attacken schickt, können diese Vorboten auch während der Wechseljahre besser einschätzen. »Bei der hormonell bedingten Migräne handelt es sich um das Auftreten von Migräne in zeitlichem Zusammenhang mit der Menstruation, verursacht durch den Abfall des Östrogenspiegels. Bei jeder zweiten Frau mit bekannter hormoneller Migräne besteht die Problematik auch in den frühen Wechseljahren«, erklären die Neurologinnen Dr. Alexandra Zangerle und Dr. Stephanie Klien.

Bei der Migräne handelt es sich um eine Funktionsstörung des Gehirns, der Hirnhaut und der Blutgefäße. »Die Vorboten, Prodromi, können Stunden oder gar Tage vor einer Migräne auftreten.«

Gesellen sich zum pulsierenden, meist einseitigen Kopfschmerz zusätzlich noch Sehstörungen wie Lichtblitze, schwarze Punkte und Flecken oder Sprachstörungen bis hin zum Sprachverlust, spricht man von einer Migräne mit Aura. »Dabei kommt es zu einer langsamen Abnahme der Nervenzellaktivität in diversen Hirnarealen, wodurch eine neurologische Ausfallsymptomatik hervorgerufen wird«, so die Neurologinnen. Es gibt jedoch auch Auren ohne nachfolgenden Migränekopfschmerz sowie Migräne-Attacken ohne vorheriges Auftreten einer Aura.

Neben der medikamentösen Akuttherapie und medikamentösen Prophylaxe ist auch der Lebensstil nicht zu unterschätzen. »Bei der Entstehung von Migräne spielen genetische, biochemische, physiologische und psychosoziale Faktoren in Verbindung mit einer dysfunktionalen Stressverarbeitung eine Rolle. Stressmanagement, kognitive Verhaltenstherapie, Training sozialer Kompetenzen oder Entspannungsverfahren können vorbeugend helfen«, erklärt Dr. Zangerle.

Tipp Mit regelmäßigem aerobem Ausdauersport lässt sich Migräne vorbeugen.

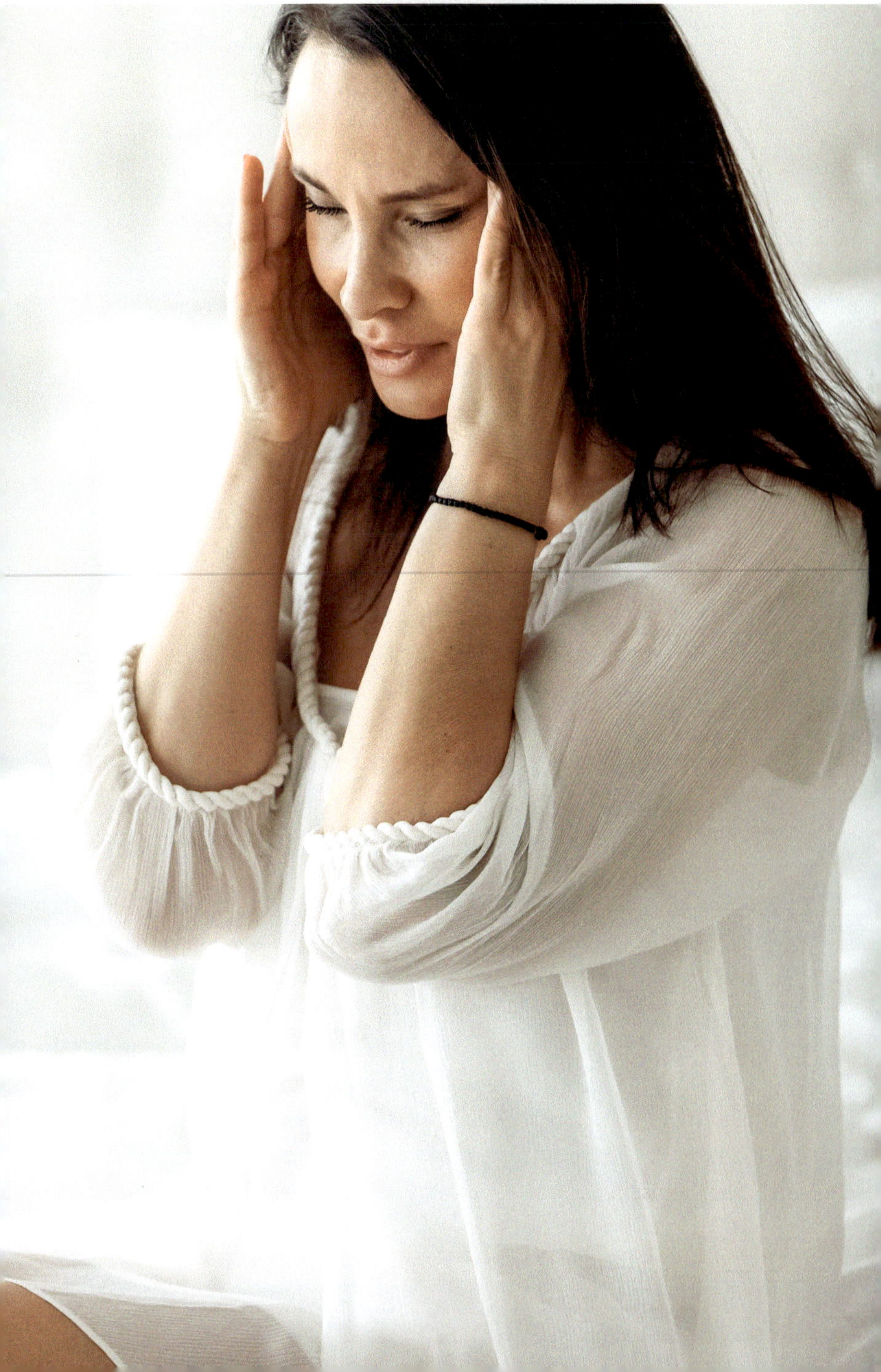

84 Innere Unruhe

Wieso kippt ständig die Stimmung?

Kinder in der Pubertät, Frau im Wechsel: Das Worst-Case-Szenario für jede Familie. Miese Laune, Schreiduelle, Weinkrämpfe stehen an der Tagesordnung. Das Stimmungsbarometer gleicht einer Achterbahnfahrt, ausgelöst durch die hormonellen Schwankungen beider Parteien. Je rasanter die Fahrt, desto anstrengender wird es für uns und unser Umfeld.

Selbst absoluten Frohnaturen kann die Berg- und Talfahrt der Hormone zu schaffen machen. Mit sich und der Welt unzufrieden, innerlich angespannt und unruhig, stapft man gereizt und aggressiv durch die Gegend, und die Laune wechselt von himmelhoch jauchzend bis zu Tode betrübt. Auch jene Frauen, die sich stets unter Kontrolle haben, fahren immer öfter scheinbar grundlos aus der Haut und leben ihre »Launen« ohne Genierer aus. Das Gefühlsspektrum reicht dabei von aufbrausender Wut, Aggressivität und regelrechten Panikzuständen bis hin zu Traurigkeit, Melancholie und Antriebslosigkeit.

Wie wir wissen, geschieht in den Wechseljahren nichts ohne Grund. Woran es fehlt? Wieder einmal an Progesteron und Östrogen. Progesteron sorgt unter anderem dafür, dass wir uns sicher und geborgen fühlen. Kommt es in der Perimenopause zu einem langsamen Absinken des Wohlfühlhormons, hat das selbstverständlich auch Auswirkungen auf unser Wohlbefinden. Ähnlich verhält es sich beim Östrogen, das einen direkten Einfluss auf die Serotoninproduktion in unserem Körper hat. Dieses Glückshormon ist wiederum maßgeblich für unsere Stimmung verantwortlich. Das bedeutet: Der sinkende Östrogenspiegel der Wechseljahre beziehungsweise das Auf und Ab der Hormone spiegelt sich über kurz oder lang auch in unserer sprunghaft erlebten Gefühlswelt wider.

Aber nicht immer sind die Hormone die Antwort auf jedes Verhalten ab 40. Manchmal sind es auch die Lebensumstände und die gewisse Reife, die uns all unsere Emotionen wahrnehmen und zu ihnen stehen lassen.

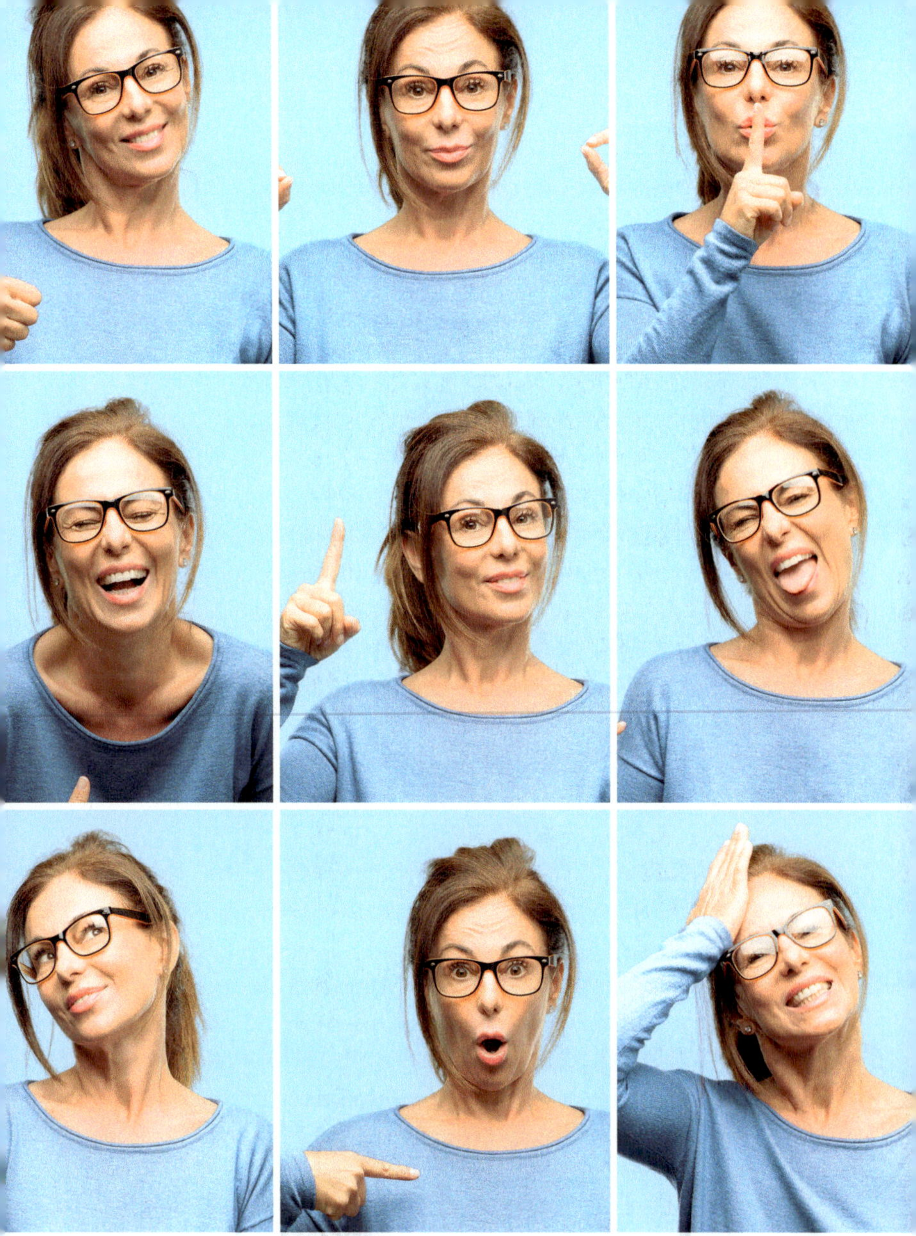

Tipp Entspannungstechniken wie Meditation können für innere Ruhe sorgen.

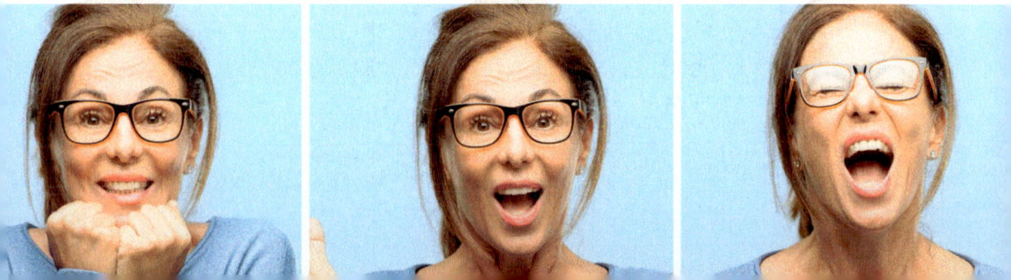

85 Brainfog

Warum wirkt unser Hirn wie in Watte gepackt?

Die ständige Suche nach der Brille bin ich gewohnt. Aber wenn ich die Vornamen meiner Kinder verwechsle, längst eingetragene Termine verschwitze und sich mein Kopf immer wieder wie in Watte gepackt anfühlt, wird es bedenklich.

Die schlechte Nachricht zuerst: Mehr als die Hälfte aller Frauen im Wechsel leidet unter dem sogenannten Brainfog, also Gehirnnebel. Die gute Nachricht: Solche Probleme der kognitiven Leistungsfähigkeit haben nichts mit einer beginnenden Demenz zu tun. Sobald sich der Körper an die hormonelle Umstellung gewöhnt hat, ist der Spuk auch schon wieder vorbei. Denn wie so oft ist der Östrogenabfall als Ursache für das geistige Nachlassen unseres Gehirns zu sehen. Im Gehirn schalten und walten Östrogenrezeptoren, also wichtige Andockstellen für das Hormon. Sie steuern unter anderem den Energiestoffwechsel des Gehirns und halten unsere grauen Zellen auf Trab. Wird die Östrogenproduktion gedrosselt, wirkt sich das auch auf unsere geistige Aufnahmefähigkeit aus.

Wie lässt sich der Nebel lichten? Mit täglichem Brain-Jogging. Tägliches Gehirntraining, das die linke und rechte Gehirnhälfte fordert, kann der Schlüssel zum Erfolg sein. Es reichen drei bis fünf Minuten, aber auch fürs Gehirn gilt: Wer rastet, der rostet.

Weitere Tipps für unsere kleinen grauen Zellen: Regelmäßige Bewegung, geistige Aktivitäten wie Sudoku oder das Erlernen einer Fremdsprache, eine ausgewogene Ernährung, sozialer Austausch mit Freunden und Familie, Stress weitgehend vermeiden und Entspannungstechniken in den Alltag integrieren. Ausgeschüttete Stresshormone wie Cortisol begünstigen die Entstehung freier Radikale, die wiederum die Gehirnzellen schädigen. Stress wirkt sich daher äußerst negativ auf das Gedächtnis und das Gehirn aus.

Auch jede Stunde Schlaf zählt. Neurologen sind sich einig: Ausreichend Schlaf ist entscheidend für die Gedächtniskonsolidierung.

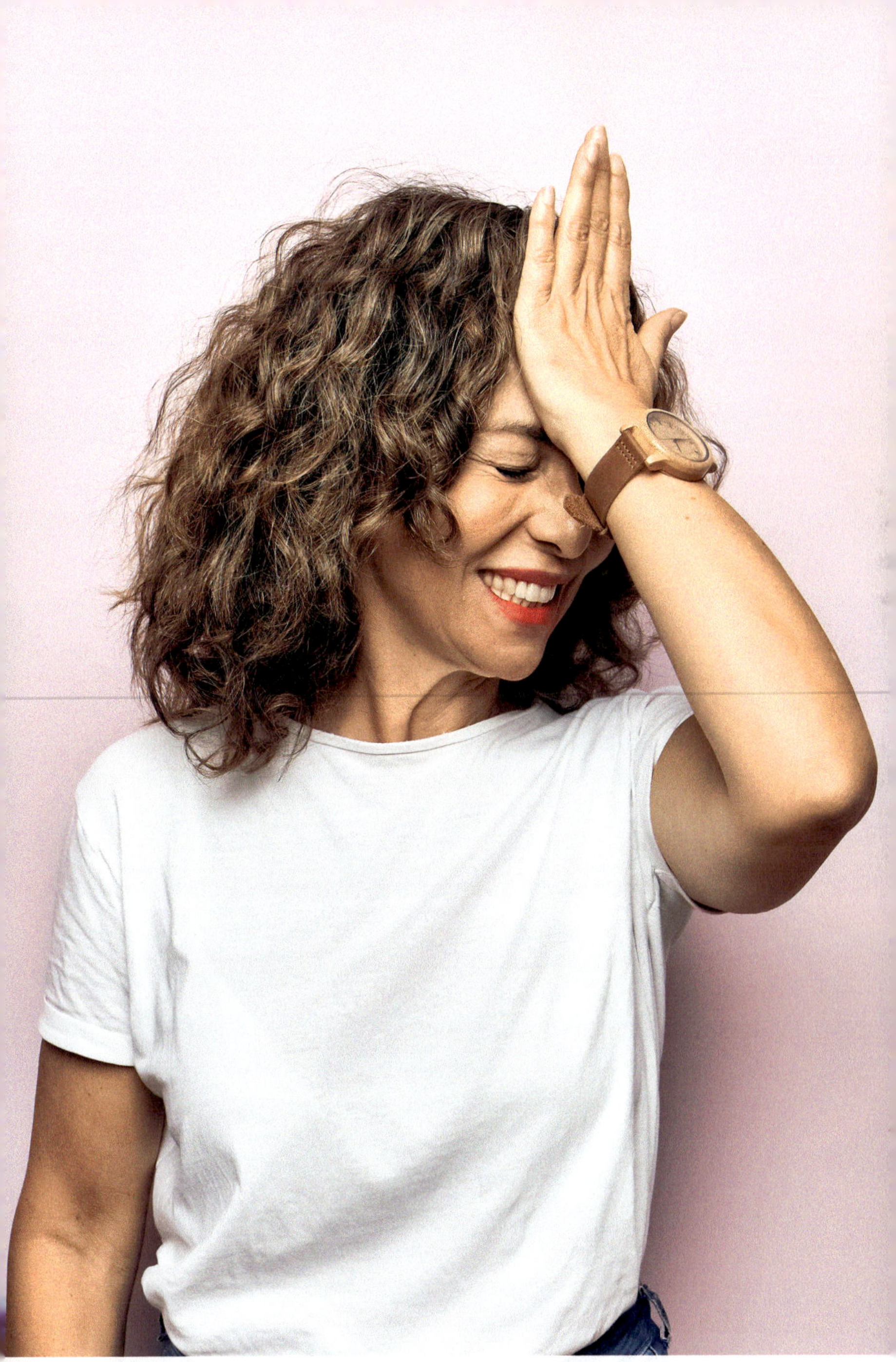

Tipp Achtsamkeitsübungen, kleine Auszeiten im Alltag und eine gesunde Schlafroutine fördern die kognitiven Fähigkeiten.

86 Depressive Verstimmung

Warum fühlt sich die Welt plötzlich farblos an?

Schlechte Tage hat jeder einmal. Doch wenn sich die gedrückte Stimmung in dauerhafter Niedergeschlagenheit äußert, der Antrieb für alltägliche Dinge wie Körperpflege fehlt, banale Kleinigkeiten wie der Weg zum Supermarkt als kaum zu bewältigende Last empfunden werden und sich Gefühle wie Hoffnungslosigkeit oder Zukunftsängste breitmachen, ist professionelle Hilfe ratsam.

Psychische Erkrankungen sind in unserer Gesellschaft leider immer noch ein tabuisiertes Thema, generell sind Frauen häufiger von Depressionen betroffen als Männer. So leiden circa 10 bis 15 Prozent aller Schwangeren und Frauen nach einer Entbindung an depressiven Störungen. Aber auch während der Wechseljahre liegt ein erhöhtes Risiko für eine Depression vor. Die medizinische Erklärung liegt im Zusammenhang zwischen den Hormonen Östrogen und Serotonin. Je geringer der Östrogenspiegel, desto geringer fällt auch die Serotoninproduktion in unserem Körper aus. Der Botenstoff Serotonin trägt aber maßgeblich zum körperlichen und seelischen Wohlbefinden bei.

Es ist wichtig, zwischen Stimmungsschwankungen, depressiver Verstimmung und Depression zu unterscheiden. Ausschließlich biologische, psychologische oder soziologische Erklärungsmodelle gelten laut Experten mittlerweile als obsolet. Depressive Erkrankungen werden als multifaktorielles Geschehen gesehen, zu dessen Entstehung neurobiologische, psychische und soziale Faktoren in komplexer Wechselwirkung beitragen.

Dementsprechend vielschichtig zeigen sich auch die Schutzfaktoren, um einer Depression vorzubeugen. Dazu zählt ein gesunder, stressfreier Lebensstil mit ausreichend Schlaf und Bewegung, sozialer Unterstützung und sozialem Engagement. Im Gegenzug gehen Faktoren wie Traumata, Einsamkeit, chronischer Stress (Burnout), persönliche Lebenskrisen (Beziehungen, Job, Krankheit), Rauchen und Adipositas mit einem erhöhten Depressionsrisiko einher.

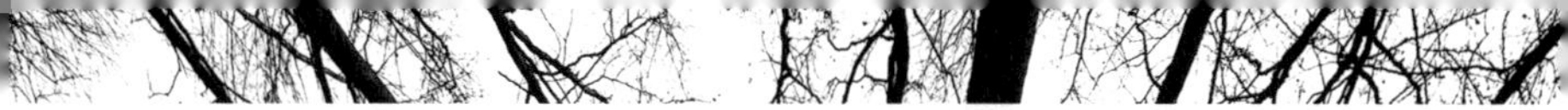

Info Ob es sich um eine Depression handelt, muss vom Arzt abgeklärt werden.

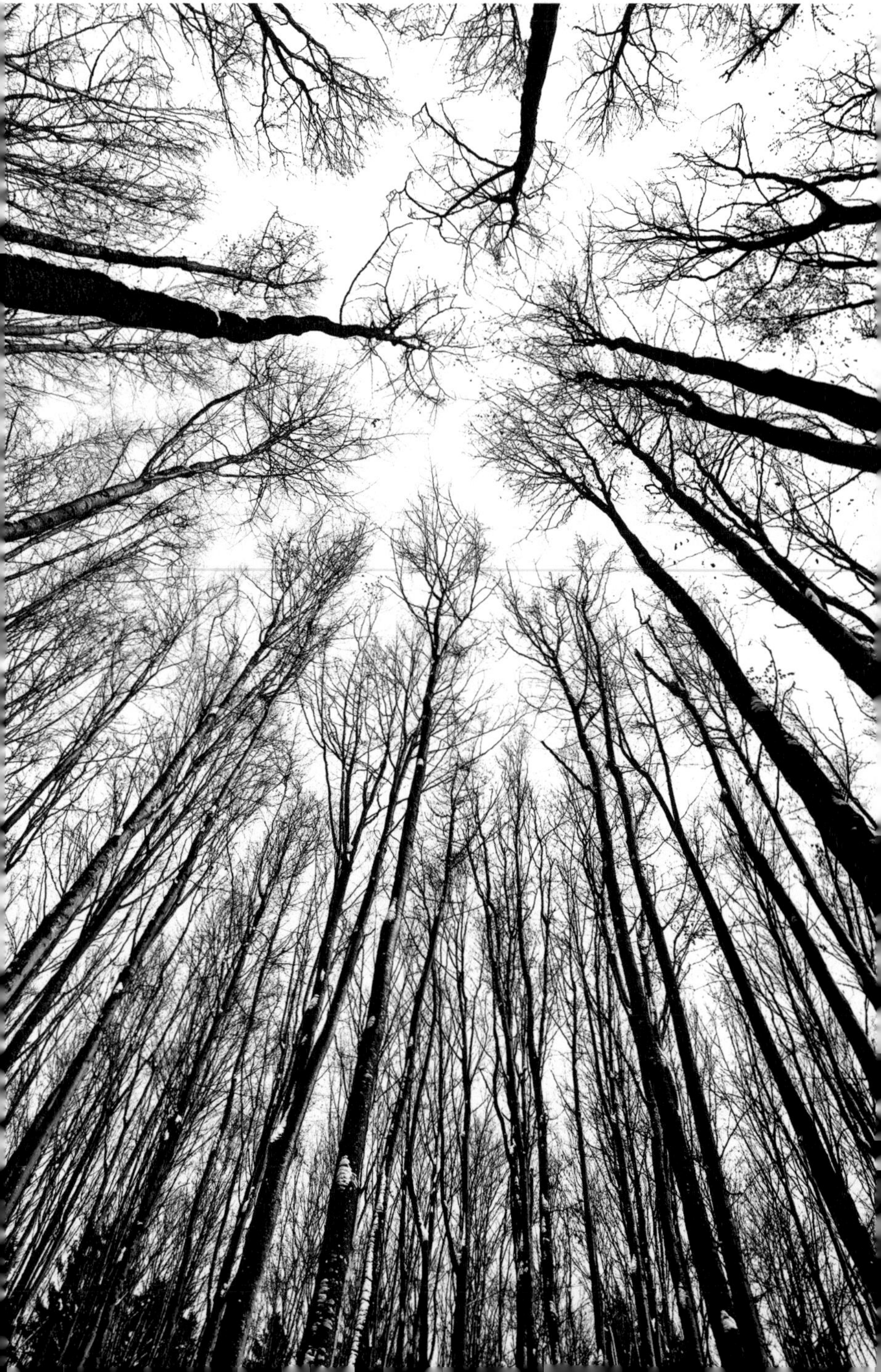

87_Angstzustände

Kein Grund, Panik zu schieben?

Die Hände zittern, der Mund wird trocken, das Herz schlägt bis zum Hals, es wird einem schwindelig und übel, der Schweiß strömt aus jeder Pore, man bekommt kaum Luft, starke Emotionen breiten sich als beklemmendes Gefühl im ganzen Körper aus: So fühlt sich Panik an!

»Über zwei Millionen Menschen werden im deutschsprachigen Raum regelmäßig von Panikattacken geplagt«, informiert Klaus Bernhardt, Leiter des Instituts für moderne Psychotherapie in Berlin. Als körperliche Auslöser nennt der Bestsellerautor Medikamentenunverträglichkeiten ebenso wie Lebensmittelintoleranzen, hormonelle Probleme sowie Vitamin- und Nährstoffmangel. Aber auch eine genetische Veranlagung, Schicksalsschläge oder eine psychische Überlastung spielen bei der Entstehung von Angsterkrankungen eine Rolle.

So unterschiedlich jede Frau die Zeit der Wechseljahre erlebt, so vielseitig äußern sich auch die Stimmungsschwankungen, die mitunter in einer Panikattacke gipfeln können. Ein Zustand, in dem der Körper das Stresshormon Adrenalin ausschüttet, das wiederum die oben genannten körperlichen Signale verstärkt. Panikattacken gehen meist mit vermeintlichem Kontrollverlust und akuter Todesangst einher. Die Angst, einen Herzinfarkt zu erleiden, steigt mit jedem Puls- und Herzschlag.

Wann wird mich die nächste Panikattacke überrollen? Die Angst vor der Angst hat eine enorme Wirkung. Das ständige Sich-Sorgen-Machen, wann es wieder so weit ist, löst eine wahre Angstspirale aus. »Eine generalisierte Angststörung gilt nicht grundlos als psychosomatische Erkrankung. Das heißt: Der Körper ist in den meisten Fällen gesund, die Psyche sorgt jedoch dafür, dass zahlreiche Krankheitssymptome wahrgenommen werden. Mittels Psychotherapie lassen sich Panikattacken wieder loswerden. Dabei gilt es, nicht die Symptome zu behandeln, sondern deren Ursache auf den Grund zu gehen«, so Bernhardt.

Info Auch eine Schilddrüsenüberfunktion, übermäßiger Alkoholkonsum oder Antidepressiva können Panikattacken auslösen.

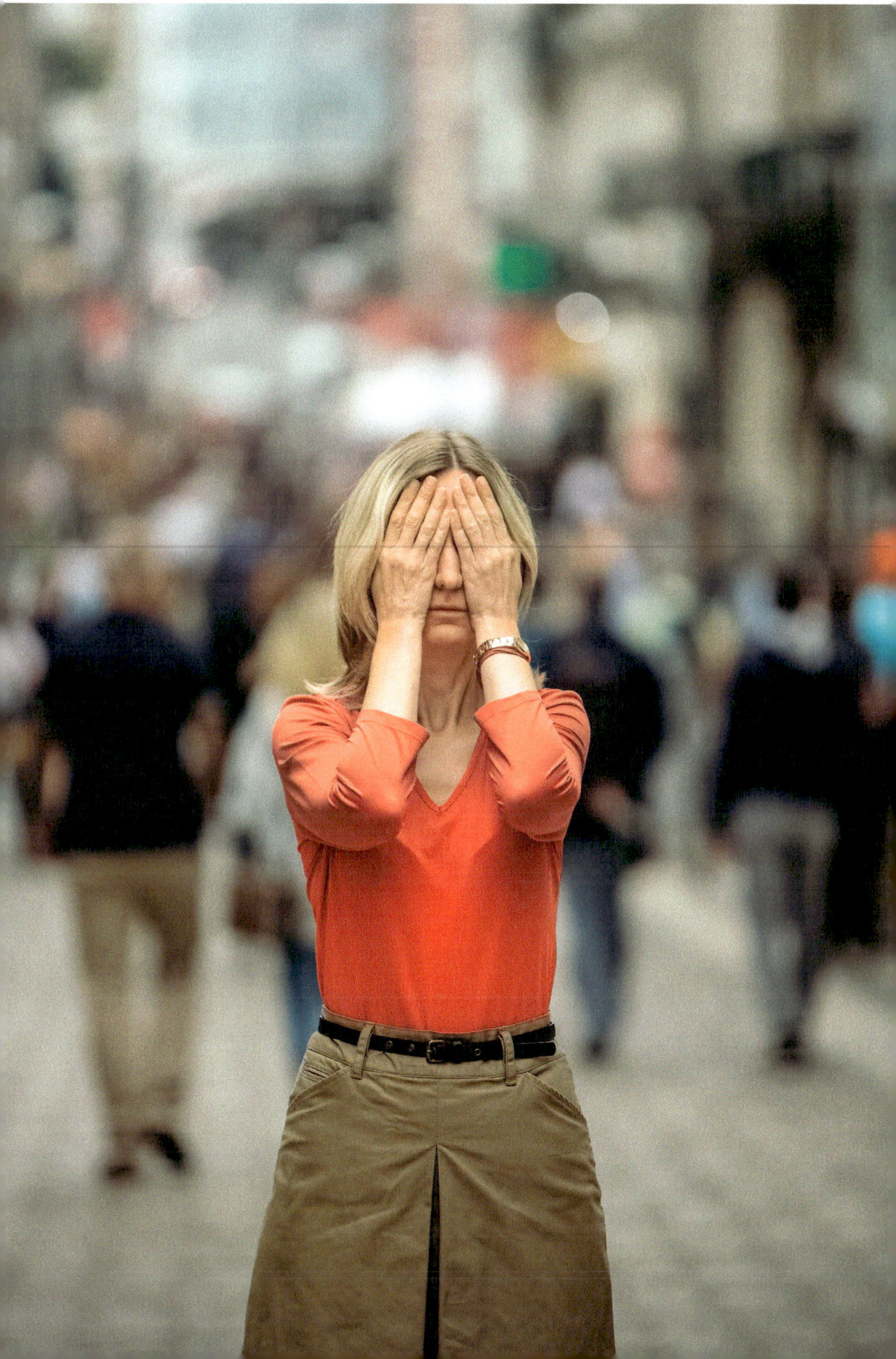

88 Selfcare

Warum wird es Zeit, sich zur Priorität zu machen?

Ab einem bestimmten Alter scheint nicht nur der Körper öfter die Pausetaste drücken zu wollen. Auch mental sehnen sich viele Frauen nach einer Verschnaufpause. Standen bisher vorwiegend die Bedürfnisse der anderen im Mittelpunkt, formulieren es Beschwerden wie Schlafstörungen, Gereiztheit, Panikattacken oder depressive Verstimmung ganz deutlich: Jetzt ist Zeit für mich angesagt! »Selfcare« ist ein viel zitierter Lifestyle, der mehr als ein heißes Bad oder ein gutes Buch bedeutet.

»Sich mit seinen Bedürfnissen, aber auch Sorgen auseinanderzusetzen – ohne Ablenkung und Zerstreuung –, ist man nicht gewohnt. Man neigt dazu, es zu vermeiden. Doch Selbstreflexion bedeutet Weiterentwicklung, der Blick wandert von außen nach innen«, so Gesundheitspsychologin Marion Kronberger.

Kleine Auszeiten vom Alltag wollen gelernt und vor allem gewollt sein. Nicht selten macht einem das schlechte Gewissen einen Strich durch die Rechnung. Leistung, Perfektionismus, Produktivität, Verfügbarkeit rund um die Uhr: Unsere schnelllebige Zeit erschwert es uns regelrecht, sich für den einen oder anderen Moment bewusst »rauszunehmen«. »Ohne genügend Freiraum für Erholung und Entspannung, der den Gedanken Raum gibt und Kreativität ermöglicht, hat man auch keine Energie für die Herausforderungen des alltäglichen Lebens. Je mehr Kraftquellen uns als Ressourcen zur Verfügung stehen, desto besser«, rät Kronberger.

Sosehr sich viele nach Qualitätszeit für sich sehnen, so beängstigend ist für andere allein schon die Vorstellung davon. Sich eingestehen zu müssen, dass man sich selbst aus den Augen verloren hat, kann durchaus schmerzhaft sein. Ein Grund mehr, sich noch heute sein Rendezvous mit sich selbst im Kalender zu fixieren. Feste Zeitfenster für kleine Auszeiten helfen, sich wieder auf sich und seine Bedürfnisse zurückzubesinnen. Die Seele wird es einem danken – der Körper sowieso.

Tipp Emotionales Wohlbefinden fängt bei sich selbst an. Auch die Seele braucht Auszeiten.

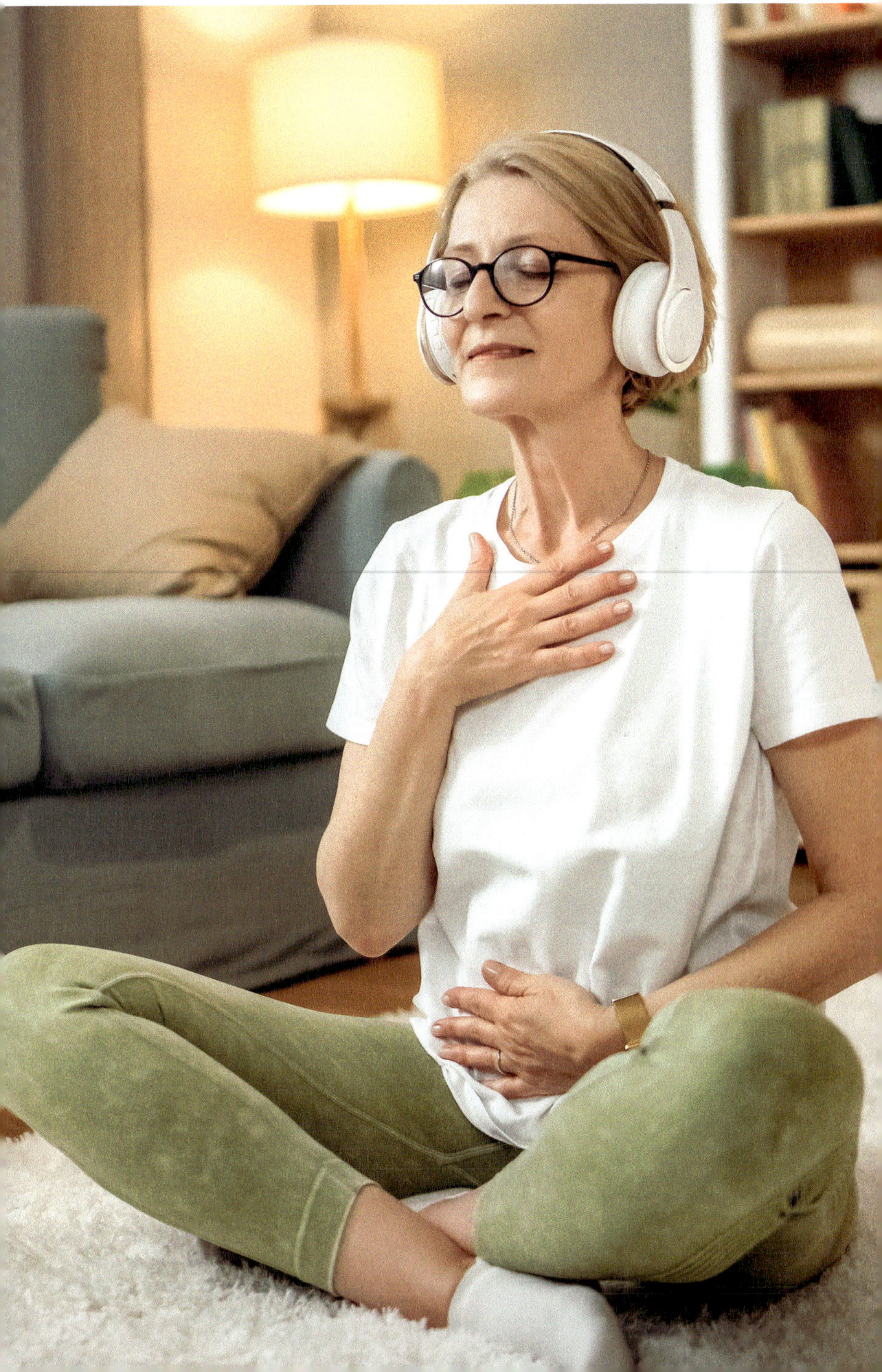

89 Partnerschaft

Wechseljahre: Beziehungskiller oder Chance?

Eine gute Partnerschaft erfüllend zu gestalten, ist schon in guten Zeiten nicht immer ein leichtes Unterfangen. Für Beziehungen und Gefühle gibt es nun mal keine Gebrauchsanleitung und auch keine Garantie, ebenso wenig für die Wechseljahre. Welcher Mann wäre nicht heilfroh, wenn es für seine »Frau im Wechsel« eine Betriebsanleitung gäbe?

Der neue Lebensabschnitt kann selbst die beste Partnerschaft, die von gegenseitigem Verständnis und Wertschätzung geprägt ist, durchaus an ihre Grenzen bringen. Nicht selten gehen Ehen just im mittleren Alter in die Brüche. Wie oft habe ich im Zuge meiner Recherchen den Satz gelesen: »Bevor Sie zum Scheidungsanwalt gehen, lassen Sie Ihren Hormonstatus bestimmen!« Was damit wahrscheinlich zum Ausdruck gebracht werden soll, ist Folgendes: Nicht Hitzewallungen und Co. machen uns zu Furien, die ständig die Nerven verlieren und an allem und jedem herumnörgeln. Es ist vielmehr das damit einhergehende Auseinandersetzen mit dem eigenen Älterwerden und all seinen Folgen, das ein erhöhtes Konfliktpotenzial im partnerschaftlichen Miteinander liefert.

Zum einen kann sich das Selbstbild verändern und indirekt auf die Beziehung auswirken. Wer sich weniger attraktiv, sexy, weiblich, schwungvoll und interessant findet, wird vielleicht auch weniger Lust auf intime Zweisamkeit mit seinem Partner verspüren. Chronischer Stress, Überforderung im Alltag und weitere körperliche Beschwerden tragen das Ihrige dazu bei.

Zum anderen tauchen vielleicht auch auf emotionaler Ebene mit Fragen nach Selbstverwirklichung, Selbstbestimmtheit und Authentizität bisher unausgesprochene, aber wichtige Themen auf der Bildoberfläche auf, die den gewohnten Takt einer langjährigen Partnerschaft durchaus in Aufruhr bringen können. Für die einen ein Grund zu gehen, für die anderen ein Grund, gemeinsam eine neue Ebene des Miteinanders zu finden.

Tipp Offene Gespräche mit dem Partner helfen, sich über vieles klar zu werden.

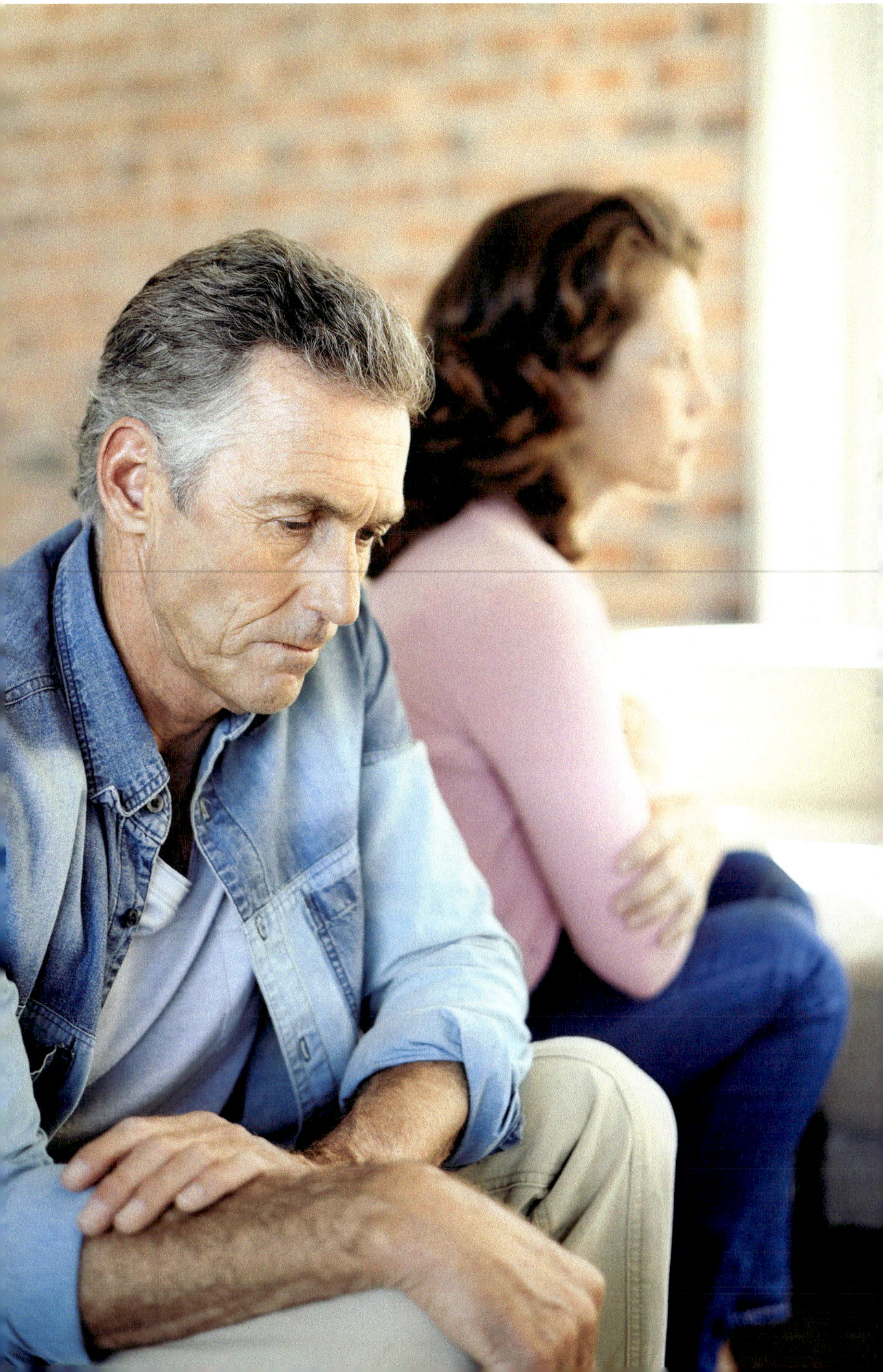

90 Mediation

Wie lassen sich Konflikte klären?

Ein Wort ergibt das andere, und ehe man es sich versieht, wird aus einer Mücke ein Elefant und dunkle Gewitterwolken trüben den einst so wolkenlosen siebten Himmel.

»Viele Frauen erleben die Wechseljahre als Überforderung, die sich auch im partnerschaftlichen Miteinander äußert. Mangelnde Unterstützung im Alltag wird sehr häufig als Grund für die Unzufriedenheit, die jetzt verstärkt wahrgenommen und daher auch verstärkt kommuniziert wird, genannt. Männer fühlen sich ebenfalls hilflos und haben ständig das Gefühl, etwas falsch zu machen«, erzählt Mediatorin Annabel Böder aus der Praxis.

Bevor Vorwürfe, endlose Streitereien und zermürbende Konflikte zu einem Ende der Partnerschaft führen, empfiehlt Böder, eine Mediation in Betracht zu ziehen. »Stimmungsschwankungen können zum Beispiel die Kommunikation untereinander erschweren. Gemeinsam gilt es, Wege für eine respektvolle Kommunikation zu finden«, so die Mediatorin. »Wichtig ist es, dass die Mediation für beide Seiten einen sicheren Raum gewährleistet, in dem offene und ehrliche Kommunikation stattfinden kann. Durch Verständnis, Nähe und Annäherung an gemeinsame Entscheidungen können Konflikte gelöst anstatt verschärft werden.«

Eine unparteiische dritte Person hilft, den aufbrausenden Wind aus den Segeln zu nehmen und Gefühle, die sich in Vorwürfen, Nörgeleien oder verbalen Missverständnissen äußern, zu übersetzen. »Bei einem partnerschaftlichen Konflikt werden schnell Grenzen überschritten. Die Mediation schafft einen strukturierten Rahmen, um wieder das Gespräch auf gemeinsamer Augenhöhe zu finden, und hilft, Gefühle und Wünsche besser zu kommunizieren.« Zertifizierte Mediatoren nach dem deutschen Bundesgesetz verfügen über eine Ausbildung, die mindestens 120 Präsenzzeitstunden sowie praktische Erfahrung inklusive anschließender Supervisionen beinhaltet. Alle vier Jahre sind Weiterbildungen vorgeschrieben.

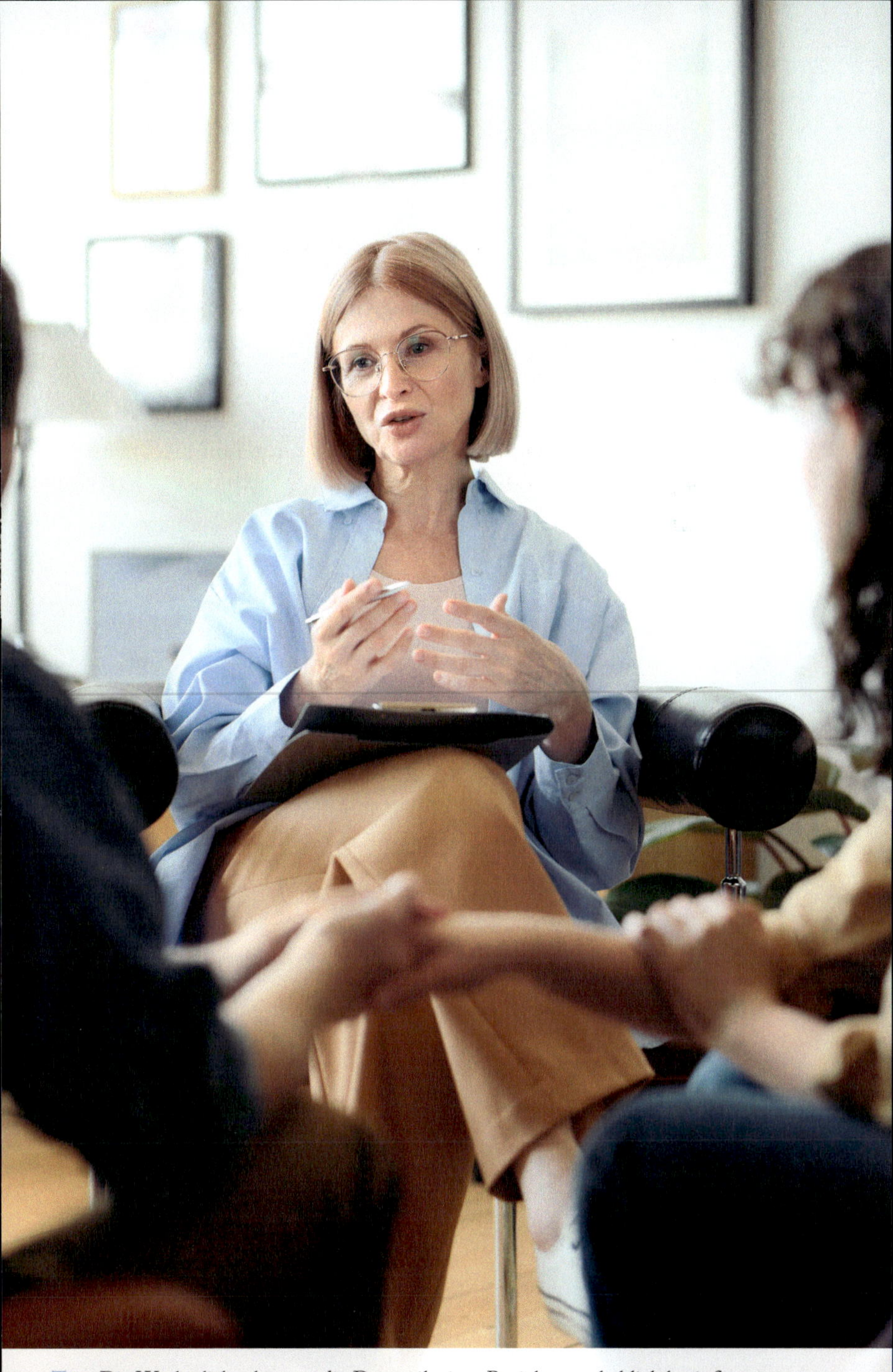

Tipp Die Wechseljahre können die Dynamik einer Beziehung erheblich beeinflussen. Ein Mediator kann als Vermittler unterstützen.

91 Libido

Hat sexuelle Leidenschaft ein Ablaufdatum?

Sind sexuelle Intimität und Leidenschaft eine Frage des Alters? Kommt darauf an. Der Flaute im Schlafzimmer liegen meist mehrere Ursachen zugrunde. Zum einem kann sich die hormonelle Veränderung durchaus auch auf das sexuelle Verlangen auswirken. Ein fein aufeinander abgestimmtes Gleichgewicht der Geschlechtshormone Östrogen, Progesteron und Testosteron regelt das weibliche Lustempfinden.

Geraten die Hormone in Schieflage und beschert uns diese Disbalance Antriebslosigkeit und depressive Verstimmungen, vergeht uns nicht selten die Lust auf Sex. Auch körperliche Beschwerden wie Scheidentrockenheit und damit verbundene Schmerzen beim Geschlechtsverkehr oder Schamgefühle durch Inkontinenz tragen das Ihrige dazu bei.

Erfüllte Sexualität hat auch immer etwas mit dem Bewusstsein für den eigenen Körper zu tun – der nun eben nicht mehr knackige 30 ist. Schlaffe Brüste, unübersehbare Speckrollen um den Bauch, runzelige Haut, weniger Haare auf dem Kopf beziehungsweise verstärkt Haare an den falschen Stellen: Wer sich in seinem Körper nicht wohl und attraktiv fühlt, wird sich ungern entblößt vor seinem Partner fallen lassen. Der Verlust des Selbstwertgefühls hat nicht selten den Verlust von Intimität zur Folge. Ebenso können Veränderungen innerhalb der Partnerschaft oder des Familiengefüges dafür sorgen, dass jegliche Lust für erotische Stunden abhandenkommt.

All das hat natürlich Auswirkungen auf die Partnerschaft und das eigene Wohlbefinden. Neben medizinischen Hilfsmitteln wie Gleitcremes oder Hormonzäpfchen – dazu sollte man sich stets von seinem Gynäkologen beraten lassen – wäre eine offene Kommunikation mit dem Partner ein wichtiger Schritt, um herauszufinden, wie ein für beide Seiten erfülltes Sexleben in der zweiten Lebenshälfte aussehen könnte. Eine derartige Kommunikation erfordert gegenseitiges Vertrauen, Nähe, Verbundenheit und Wertschätzung.

Info Auch das Interesse an Sex kann in der Lebensmitte nachlassen.

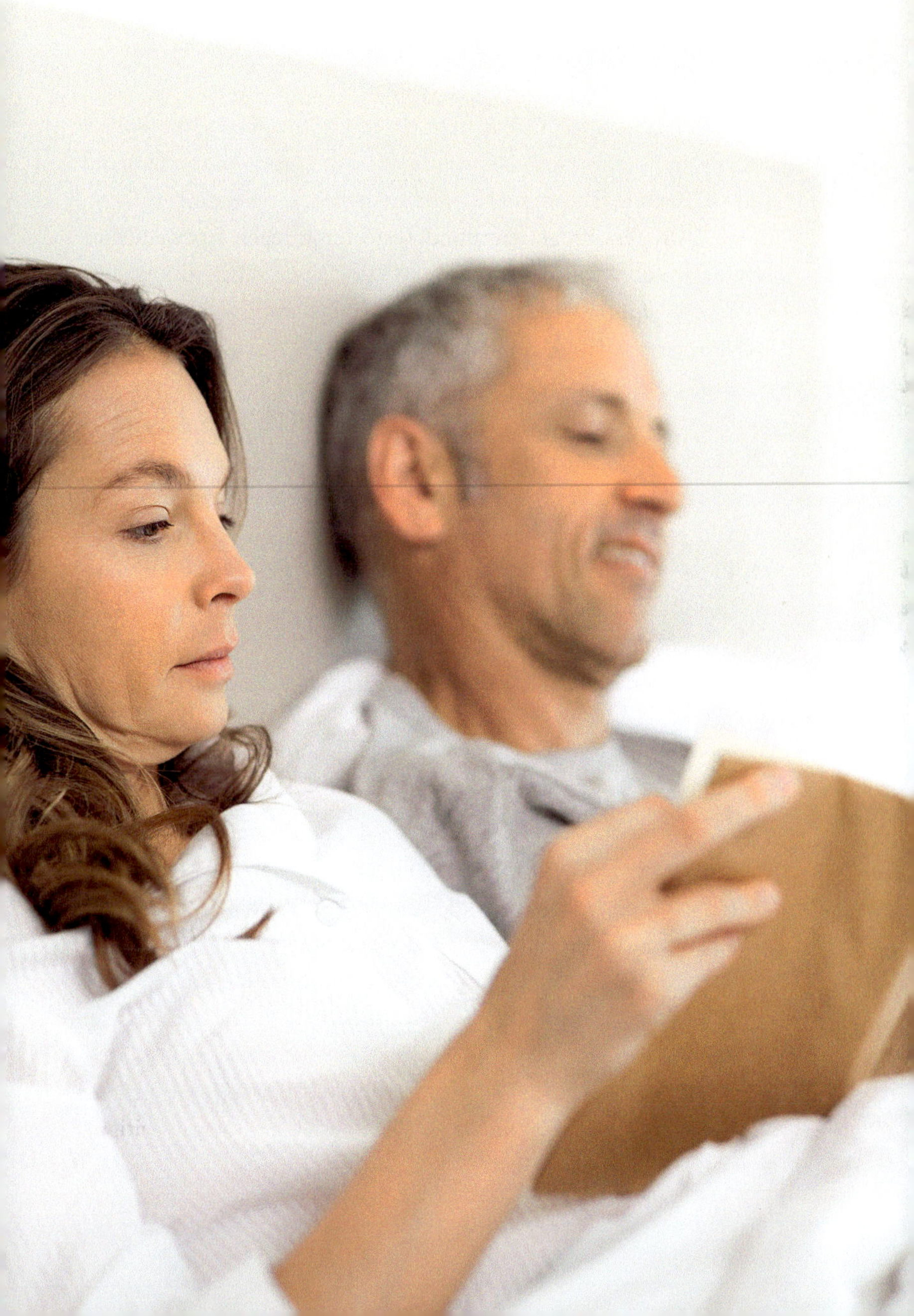

92 Sinnliche Zweisamkeit

Wie kehrt die Erotik zurück ins Liebesspiel?

Sex in der Aufregung der ersten Verliebtheit sieht definitiv anders aus als in einer langjährigen Beziehung oder Ehe. »Wenn Verliebtsein in Liebe übergeht, lässt man sich mehr und mehr auf einander ein und genießt mit der Zeit mehr Vertrauen und Sicherheit, Gewohnheiten, Rituale und Zuverlässigkeit«, so Sexualtherapeutin Nicole Siller. Wenn die Schmetterlinge verflogen sind und aus schönen Gewohnheiten Routinen werden, können die Wechseljahre mit hormonell bedingtem Libidoverlust, emotionalen Verunsicherungen und körperlichen Beschwerden noch eins draufsetzen. »Oft braucht es nur die Akzeptanz der Veränderung und ein paar Impulse, und die Lust entfaltet sich wieder«, weiß Siller. Was braucht es, damit ich meine sexuellen Bedürfnisse spüren kann? Wie lässt sich die Beziehung erotischer gestalten? Wie sage ich meinem Partner, was ich mir wirklich wünsche? Dies sind die Fragen, die Frauen in Sillers Praxis stellen.

Die sexuelle Verunsicherung ist oft auch an Körperveränderungen, die einem selbst nicht gefallen, gekoppelt. »Wenn die Lust nachlässt, geben viele gern dem Partner die Schuld an mangelndem und unbefriedigendem Sex. Vorwürfe wie ›Nie ergreifst du die Initiative!‹ können vor allem in dieser Lebensphase schnell viel kaputtmachen und sind wahre Lustkiller.«

Ein Patentrezept für ein dauerhaft sinnliches Sexualleben gibt es nicht, aber: »Lust und gute Sexualität zu leben, ist eine Frage der bewussten Entscheidung«, so die Sexualtherapeutin. Dazu braucht es Eigenverantwortung. »Wer aus der Warteposition oder der vorwurfsvollen Rolle aussteigen möchte, beginnt am besten bei sich selbst. Was weckt Vorfreude? Sorgen Berührungen oder eher Worte für Lust? Wecken optische Eindrücke oder Gerüche meine sinnlichen Bedürfnisse? Erregen mich Phantasien oder Erinnerungen? Mit all diesen Fragen gilt es, neue lustvolle Spielvarianten zu probieren«, rät Siller.

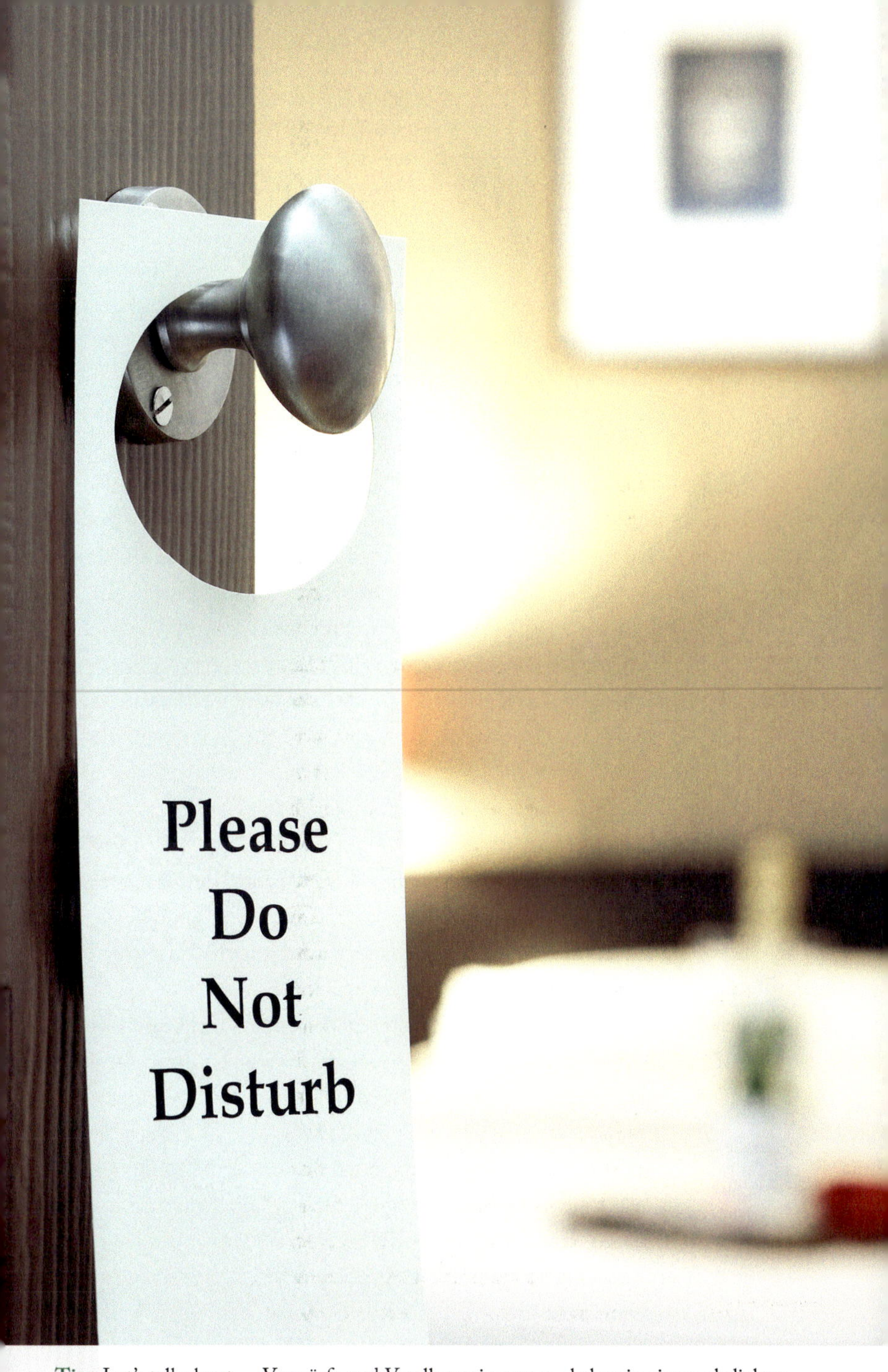

Tipp Let's talk about … Vorwürfe und Verallgemeinerungen haben in einem ehrlichen Gespräch über Sex nichts verloren.

93_Verhütung

Muss man im Wechsel noch verhüten?

Die Familienplanung ist abgeschlossen, die Regel ist schon seit einigen Monaten ausgeblieben, wozu also noch verhüten? Auch wenn der Eisprung bei Frauen über 45 seltener wird und der Zyklus stark schwanken kann, nimmt die Möglichkeit einer Schwangerschaft zwar ab, bleibt aber sowohl in der Peri- als auch in der Prämenopause durchaus noch bestehen. Die Antwort auf die eingangs gestellte Frage lautet daher: Ja. Erst ab der Postmenopause, wenn die letzte Periode ein Jahr zurückliegt, haben die Eierstöcke ihren Job hinsichtlich Fruchtbarkeit erfüllt. Das Ende der fruchtbaren Phase ist eingeleitet und eine Verhütung nicht mehr notwendig.

Laut Guideline der Londoner »Faculty of Sexual & Reproductive Healthcare« liegt bei 40- bis 44-jährigen Frauen die Chance, innerhalb eines Jahres bei regelmäßigem Geschlechtsverkehr schwanger zu werden, bei 10 bis 20 Prozent. Bei Frauen zwischen 45 und 49 nur noch bei 12 Prozent. Alles nur Statistik? Erst vor Kurzem gratulierte ich meiner Freundin zur Geburt ihrer zweiten Tochter, meine Freundin ist 48 Jahre alt.

Für alle, die es ganz genau wissen möchten: Ein Blutbild kann Aufschluss geben. Als Marker für die Fruchtbarkeit gilt unter anderem der Wert des Follikel-stimulierenden Hormons (FSH). Aussagen, die über Blutuntersuchungen getroffen werden, sind hinsichtlich hormoneller Schwankungen während des Klimakteriums allerdings als Momentaufnahmen zu sehen. Und wie heißt es so schön: Ausnahmen bestätigen die Regel.

Welche Verhütungsmethode während der Wechseljahre die richtige ist, ist sehr individuell und hängt einerseits von der persönlichen Lebenssituation, andererseits auch von gewissen gesundheitlichen Risikofaktoren ab. Ob Pille, Minipille, Barrieremethoden wie Kondom, Diaphragma oder Spirale: Im Gespräch mit dem Gynäkologen lässt sich vieles abklären und die richtige Entscheidung für sich und seinen Körper treffen.

Info Liegt die letzte Regel ein Jahr zurück, ist eine Verhütung nicht mehr notwendig.

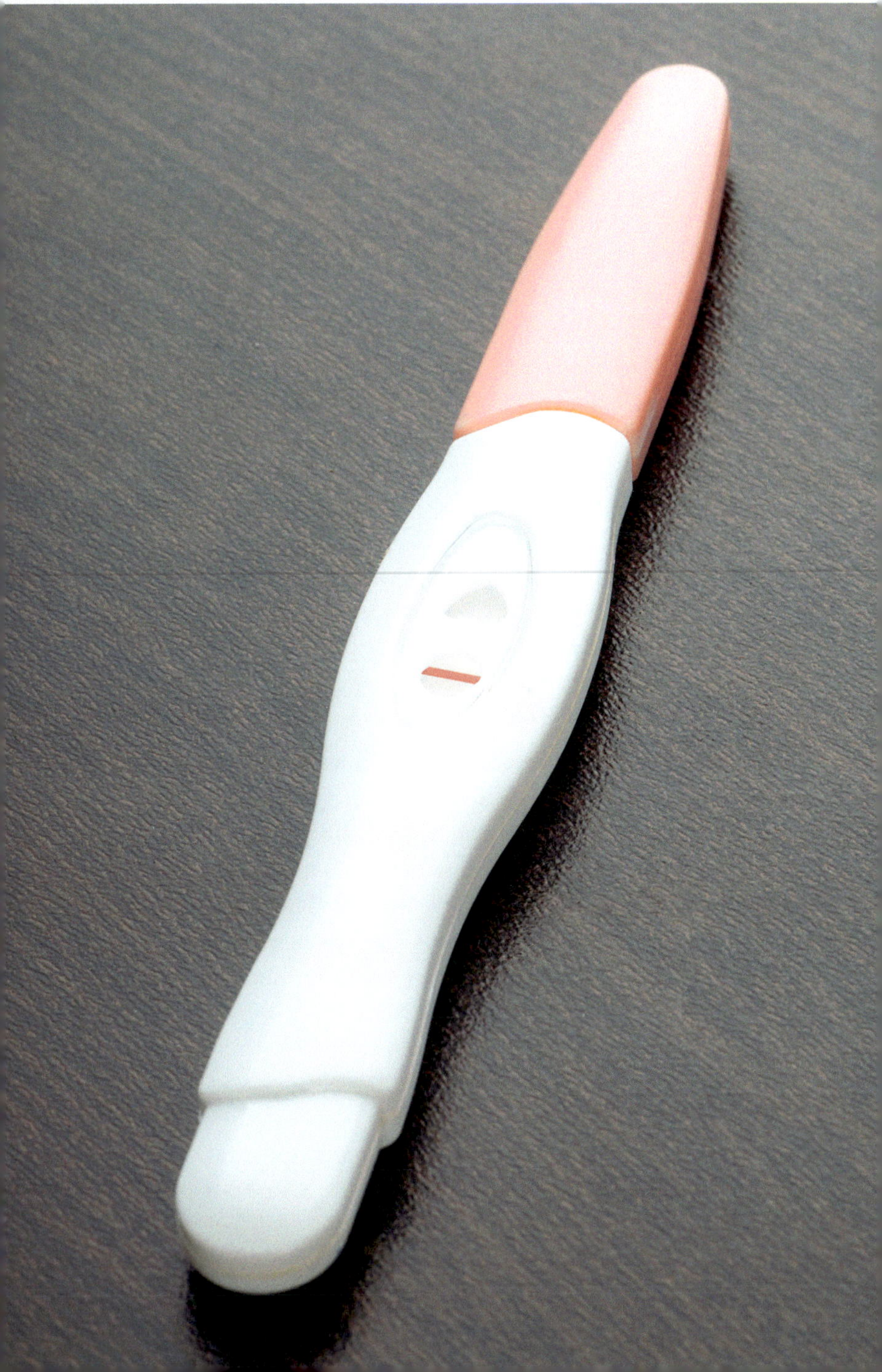

94 Androphase

Kommen auch Männer in den Wechsel?

»Männer reifen. Frauen werden einfach nur alt.« Mit dieser Headline am Buchrücken ihres neuen Werkes »Die gereizte Frau« hatte die Autorin Miriam Stein mich und wahrscheinlich noch unzählige weitere Leserinnen auf Anhieb an der Angel – Buch gekauft. Wie ist das nun mit den Männern ab einem gewissen Alter? Auch bei ihnen nimmt das Bauchfett zu, und die Muskelmasse schwindet, vom »Meno-Belly« spricht allerdings keiner. Erste graue Haare wirken sexy, und Erschöpfung wird mit beruflicher Herausforderung abgetan.

Aber nicht nur bei der Frau, auch beim Mann verändert sich der Hormonstoffwechsel mit zunehmendem Alter, jedoch weniger sprunghaft. Ab dem 40. Lebensjahr beginnt bei Männern der Testosteronspiegel sehr langsam und vor allem kontinuierlich zu sinken, um etwa ein bis zwei Prozent pro Jahr.

Gern wird die Andropause, auch als PADAM (Partielles Androgen-Defizit des alternden Mannes) bezeichnet, mit dem weiblichen Klimakterium gleichgesetzt. Doch laut Deutscher Gesellschaft für Endokrinologie (DGE) gibt es keine Wechseljahre beim Mann. »Tatsächlich sind in Deutschland nur drei bis fünf Prozent der Männer über 60 von einem behandlungsbedürftigen Testosteronmangel betroffen«, erklärt Dr. Sven Diederich, Facharzt für Innere Medizin, Endokrinologie, Andrologie und Diabetologie.

Erschöpfung, Schlafstörungen, depressive Verstimmung, verminderte Libido, Gewichtszunahme, Gelenkschmerzen: Die Liste der männlichen Beschwerden rund um die Lebensmitte liest sich ähnlich wie jene der Frauen. Auch das männliche Geschlecht scheint das Älterwerden zu beschäftigen, der Markt an Testosteron-Präparaten floriert entsprechend. »Die Anzeichen allein reichen nicht aus, um Testosteron kritiklos verschrieben zu bekommen. Erst ein Blutbild mit Bestimmung des Hormonspiegels kann Aufschluss geben, ob ein tatsächlicher Testosteronmangel vorliegt, der behandelt gehört«, warnt Dr. Diederich.

Info Testosteron-Präparate nicht in Eigenregie nehmen, sondern immer nach ärztlicher Absprache und mit regelmäßigen Kontrollen.

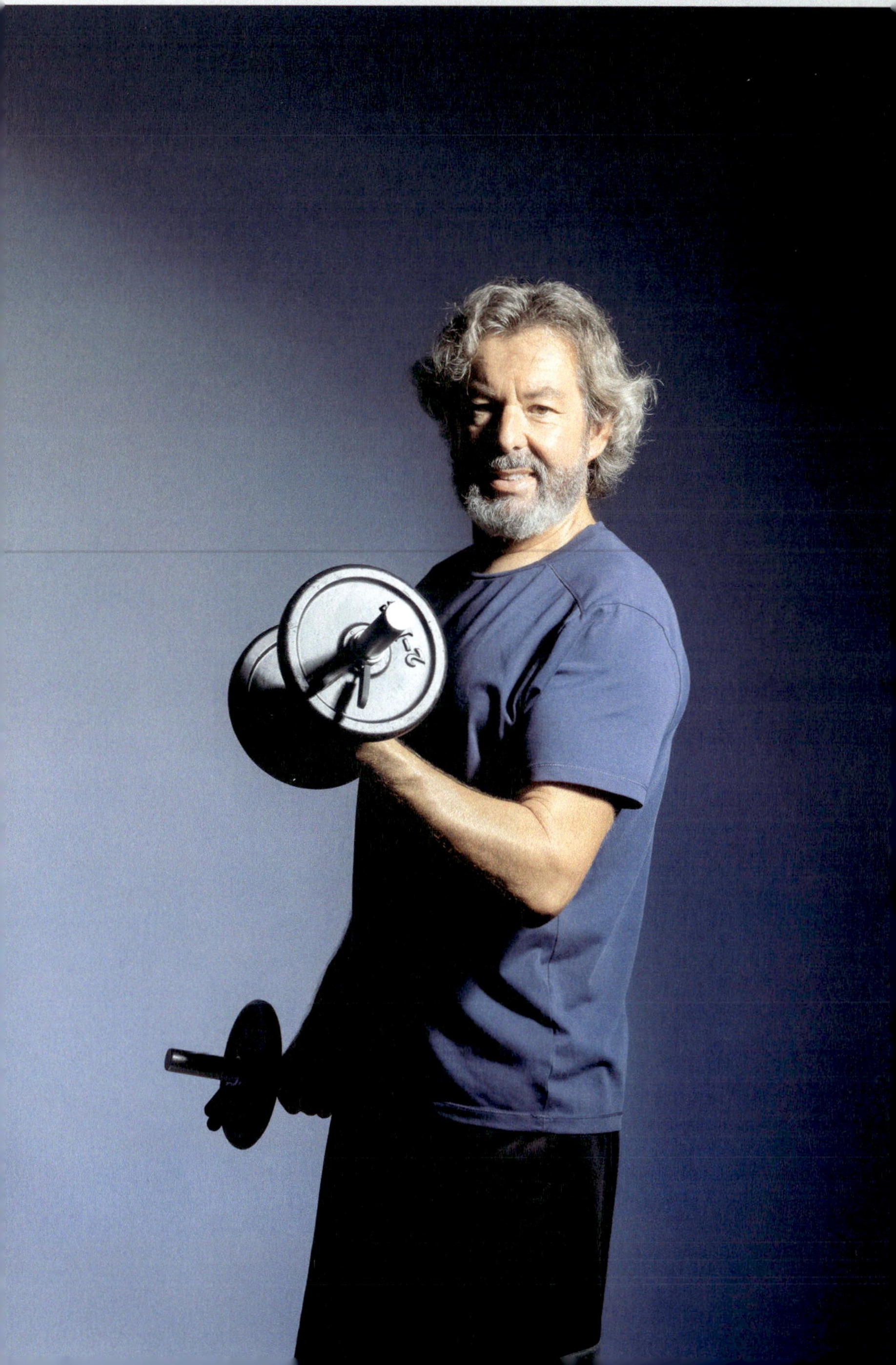

95 Empty-Nest-Syndrom

Wie kommt man am besten durch diese Phase?

Meine zehnjährige Tochter kommt heuer ins Gymnasium. Nicht nur für sie, sondern auch für mich ein neuer Lebensabschnitt, der mich wehmütig werden lässt. Sie wird noch lange nicht das gemeinsame Nest verlassen, dennoch kann ich schon jetzt ansatzweise verstehen, wie sich das viel zitierte Empty-Nest-Syndrom anfühlen muss. Es sind Momente wie diese, die einen mehr zurück als nach vorne blicken lassen. Das Gefühl des »leeren Nestes« bezieht sich zwar auf den Auszug der erwachsenen Kinder und die damit verbundene Leere, betrifft aber keineswegs nur Mütter.

Schmerzliche Gefühle wie Trauer, Einsamkeit, Niedergeschlagenheit, Verzweiflung, Sorge, Angst und Unsicherheit kann jede Übergangsphase mit sich bringen, sei es eine Trennung oder Scheidung, der Verlust des Partners oder ein Berufswechsel. All diese Veränderungen haben eines gemeinsam: Die tägliche Routine ändert sich und mit ihr unsere Rolle.

Die zweite Lebenshälfte bringt meist einschneidende Veränderungen wie eben den Auszug der Kinder mit sich. Kommen dann noch hormonell bedingte Stimmungsschwankungen hinzu, ist das Gefühlschaos vorprogrammiert. »Es ist wichtig, die Trauer über den Verlust beziehungsweise die Veränderung zuzulassen. Seine Gefühle wahrzunehmen und zu akzeptieren, ist ein wichtiger Schritt bei der Bewältigung des Schmerzes«, rät Psychotherapeut Hans Christian Jurceka. »Wer erkennt, dass es auf der einen Seite zwar um Abschied, auf der anderen Seite jedoch auch um eine neu gewonnene Freiheit geht, wird sich folgende Fragen bestimmt auch mit einer gewissen Neugier und Vorfreude stellen: Wie will ich mein Leben für mich persönlich neu gestalten? Welche Bedürfnisse kamen bisher zu kurz? In welchen Rollen möchte ich in meinem Leben weiterhin aktiv bleiben?«, so Jurceka. Er rät zu einer offenen Kommunikation innerhalb der Familie darüber, wie das künftige Leben aussehen soll.

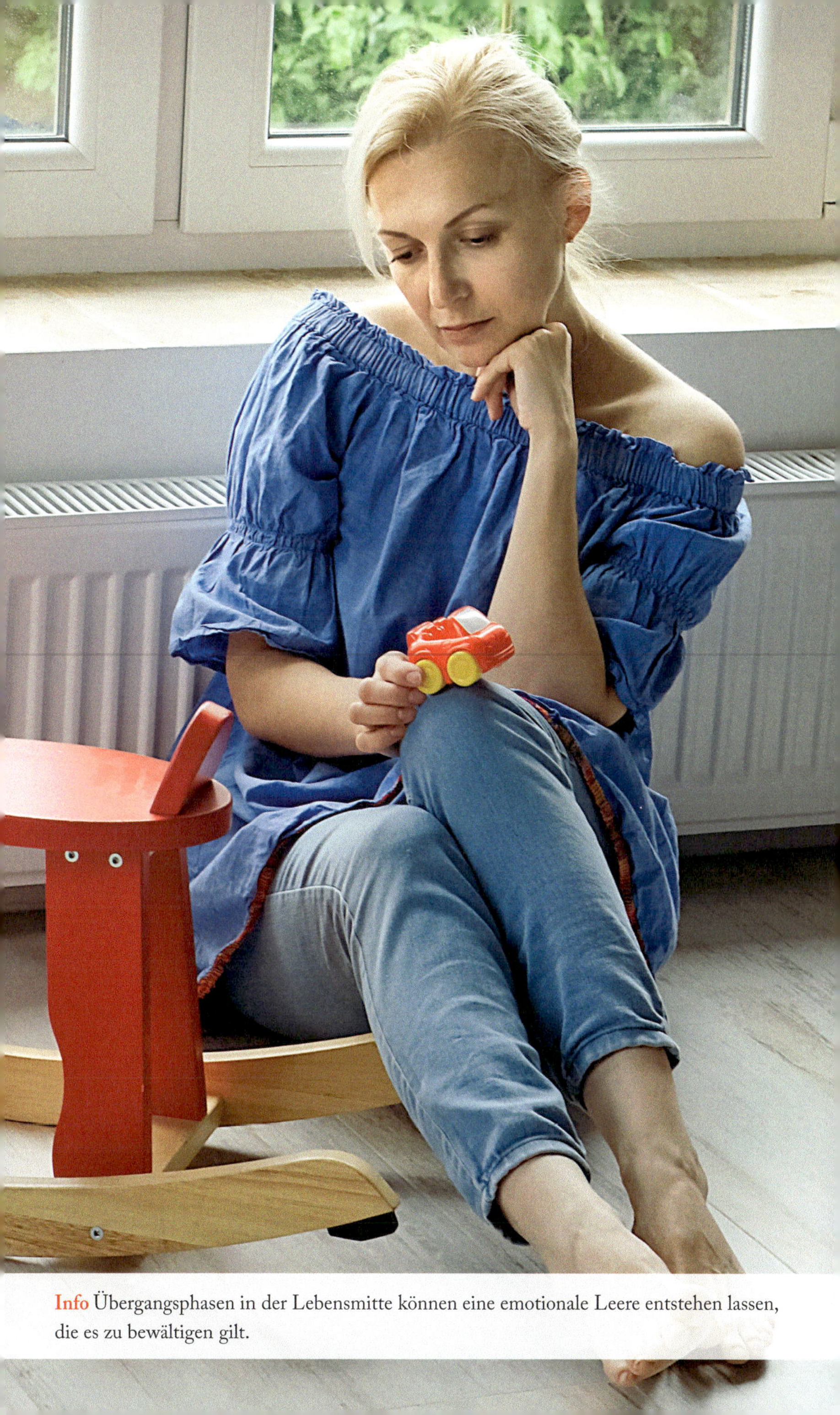

Info Übergangsphasen in der Lebensmitte können eine emotionale Leere entstehen lassen, die es zu bewältigen gilt.

96 Einsamkeit

Wie wirkt sich Alleinsein auf Körper und Seele aus?

In Österreich leben mehr als 1,5 Millionen Menschen allein. Die Zahl der Einpersonenhaushalte hat sich laut Statistik Austria seit Mitte der 1980er Jahre nahezu verdoppelt. In Deutschland wohnen 20,1 Prozent der Bevölkerung allein. Wirft man einen Blick auf die Verteilung der Geschlechter, so waren 2022 in der EU rund 55 Prozent aller Alleinlebenden Frauen. Frauen ab 65 leben doppelt so häufig allein wie der Bevölkerungsdurchschnitt.

So weit die Statistik, die jedoch weder Menschen in Alten- beziehungsweise Pflegeheimen noch den Familienstand der Privathaushalte berücksichtigt.

Einsamkeit hat viele Gesichter. Tod, Trennung, Scheidung oder persönliche Lebenskrisen können dazu führen, dass man plötzlich auf sich allein gestellt ist. Der damit verbundene seelische Schmerz kann laut neurologischen Studien durchaus mit physischem Schmerz gleichgesetzt werden. Sprich: Der fehlende vertraute Kontakt zu Mitmenschen tut auch körperlich weh.

Der Mensch als soziales Wesen reagiert auf soziale Isolation mit einer verstärkten Ausschüttung des Stresshormons Cortisol. Innerer Dauerstress erschwert den Rucksack des Lebens zusätzlich und kann sich, wie wir wissen, negativ auf unser physisches und psychisches Wohlbefinden und unsere Gesundheit auswirken. Bluthochdruck, Diabetes, Magengeschwüre, Schlafstörungen, Ängste, Panikattacken und Depressionen sind nur einige Beispiele. Auch in »funktionierenden« Familien und Partnerschaften können sich Gefühle der Einsamkeit einschleichen. Gedanken wie »Lieber allein als einsam zu zweit« haben da durchaus ihre Berechtigung.

Wie auch immer der neue Lebensabschnitt aussehen mag, ob in einer Ehe, neuen Partnerschaft, bewusst als Single oder unfreiwillig allein: Solange wir eine Handvoll Mitmenschen haben, mit denen wir uns wertschätzend und regelmäßig austauschen können, hat Einsamkeit im Alter hoffentlich keine Chance.

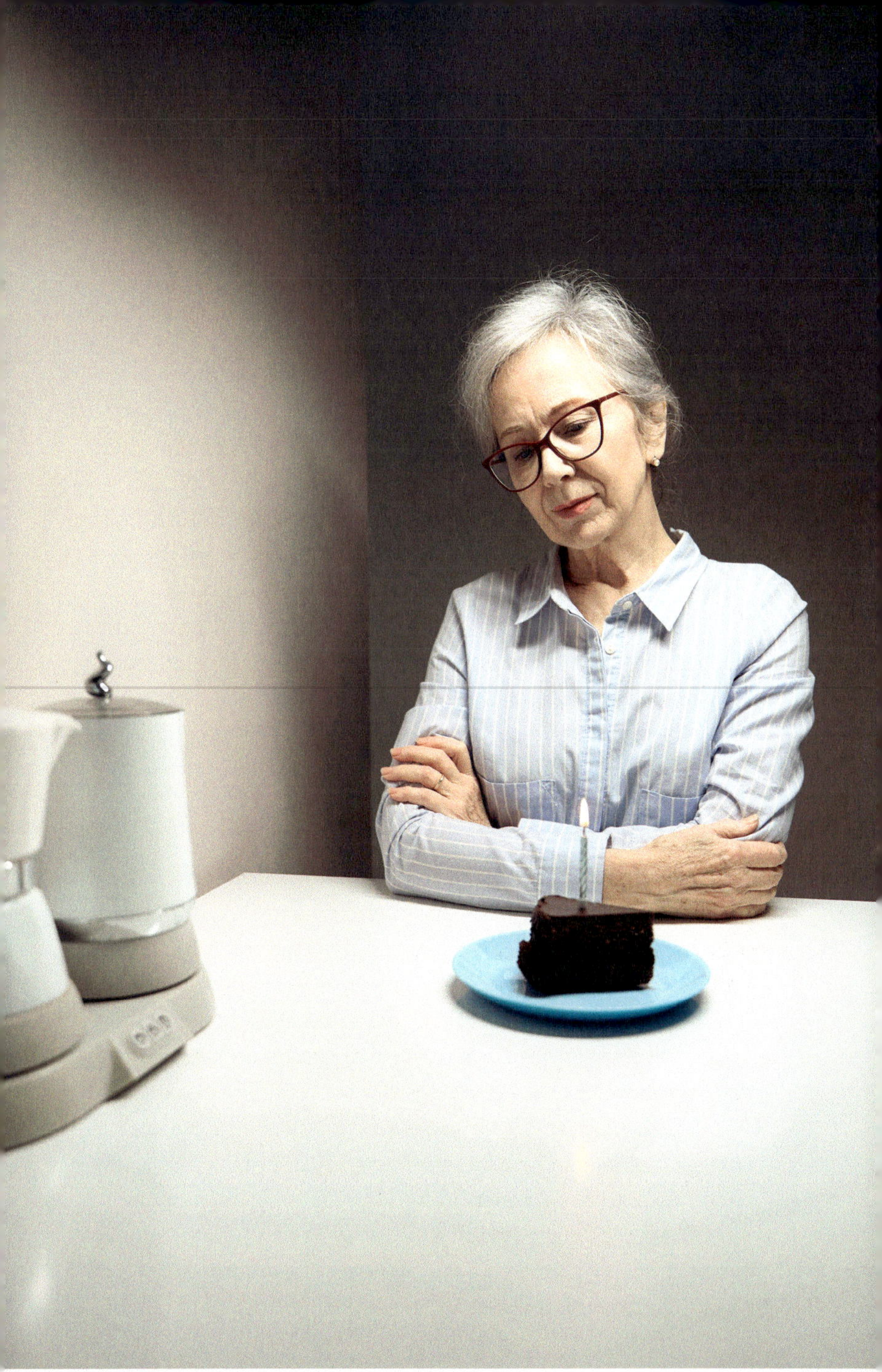

Info Einsamkeit ist ein Gefühl, Alleinsein ein körperlicher Zustand.

97_Traumata

Wie können alte Wunden heilen?

Die Zeit heilt alle Wunden. Ist das so? »Nachdem die ersten Berge erklommen und so mancher Gipfel erreicht wurde, führt nicht selten die Frage nach den Wünschen für die zweite Lebenshälfte dazu, dass alte, bereits verheilt geglaubte Wunden wieder aufreißen«, so Trauma-Expertin Dami Charf.

Rund um die Lebensmitte beginnen viele Frauen, ihren Körper mit anderen Augen wahrzunehmen. Diente er vielleicht lange Zeit unbewusst als Schutzschild, zeigt er sich jetzt schutzlos und hilfsbedürftig. Verdrängte Gefühle, die nicht mehr länger ignoriert werden können, erfordern Handlungsbedarf. Unterdrückte Gefühle bedeuten unterdrückte Lebensenergie, die einem dann für den Alltag fehlt – und das in einer Phase, in der schon Kleinigkeiten zu viel werden können. Dazu die Verhaltenswissenschaftlerin: »Ob etwas als traumatisch erlebt wird, hängt auch mit dem Zustand zusammen, in dem wir uns gerade befinden, und damit, wie viele Ressourcen wir haben.«

Bei Traumata unterscheidet man zwischen dem Schocktrauma – ein unerwartetes singuläres Erlebnis, das der Betroffene ohne Bewältigungsstrategien durchlebt hat – und dem Entwicklungstrauma, womit die kleinen und großen Verletzungen unserer Kindheit gemeint sind. »Traumata gehen mit extremen Ängsten, Kontrollverlust und Ohnmacht einher. Alles Gefühle, die massiven Stress für Körper und Seele bedeuten. Nicht selten können sich aus Lebensveränderungskrisen, Verlustkrisen und Traumata seelische Erkrankungen wie Depressionen, aber auch körperliche Krankheiten wie Diabetes entwickeln«, so Charf. »Wer eine Therapie in Betracht zieht, sollte darauf achten, dass der ausgewählte Therapeut bindungsorientiert arbeitet, da bei Entwicklungstraumata die größte Verletzung in der Bindungsunsicherheit liegt. Die Arbeitsweise und Haltung des Therapeuten ist eine wichtige Komponente im Heilungsprozess,« gibt Charf zu bedenken.

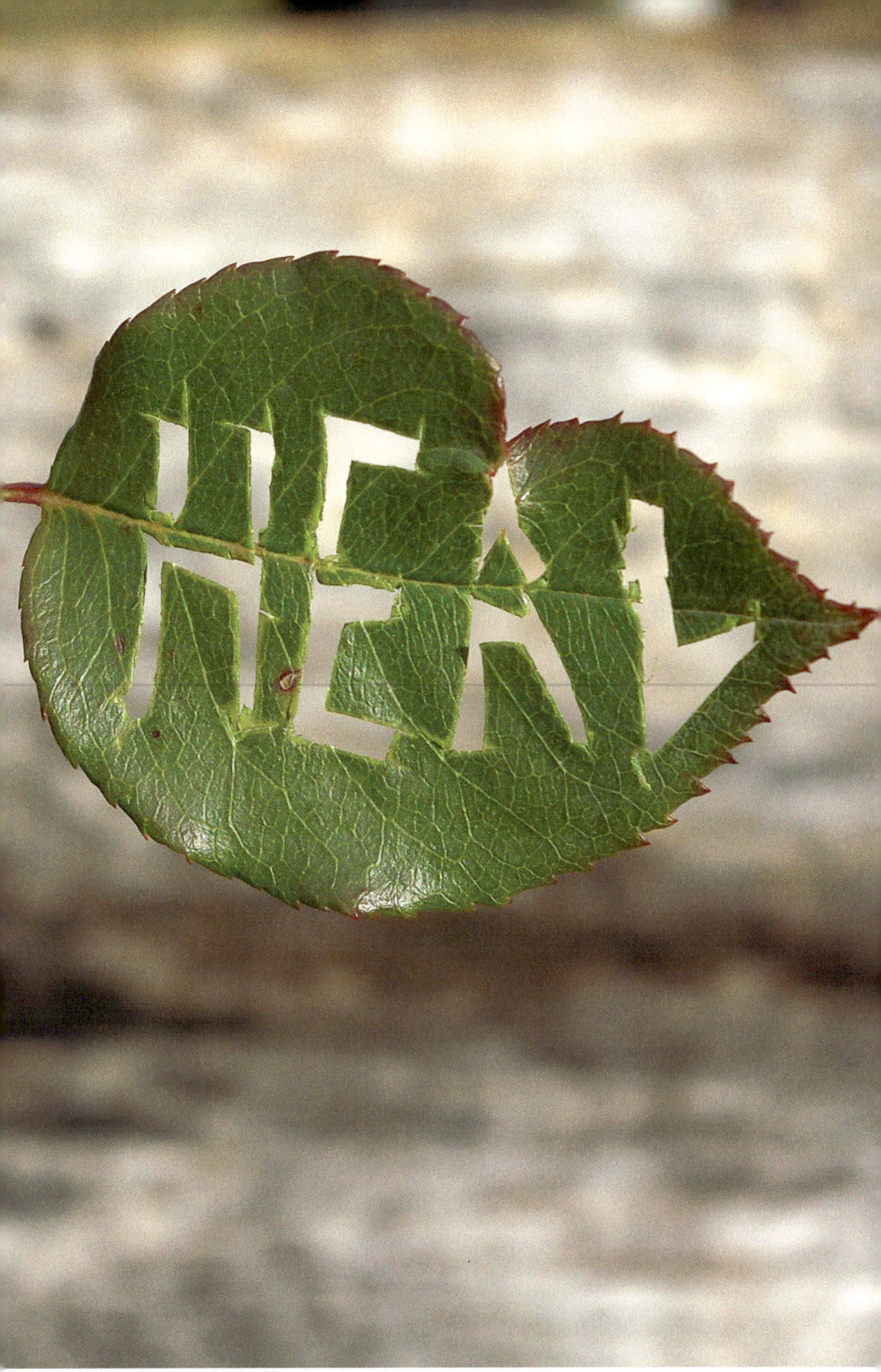

Tipp Um mit der Vergangenheit Frieden zu schließen, braucht es Mut und Geduld.

98 Selbstbild

Über welche Macht verfügen negative Glaubenssätze?

Ich kann das! Ich bin wertvoll! Ich werde geliebt! Machen uns positive Glaubenssätze als mentale Anker stark und unabhängig, bewirken negative Glaubenssätze genau das Gegenteil. Ich bin nicht gut genug! Ich schaffe das nicht! Das passiert immer nur mir! Wer kennt sie nicht, die innere Stimme, die uns klein und das Leben oft unnötig schwer macht?

Oft hindert uns nicht der Partner, die Familie oder die Kollegin daran, unsere Lebensziele zu erreichen. Vielmehr ist es die eigene negative Meinung über uns selbst, die uns an unseren Fähigkeiten zweifeln lässt und sich durchaus hemmend auf unser Selbstbild, -bewusstsein und -vertrauen auswirken kann. Sie beeinflusst unser Denken und Handeln, wir stehen uns selbst im Weg.

Woher rühren diese negativen Überzeugungen über uns selbst? Psychologen sehen die Wurzel vor allem in der frühen Kindheit begründet, abhängig davon, welche Erfahrungen man mit seinem Umfeld gemacht hat. Wir sind schon lange keine kleinen Kinder mehr, doch die innere Stimme spricht noch immer so mit uns. »Du schaffst das nicht«, flüstert sie uns hartnäckig ins Ohr.

In den Wechseljahren ändert sich so vieles – warum nicht diese Phase zum Anlass nehmen, um seine negativen Glaubenssätze zu hinterfragen, um sie schlussendlich in positive Affirmationen zu verwandeln? Dazu braucht es keine Magie, sondern Mut und Geduld. »Viele Menschen sind sich ihrer negativen Glaubenssätze gar nicht bewusst. Oft fungieren diese als eine Art Sicherheitsnetz, zur Orientierung oder als Schutzschild. Diese negativen Annahmen über sich selbst zu reflektieren, kann vorerst eine gewisse Unruhe bei einem selbst und im Familiengefüge bewirken. Aber die Auseinandersetzung mit unseren Glaubenssätzen lohnt sich, da sie eine wertvolle Möglichkeit der Selbstreflexion darstellt und uns unser Leben neu und vor allem erfüllter gestalten lässt«, so Psychotherapeut Hans Christian Jurceka.

Tipp Negative Glaubenssätze zu Papier zu bringen hilft dabei, sich diese vor Augen zu führen.

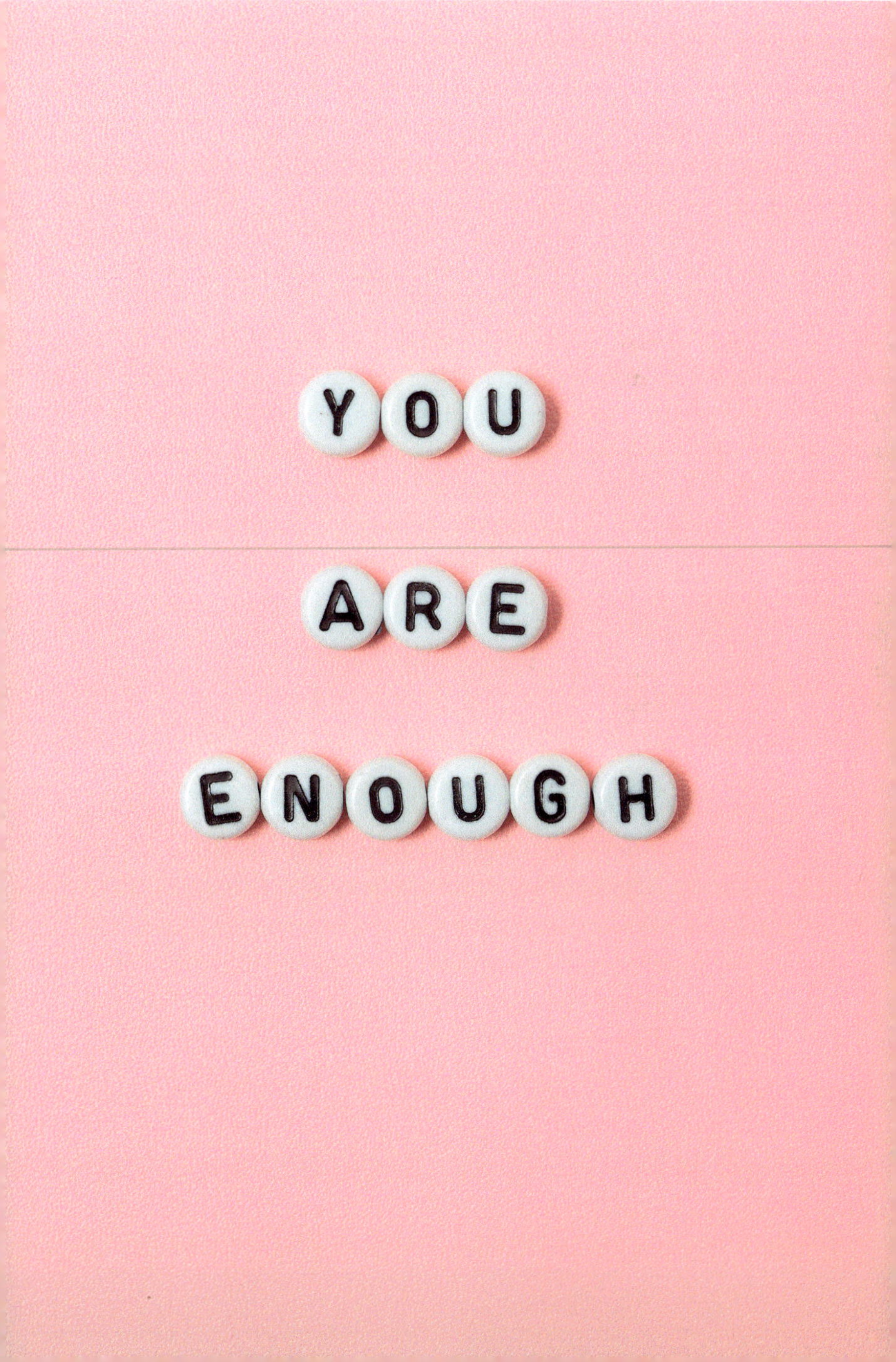

99 Akzeptanz

Resignieren oder akzeptieren?

»Du musst das Älterwerden einfach akzeptieren.« Ein gut gemeinter Ratschlag, der jedoch nicht so leicht in die Tat umzusetzen ist. Schließlich neigt der Mensch dazu, stets die Kontrolle über sein Leben haben zu wollen. Die Kunst, Dinge hinzunehmen, die nicht unseren Wünschen oder Erwartungen entsprechen, will geübt werden. Dazu Psychotherapeut Dr. Dirk Stemper: »Akzeptanz ist das Gegenteil von Wollen. Diese Haltung ermöglicht das Erleben des Ist-Zustandes und beinhaltet die eigene Reaktion darauf.«

Akzeptanz bedeutet nicht Resignation, sondern vielmehr, zusätzliche negative Gefühle zu vermeiden, um ausreichend Ressourcen für die Problembewältigung zur Verfügung zu haben.

Erst wenn man aufhört, sich ständig mit anderen Frauen seines Alters oder gar mit Jüngeren zu vergleichen, und akzeptiert, dass klimakterische Beschwerden, so belastend sie auch ausfallen mögen, zum Leben dazugehören, kann Akzeptanz als wichtige Bewältigungsstrategie dienen. »Es ist ein allzu menschliches Verhalten, unabänderliche Situationen nicht wahrhaben zu wollen. Leiden unsere Handlungsfähigkeit und Selbstwertregulation, wird Hilflosigkeit oft als persönliches Versagen empfunden«, erklärt Stemper.

Sich gegen die Realität zu sträuben, gegen Vergangenes anzukämpfen oder sich Zukunftsängsten auszuliefern: All diese Formen der Selbstsabotage führen zu zusätzlichem Schmerz und Leid. »Wir verkrampfen und lähmen uns. Jegliche Energie wird für die Verweigerung und Abwehr aufgebracht. Akzeptanz dagegen hilft, das Unabänderliche zu nehmen, wie es ist. Akzeptanz ist der erste wichtige Schritt, um aus der gegenwärtigen Situation das Beste zu machen. Gefühle wie Zorn, Angst und Verzweiflung sind Begleiter der fehlenden Akzeptanz. Das heißt nicht, dass man sich keine negativen Gefühle erlauben darf. Im Gegenteil: Nachsicht mit sich selbst und anderen ist ebenfalls eine Form der Akzeptanz«, so der Experte.

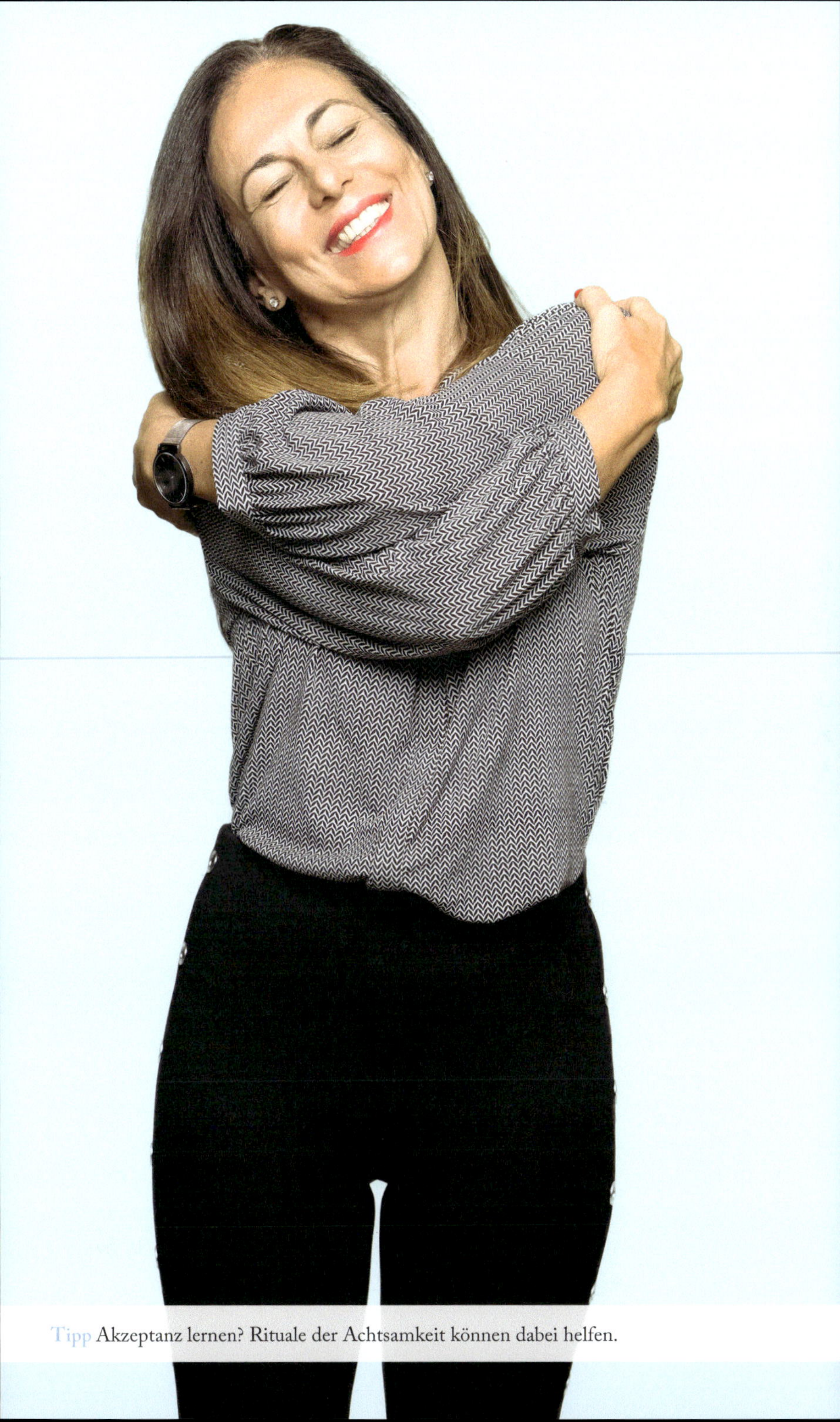

Tipp Akzeptanz lernen? Rituale der Achtsamkeit können dabei helfen.

100 Mentale Stärke

Welche Ressource hält Willenskraft bereit?

Welche Ziele im Leben möchte ich fokussieren? Was stört mich? Was möchte ich nicht mehr? Mental starke Menschen wissen, dass ihre Gedanken und Einstellungen ihr Verhalten und ihr Leben durchaus positiv beeinflussen können. Ihnen fällt es leichter, in schwierigen, stressigen Situationen einen kühlen Kopf zu bewahren und im Vertrauen auf ihre Fähigkeiten und Ressourcen Krisen oder Rückschläge besser zu bewältigen.

Mentale Stärke hilft nicht nur dabei, seinen Weg zu erkennen und ihn konsequent zu gehen, sondern kann auch das körperliche und psychische Wohlbefinden stärken. Körper und Psyche arbeiten Hand in Hand.

Lässt sich mentale Stärke erlernen? Ja, und zwar nicht nur von Leistungssportlern. »Mentale Stärke stärkt die ganze Person, angefangen von der Körperhaltung und Stimme über die Wortwahl bis zur Selbstliebe«, erklärt Gesundheitspsychologin Marion Kronberger. Um Veränderungen in kleinen Schritten umzusetzen, ist es wichtig, sich zuerst seine Gewohnheiten bewusst zu machen. »Positive Verstärker für ein neues Verhalten sind hilfreich«, so Kronberger.

Mutter, Ehefrau, Familienmanagerin, Berufstätige – Frauen versuchen meist, in all ihren Rollen der Erwartungshaltung ihres Umfeldes gerecht zu werden. »Mental starke Frauen machen sich ihre Rollen bewusst und stehen zu ihren Werten«, so die Psychologin. Das 4C-Modell für mentale Stärke unterscheidet zwischen den folgenden vier Komponenten: Kontrolle, Selbstverpflichtung, Herausforderung und Selbstwirksamkeit. Dabei gilt es, sich auf seine Stärken statt auf seine Schwächen zu konzentrieren, positive Gedanken zu formulieren und den gewünschten Erfolg zu visualisieren. Seine Energie auf das Wesentliche zu fokussieren hilft, situationselastisch zu reagieren. »Mental starke Frauen wollen es nicht jedem recht machen, lenken ihre Gedanken, finden Lösungen und gehen achtsam mit sich um«, fasst Kronberger zusammen.

Tipp Mentale Gesundheit ist in Zeiten großer Veränderungen eine wichtige Ressource.

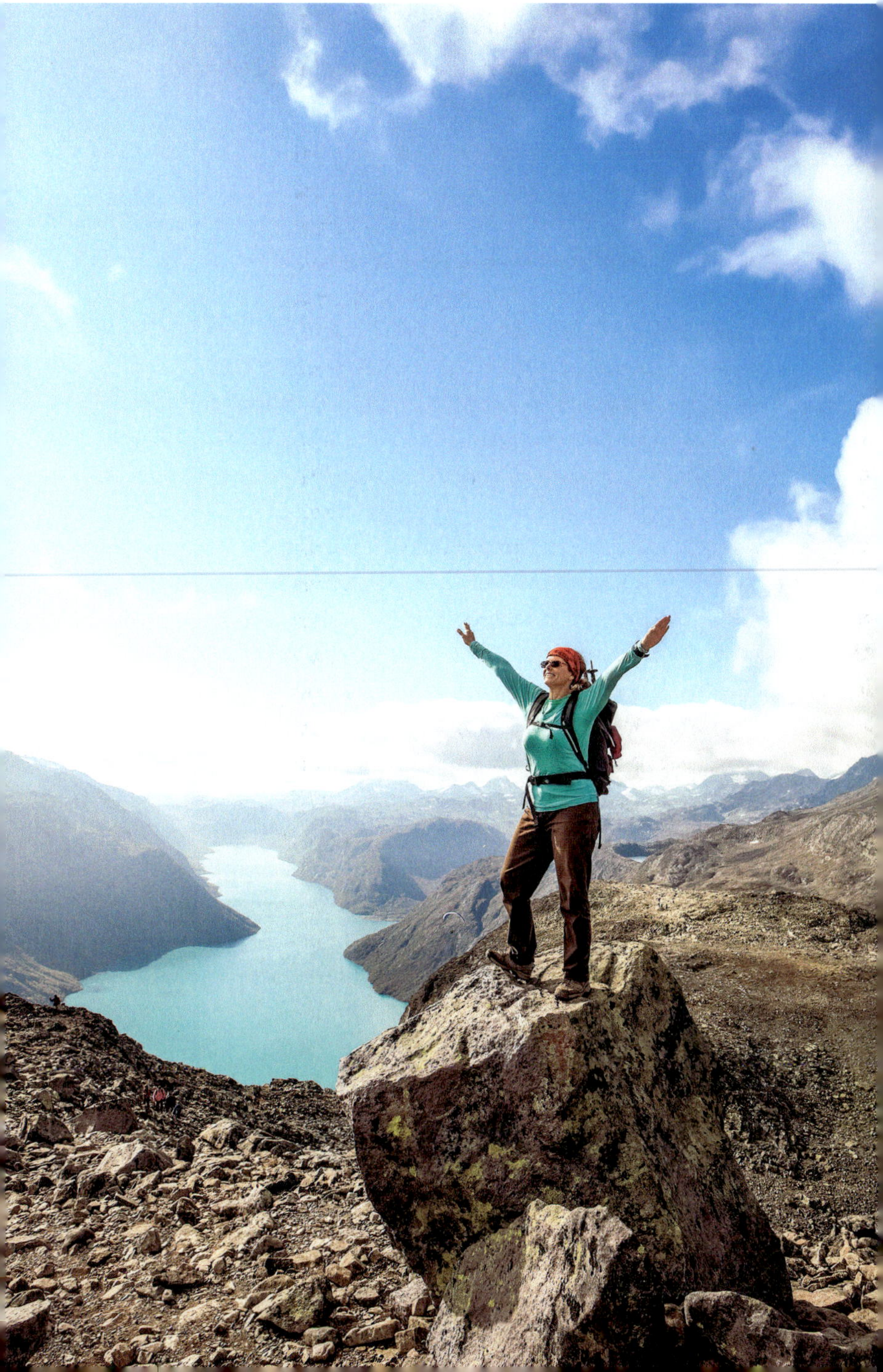

101 Aufatmen

Wie gelingt entspanntes Durch- und Aufatmen?

»Es gibt nur zwei Tage im Jahr, an denen man nichts tun kann. Der eine ist Gestern, der andere Morgen. Dies bedeutet, dass heute der richtige Tag zum Lieben, Glauben und in erster Linie zum Leben ist.« Dieser Weisheit des Dalai Lama kann ich Tag für Tag mehr abgewinnen. Sich mit dem eigenen Älterwerden zu beschäftigen, kann mitunter beängstigend sein. Der Blick zurück schmerzt, macht wehmütig oder traurig? Der Blick nach vorn verunsichert? Dann gibt es nur eines: Sich, wie der Dalai Lama es vorschlägt, auf das Heute, das Leben im Hier und Jetzt, zu konzentrieren.

Mit der richtigen Atmung gelingt das leichter als gedacht. Bei allen meditativen Körperübungen, etwa beim Yoga, Pilates, Tai Chi oder Qi Gong, wird der richtigen Atmung, die das Nervensystem positiv beeinflussen kann, nicht ohne Grund eine besondere Bedeutung beigemessen. Pro Tag machen wir bis zu 30.000 Atemzüge, manche davon hektischer, manche entspannter. Sich davon mehrmals pro Tag ein paar bewusst herauszupicken und diese länger und tiefer auszudehnen, wirkt sich auf unseren Körper und unsere Gefühlswelt durchaus positiv aus.

Die meisten Menschen atmen zu flach. Vor allem bei Wut, Stress oder Überforderung bleibt uns regelrecht die Luft weg, wir atmen hektisch und unregelmäßig. Bei dieser sogenannten Brustatmung wird nur der obere Teil der Lungen mit Sauerstoff versorgt.

Wer gezielte Atemtechniken beherrscht und diese in konkreten Stresssituationen anwendet, wird sich schneller beruhigen und entspannt auf- und durchatmen. Mit der tiefen Bauchatmung, die den kompletten Brust- und Bauchbereich umfasst, lassen sich negative Gedanken durchaus »wegatmen«. Je ruhiger, freier und tiefer wir atmen, desto entspannter sind wir. Ob Bauchatmung, 4-7-8-Atmung, Resonanzatmung oder Wechselatmung: Es gibt zahlreiche Atemtechniken für mehr Entspannung und Gelassenheit. Regelmäßiges Üben zahlt sich rasch aus.

Info Bei der flachen Brustatmung wird nicht das komplette Lungenvolumen genutzt. Müdigkeit und Kopfschmerzen können die Folge sein.

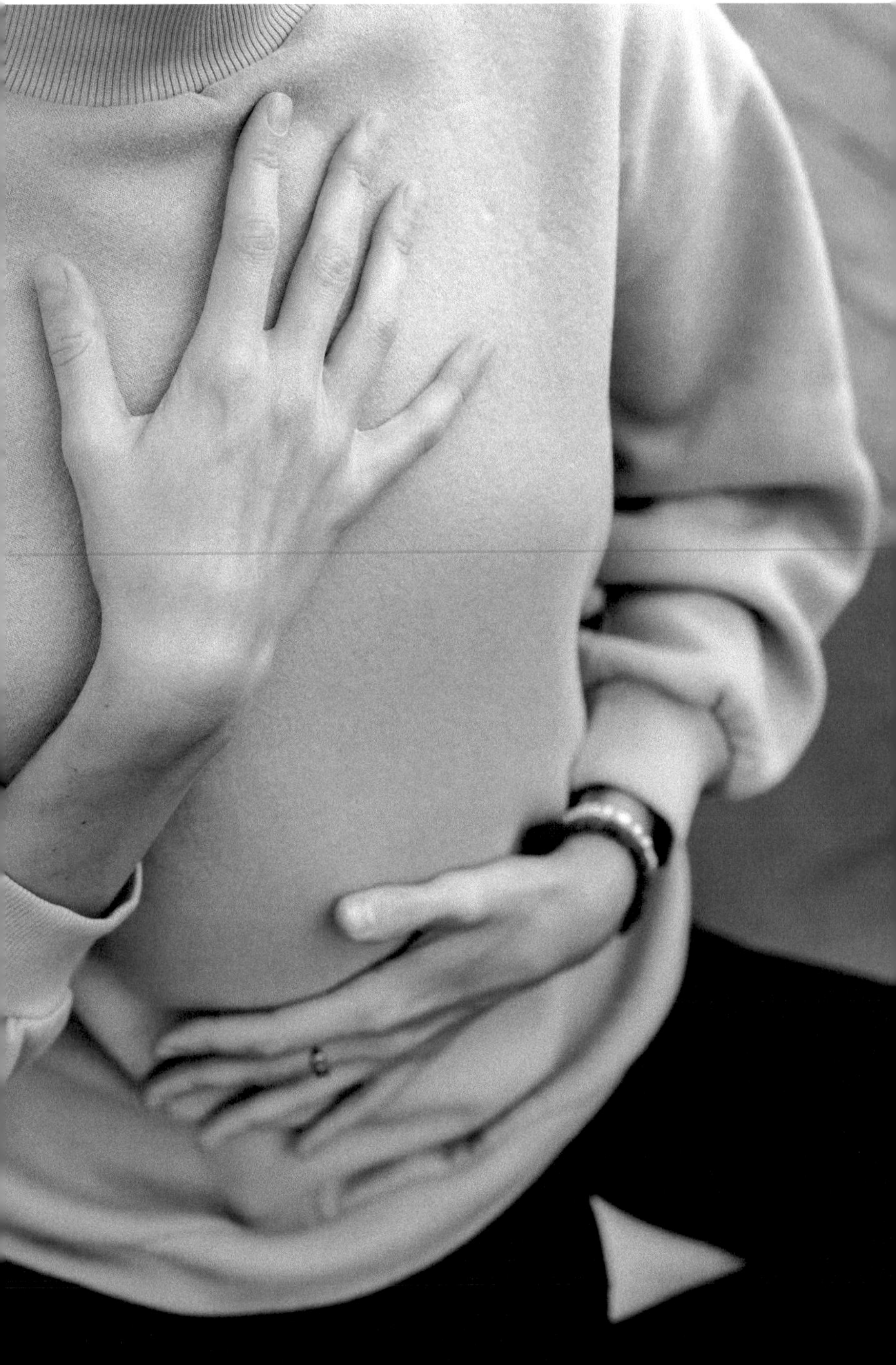

102 Hormon-Yoga

Inwiefern wirken Asanas und Bandhas ausgleichend?

Warum es viele Frauen ab 40 auf die Yogamatte zieht? Weil Yoga nicht nur den Körper formt, sondern vor allem während turbulenter Zeiten den Kopf freimacht.

Hatha-Yoga, Kundalini-Yoga, Bikram-Yoga, Yin-Yoga – es gibt angeblich über 90 verschiedene Yoga-Stile. Hormon-Yoga ist ein Mix aus Hatha- und Kundalini-Yoga, gepaart mit Meditation und Entspannungsübungen. Entspannung ist das Gebot der Stunde! Denn wie bereits erwähnt, kann sich die erhöhte Ausschüttung von Stresshormonen negativ auf die Progesteronbildung auswirken und Wechseljahresbeschwerden verstärken. Oder im Umkehrschluss: Weniger Stress, mehr Wohlbefinden in der Lebensmitte.

Das dachte sich anscheinend auch die brasilianische Yogalehrerin Dinah Rodrigues, als sie Anfang der 1990er Jahre ihr mittlerweile weltweit anerkanntes Hormon-Yoga entwickelte. Wie sie die Wechseljahre erlebt hat? Beschwerdefrei.

Yogalehrerin Karo Pichler erklärt die Basics: »Die wichtigsten Techniken bei dieser Yoga-Form sind Atemtechniken, Bhastrika zur Stimulation der Hormondrüsen und Ujjayi zum Beruhigen des Nervensystems, Körperhaltungen (Asanas) sowie Energiepunkte und Entspannungstechniken (Bandhas). In dieser Yoga-Praxis stimulieren wir gezielt mit Atem und Körperhaltungen bestimmte Hormondrüsen. Das Ziel der Bandhas ist es, die freigesetzte Energie im Körper zu behalten, dabei wird der Bauch oder der Beckenboden bewusst angespannt. Ein wichtiger Teil ist auch die Entspannung zum Schluss.« Wer einmal pro Woche eine professionelle Hormon-Yoga-Stunde absolviert und zusätzlich zwei bis drei 30-minütige Yoga-Einheiten zu Hause unterbringen kann, wird laut Pichler eine deutliche Verbesserung auf allen Ebenen spüren. Die Muskulatur wird gestärkt und die Haltung verbessert, körperliche Verspannungen werden gelöst, Stress wird reduziert und seelischen Angstzuständen mit Entspannungstechniken und positivem Mindset entgegengewirkt.

Info Hormon-Yoga umfasst dynamische Bewegungsabfolgen plus Atem- und Entspannungstechniken.

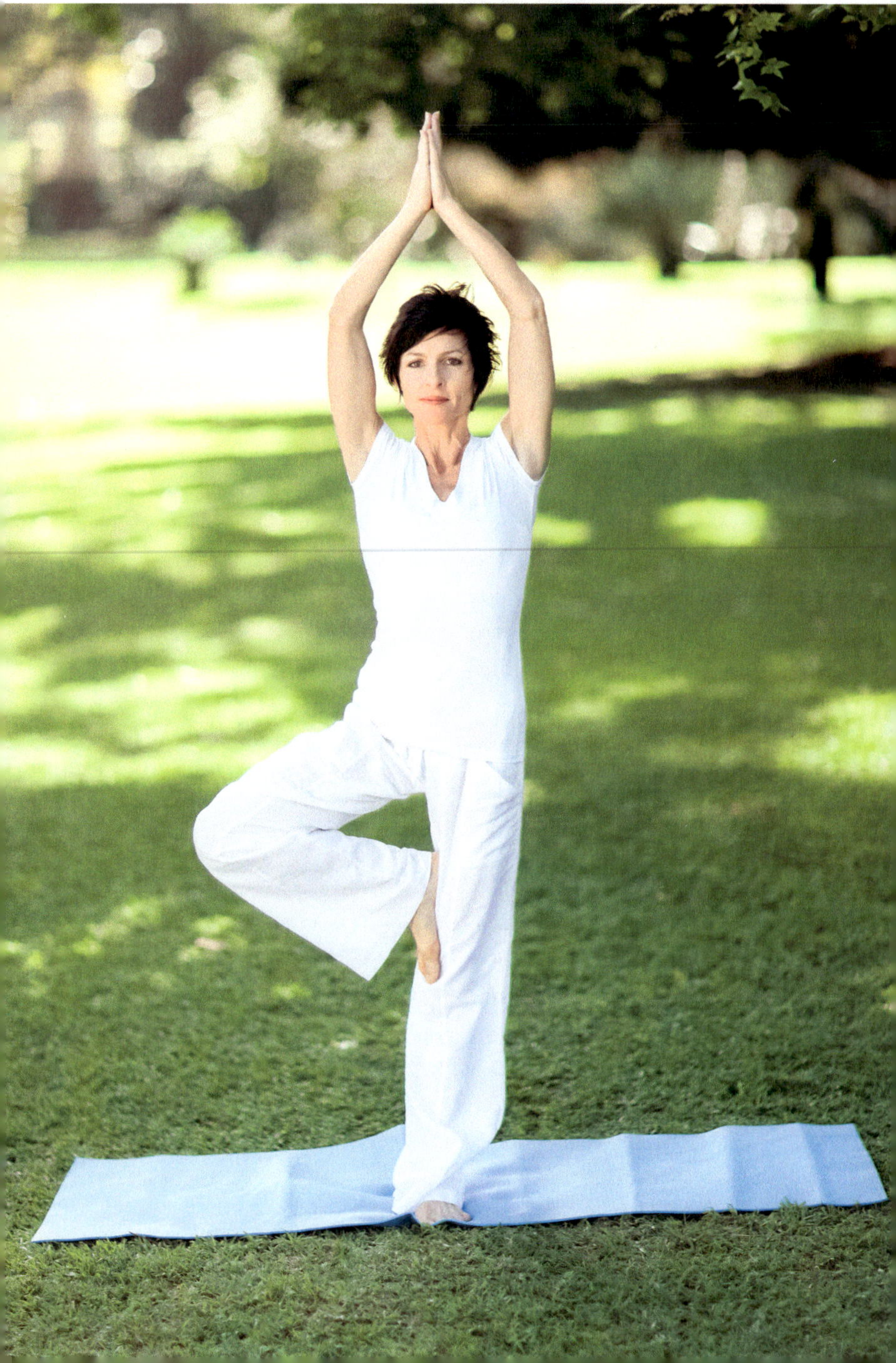

103 Autogenes Training

Wie funktioniert Entspannung durch Autosuggestion?

Mit dem Wissen, dass Stress ein Verstärker für klimakterische Beschwerden sein kann, erfährt Gelassenheit eine neue Bedeutung. In stressigen Situationen unaufgeregt und entspannt zu reagieren, ist nicht nur cool, sondern absolut gesundheitsförderlich. Die Kraft, sich mittels eigener Gedanken körperlich und seelisch selbst zu regulieren, steckt laut dem Psychiater und Begründer des autogenen Trainings Johannes Heinrich Schulz bereits in uns. Es gilt nur, sich ihrer bewusst zu werden und zu trainieren, um sie schlussendlich effektiv anwenden zu können.

Vor allem bei Ein- und Durchschlafproblemen steht autogenes Training als bewährte und von der Deutschen Gesellschaft für Entspannungsverfahren (DGEV) anerkannte Form der Entspannungstherapie hoch im Kurs. Körperfunktionen wie Pulsschlag, Atmung und Durchblutung lassen sich durch wiederholte Formulierungen und unsere Vorstellungskraft bewusst beeinflussen. Richtig angewandt, werden Körper und Psyche mittels Autosuggestion, also Selbstbeeinflussung, in einen entspannten Zustand versetzt.

Auch bei anderen menopausalen Beschwerden wie verminderter Leistungsfähigkeit, Konzentrationsschwäche, innerer Unruhe, Kopfschmerzen oder Migräne ist es durchaus einen Versuch wert, Stressfaktoren mit Hilfe von autogenem Training zu reduzieren, um sich wieder wohler zu fühlen.

Körpervorgänge werden bewusster wahrgenommen und mögliche Warnsignale – Stichwort Burn-out-Prävention – frühzeitig erkannt. Das Körperempfinden ändert sich, und die gewünschte Fähigkeit der Stressregulation stellt sich nach und nach ein.

Übung macht den Meister: Die Übungen des autogenen Trainings sind stufenweise aufgebaut und generell für jeden erlernbar. Alles, was es dazu braucht: ein Ort der Ruhe, eine entspannte Haltung, die Fähigkeit, in Bildern zu denken, die Bereitschaft, sich darauf einzulassen, sowie eine gewisse Routine.

Tipp Zu den klassischen Basisübungen zählen die Wärme- sowie die Schwereübung. Diese können mehrmals täglich ausgeführt werden.

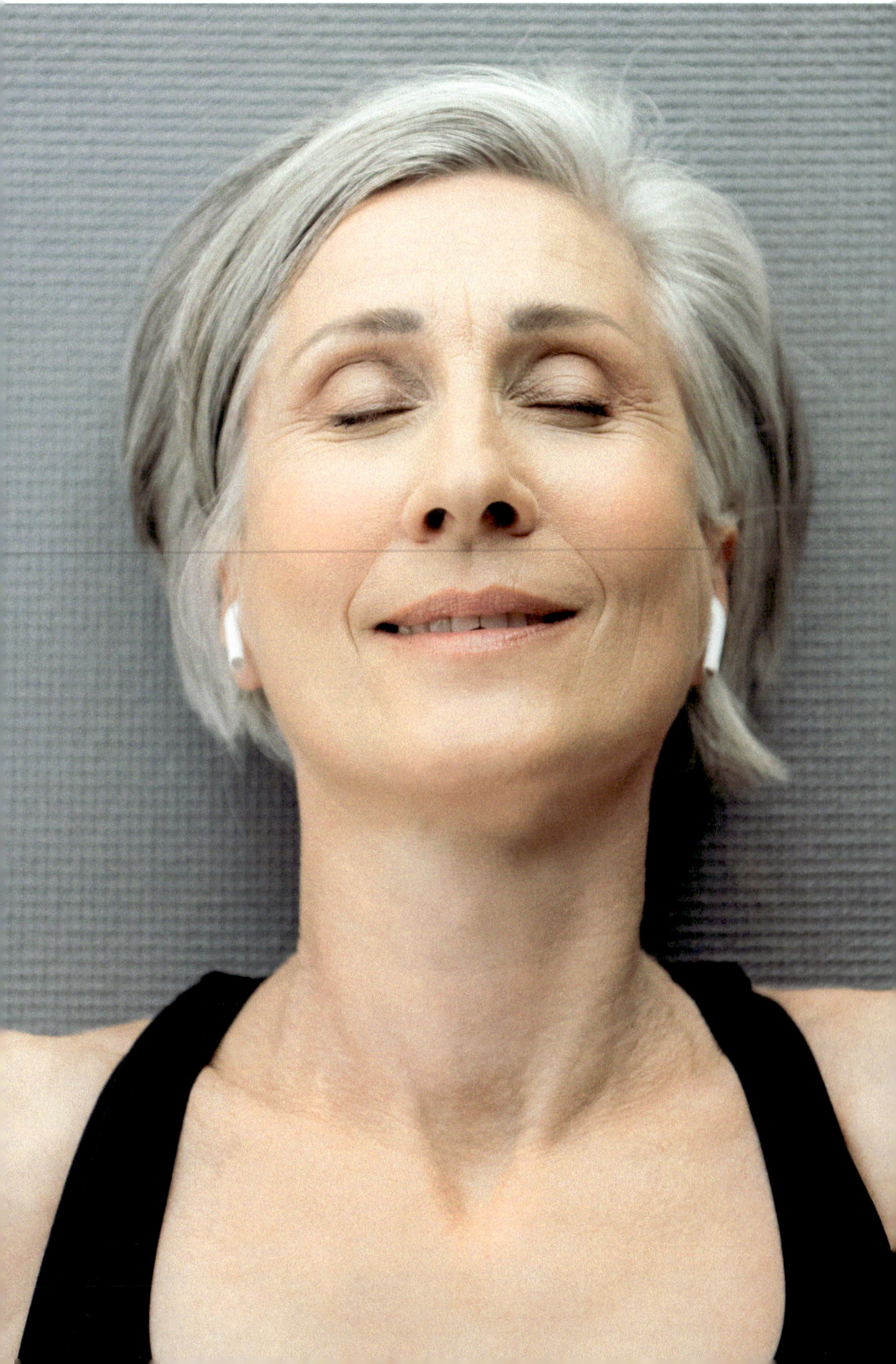

104_Progressive Muskelentspannung

Wie sagt man seinem Körper: Runter vom Gas?

In manchen Situationen reicht es nicht, die Augen zu schließen und langsam bis zehn zu zählen. Je größer unser Potpourri an Entspannungstechniken zur Stressregulation ist, aus dem wir im Notfall schöpfen können, desto besser. Denn lang anhaltende Stresszustände in Alltag und Beruf ebnen den Weg für Burn-out, Bluthochdruck oder Schlafstörungen. Die progressive Muskelentspannung nach Jacobson ist eine wissenschaftlich fundierte Methode, um in herausfordernden Zeiten seinen Stresslevel bewusst herunterzufahren.

Körperliche An- und Entspannung geschieht nicht nur willentlich, sondern unser autonomes Nervensystem hat dabei auch ein Wörtchen mitzureden. Wir alle kennen das: Bei Stress oder Angst reagiert der Körper mit Anspannung, der Sympathikus – das Gaspedal unseres vegetativen Nervensystems – wird aktiviert. Erfährt die Muskulatur im Gegenzug eine Lockerung, sorgt dessen Gegenspieler, der Parasympathikus, für Ruhe und Entspannung.

Ein entspannter Körper führt zu einem entspannten Geist. Ganz nach diesem Prinzip liegt der Fokus der progressiven Muskelentspannung auf dem Wechsel zwischen Muskelanspannung und -entspannung. Im Prinzip geht es darum, nacheinander verschiedene Muskelgruppen von Kopf bis Fuß kurz anzuspannen, um sie dann für längere Zeit wieder zu lockern. Das Augenmerk wird nicht nur auf die großen Muskelgruppen in den Gliedmaßen und im Rumpf gelegt, sondern auch auf die vielen kleinen Gesichtsmuskeln. Ziel aller Übungen ist es, die Körperwahrnehmung bewusst zu schärfen. Der Herzschlag und die Atmung werden langsamer, innere Ruhe kehrt ein.

Wer diese Übungen zur täglichen Gewohnheit macht, wird deren positive Wirkung rasch spüren. Was Kurse betrifft, hat die Deutsche Gesellschaft für Entspannungsverfahren (DGEV) eine Leitlinie mit Qualitätskriterien formuliert.

Info Die progressive Muskelentspannung hat eine regulierende Wirkung auf Körperfunktionen wie Herzschlag, Puls, Blutdruck, Verdauung und Stoffwechsel.

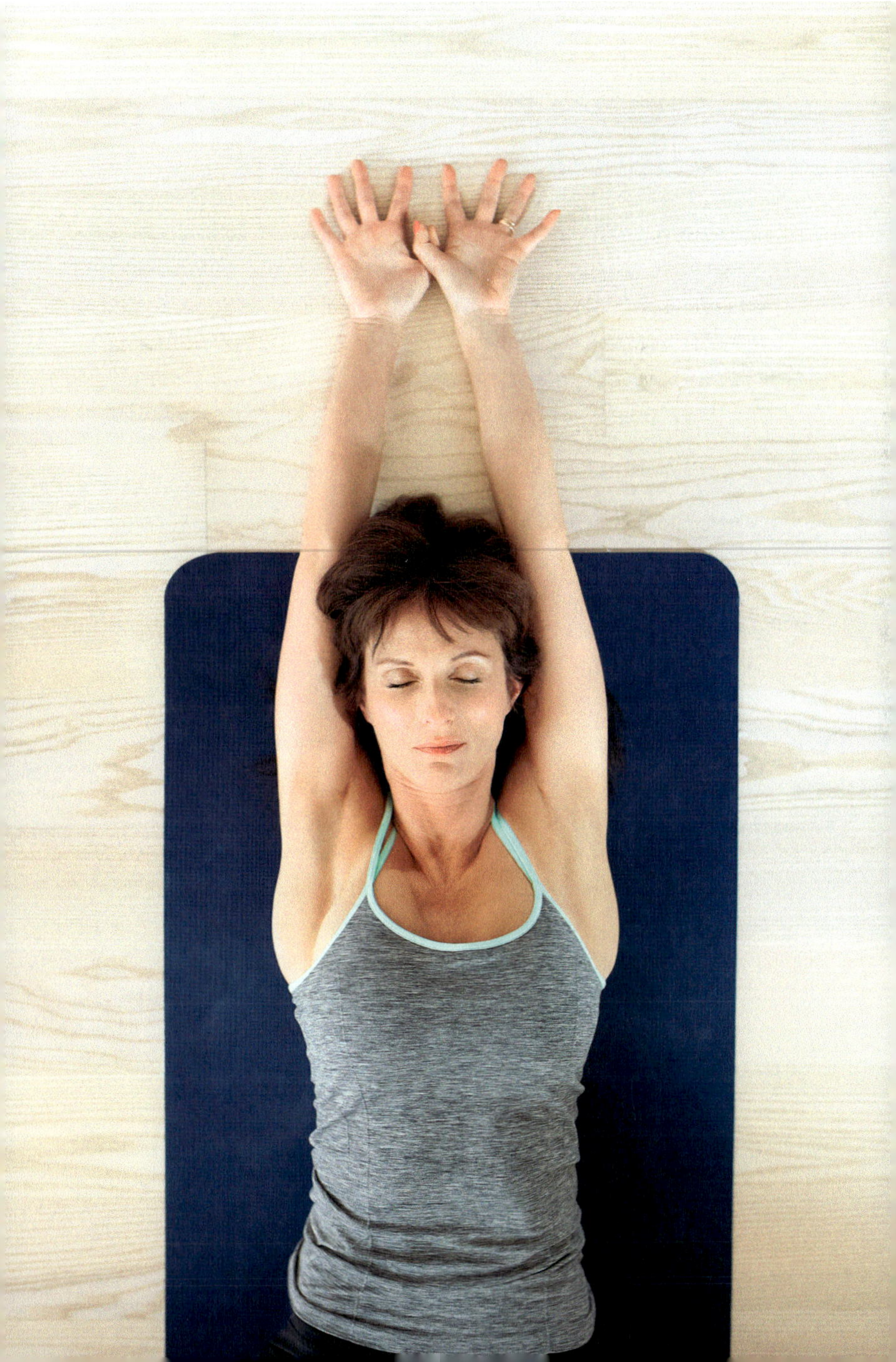

105 EFT

Lassen sich emotionale Blockaden wegklopfen?

Gelassenheit auf »Klopfdruck«? Ich habe es ausprobiert, und es hat funktioniert. Stressige Alltagsthemen, Ängste, Sorgen, Panikattacken, Selbstzweifel oder Trauer lösen unangenehme Gefühle aus. In diese gilt es mittels Emotional Freedom Techniques, auch Emotional Freedom Tapping genannt, hineinzufühlen und sie durch Klopfen auf bestimmte Meridianpunkte (Klopfakupressur) zu lösen.

EFT entstand aus der ursprünglichen Gedankenfeldtherapie (Thought Field Therapy) von Roger Callahan. Seine Theorie ist von der Vorstellung geprägt, dass Gedanken an energetische Felder im Körper gekoppelt sind. Gelingt es, diese Verbindung mittels bestimmter Techniken zu entkoppeln, lassen sich mentale und emotionale Blockaden lösen. Der Amerikaner Gary Craig entwickelte diese Methode zur Angstbewältigung weiter und ergänzte sie um Elemente aus der Energetischen Psychologie: Die Technik der emotionalen Freiheit war geboren.

Und so geht's: Zuerst wird das belastende Thema ausgewählt. Zum Beispiel: »Ich schäme mich für meine Hitzewallungen in der Öffentlichkeit.« Mit dem Einstimmungssatz »Ich akzeptiere mich voll und ganz, auch wenn ich mich für meine Hitzewallungen schäme« beginnt nun das Klopfen auf ausgewählte Akupressurpunkte wie etwa Augenbraue, seitlich des Auges, unter der Nase oder am Schlüsselbein. Der Allrounder der Akupressurpunkte liegt am Handrücken und kann unauffällig in stressigen Alltagssituationen »beklopft« werden.

Nach jeder Runde, die eine bestimmte Reihenfolge mit jeweils sieben Klopfern auf sieben konkrete Punkte vorsieht, werden die vorhandenen Emotionen auf einer Skala von null bis zehn bewertet. Zehn bedeutet negative Emotion pur, null steht für absolute Gelassenheit. Klingt esoterisch? Wo es Befürworter gibt, muss es auch Skeptiker geben. Die American Psychological Association erkannte 2021 die Wirksamkeit von EFT als Behandlungsmethode von Angstzuständen an.

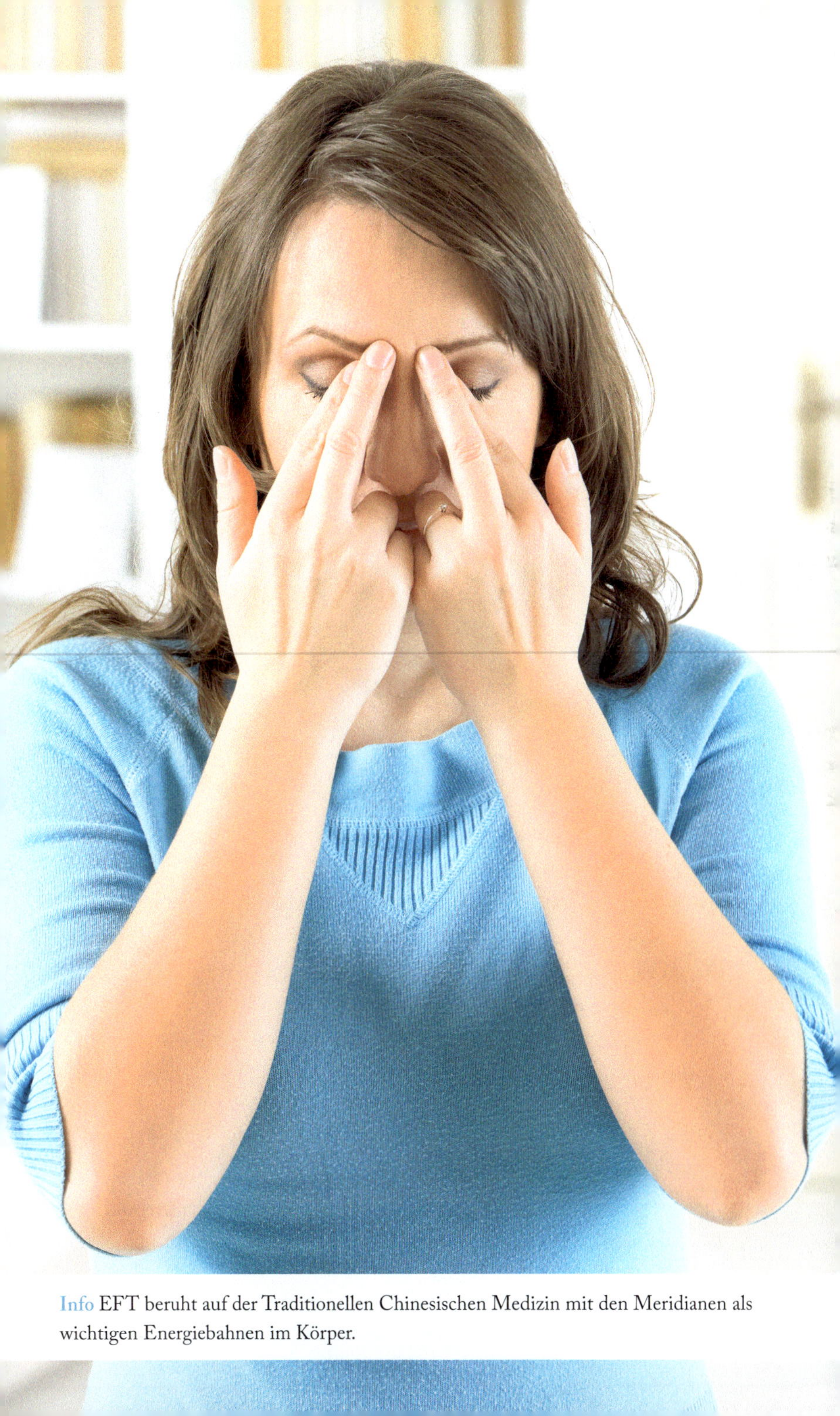

Info EFT beruht auf der Traditionellen Chinesischen Medizin mit den Meridianen als wichtigen Energiebahnen im Körper.

106 Akupressur

Wie lässt sich durch Druck Anspannung nehmen?

»Entspannung« lautet das Zauberwort der Stunde. In der Alternativmedizin wie etwa der Traditionellen Chinesischen Medizin (TCM) lässt sich aus einem wahren Potpourri an Entspannungstechniken schöpfen, darunter ist auch die Akupressur, die als Vorstufe der Akupunktur gilt.

Bei dieser Methode, die auf die Selbstheilungskräfte des Körpers abzielt, wird auf bestimmte Stellen im Körper, die sogenannten Akupressurpunkte, mit den Fingerspitzen, der ganzen Hand, dem Ellenbogen oder dem Knie Druck ausgeübt. Die TCM geht davon aus, dass der menschliche Körper von zahlreichen Energiebahnen, den sogenannten Meridianen, durchzogen ist. Innerhalb dieser Meridiane fließt die Lebensenergie Qi, die sich an bestimmten Akupressurpunkten beeinflussen lässt. Körperliche, aber auch seelische Blockaden können sich lösen, das energetische Gleichgewicht von Yin und Yang in den Organen und Meridianen wird wiederhergestellt.

Muskel- und Nackenverspannungen, Kopfschmerzen, Ruhelosigkeit, Nervosität, Erschöpfung, Schlafstörungen, Verdauungsprobleme – bei all diesen Beschwerden, die vor allem rund um die Lebensmitte verstärkt zum Tragen kommen, kann Akupressur helfen, um das Wohlbefinden im wahrsten Sinne des Wortes in die eigenen Hände zu nehmen. Zu den wichtigsten Akupressurpunkten gehören sensible Reizstellen am Kopf, im Gesicht und an den Ohren, am Nacken und Rücken sowie an den Füßen.

Ein großer Vorteil dieser Entspannungstechnik liegt darin, dass sie vom Betroffenen selbst angewendet werden kann. Fachliche Unterstützung ist allerdings auf jeden Fall empfehlenswert. Ärzte, Therapeuten und Heilpraktiker erklären, welche Akupressurpunkte bei welchen Beschwerden eingesetzt werden und welche Druckintensität und -dauer notwendig ist. Eine bewusste Atemtechnik erleichtert die Entspannung und bereitet den Körper optimal auf die bevorstehende Anwendung vor.

Tipp Auch das Reiben, Klopfen oder Kneten der Akupressurpunkte kann zur gewünschten Entspannung führen.

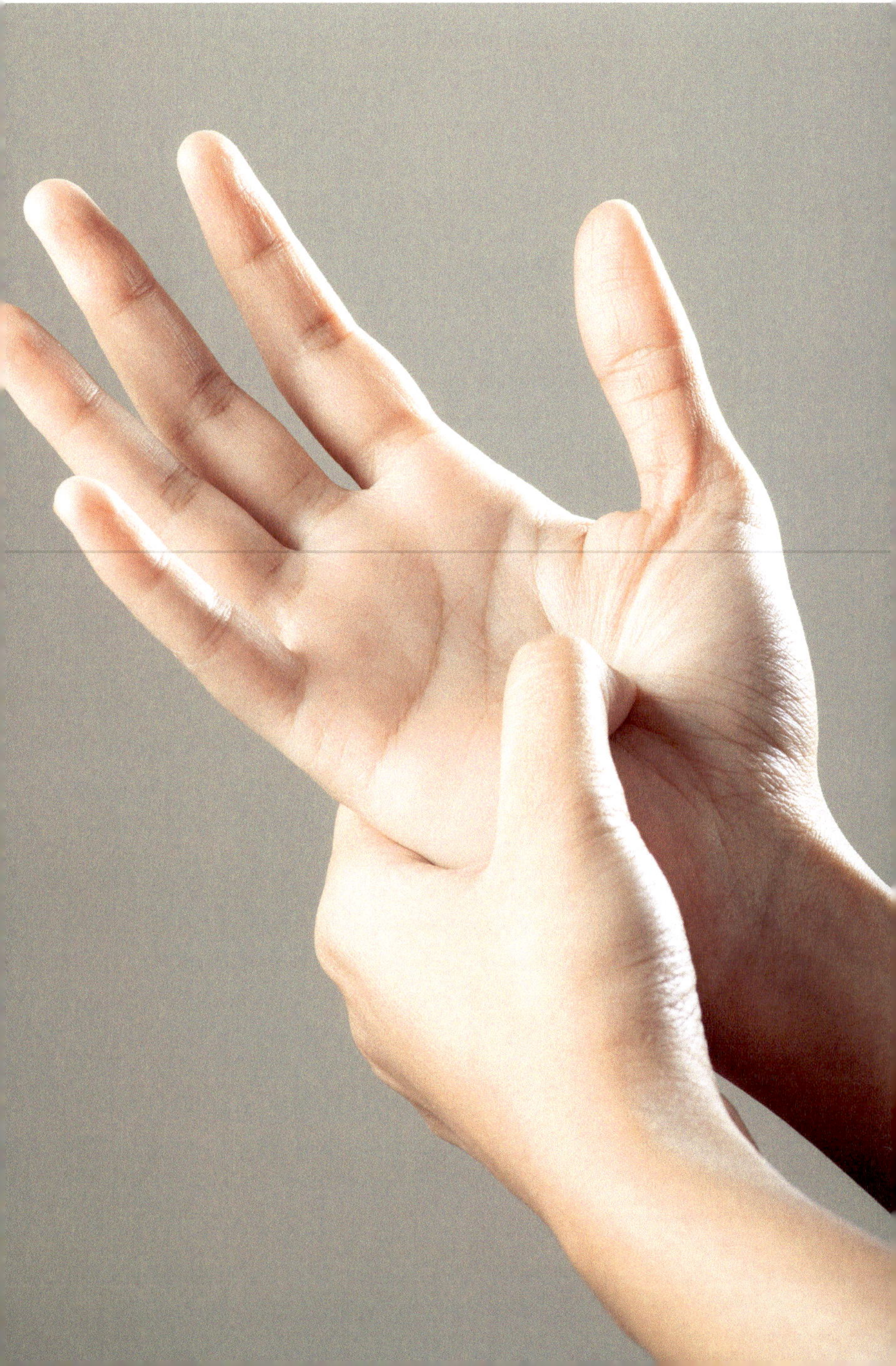

107 Kinesiologie

Welche Antworten liefert Biofeedback-Diagnostik?

Je besser wir unseren Körper kennen und auf ihn hören, desto besser können wir mögliche Warnsignale orten und einordnen. Diese Art des Biofeedbacks macht sich auch die Angewandte Kinesiologie zunutze, die in den 1960er Jahren aus dem Bereich der Chiropraktik hervorgegangen ist. Als Begründer gilt der amerikanische Chiropraktiker George Joseph Goodheart.

Die Wörter »Kinesis« und »Logos« stammen aus dem Griechischen und bedeuten »Bewegung« sowie »Lehre«. Fokussiert sich die Chiropraktik auf den Zusammenhang zwischen Wirbelverschiebungen und dadurch entstandene Krankheiten, geht die Kinesiologie davon aus, dass die im Muskel vorhandenen Spannungszustände wichtige Antworten für den Zustand unseres Organismus liefern.

Als wichtigstes Tool und Basis für alle weiteren Schritte gilt dabei der kinesiologische Muskeltest, der Rückschlüsse auf mögliche Blockaden im Körper gibt. Durch sanften Handdruck des Kinesiologen auf bestimmte Körperteile wird die darauf entsprechende Muskelreaktion beobachtet. Auf negativen Stress, Emotionen oder Lebensmittelunverträglichkeiten reagiert der Muskel entsprechend schwach. Hält der Muskel dem Druck stand, ist die Energie im Fluss. »Ziel dieser energetischen Methode ist es, die Energien wieder auszugleichen, um die Selbstheilungskräfte zu aktivieren und einen neuen Zugang zum Körper und zur eigenen Gedanken- und Gefühlswelt zu erhalten«, erklärt Elisabeth Schuster, akademische Kinesiologin der Österreichischen Akademie für Kinesiologie und Gesundheit (ÖAKG). Aufgrund des Muskeltests lassen sich dann individuelle Therapiekonzepte entwickeln. Die Angewandte Kinesiologie bedient sich dabei diverser Techniken aus der Traditionellen Chinesischen Medizin, Akupressur und Akupunktur, Osteopathie und Chiropraktik. Viele Kinesiologen arbeiten auch eng mit der Schulmedizin – vor allem im Bereich der Pädagogik und Psychologie – zusammen.

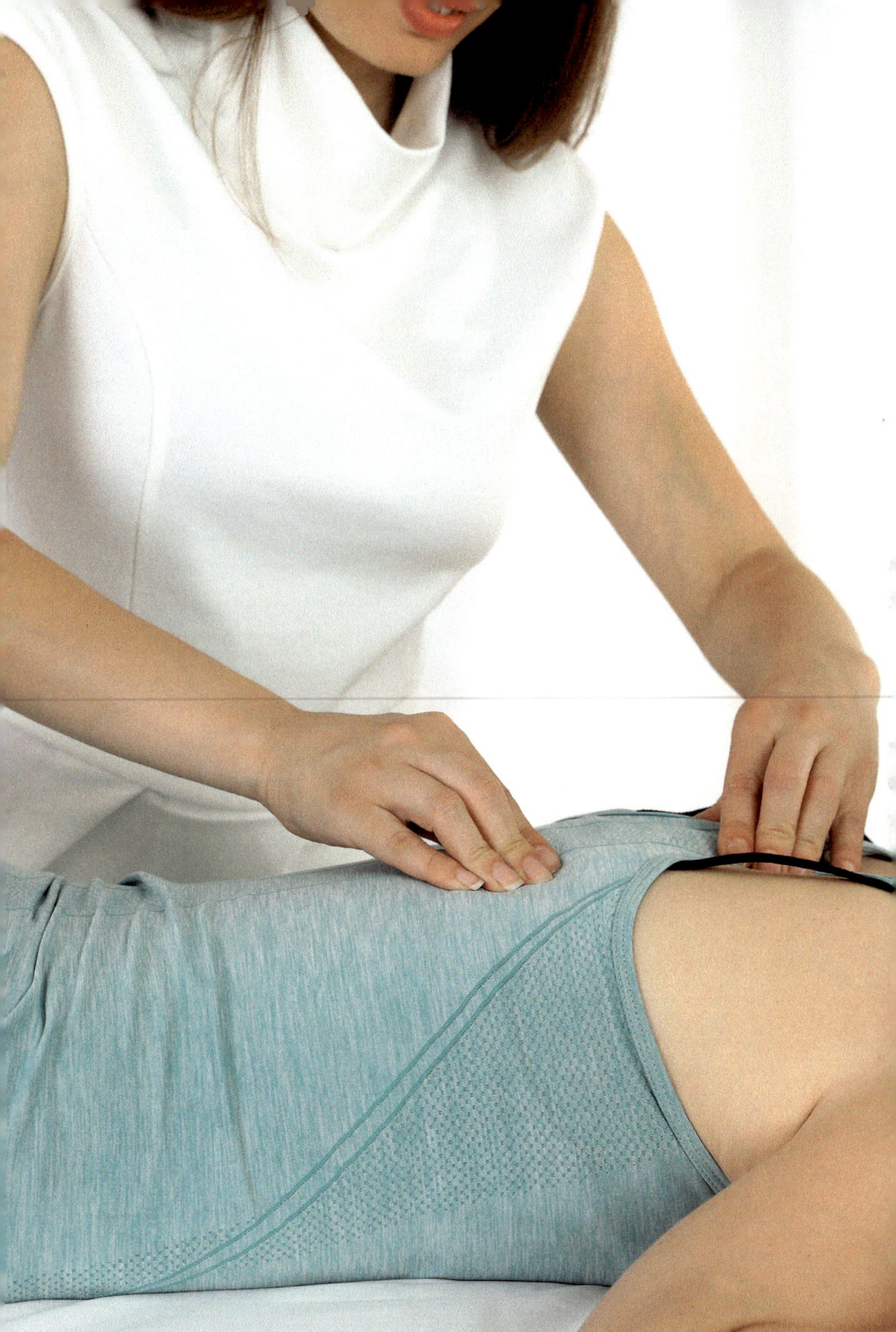

Tipp Der Körper als Feedback-Tool hilft, Ursachen für körperliche und emotionale Blockaden auf den Grund zu gehen.

108 Beratung

Wie sieht eine professionelle Unterstützung aus?

Bücher wie dieses, Lifestyle-Magazine, Fachliteratur, Blog-Beiträge, Onlineplattformen, Info-Broschüren in der Apotheke: Mittlerweile können wir Frauen auf viele Kanäle zurückgreifen, um uns über die Wechseljahre zu informieren. Diese ersetzen aber eines nicht: den persönlichen Austausch mit einer Expertin. Damit meine ich nicht das jährliche Gespräch mit der Gynäkologin unseres Vertrauens. Ein wichtiger Fixtermin, an dem es nichts zu rütteln gibt.

Wer sich nach einer kontinuierlichen und intensiven Begleitung während dieser so fordernden Lebensphase mit all ihren Höhen und Tiefen sehnt, ist bei einer zertifizierten Wechseljahre-Beraterin sicherlich gut aufgehoben. Auch wenn diese Berufsgruppe praktisch noch in den Kinderschuhen steckt, so kann die Bedeutung einer Beraterin als wichtige Ansprechpartnerin und wertschätzende Wegbegleiterin gar nicht hoch genug eingeschätzt werden.

Woran lässt sich erkennen, dass man in guten Händen ist? Eine professionelle Wechseljahre-Beratung konzentriert sich nicht nur auf einzelne körperliche Beschwerden, sondern sieht den ganzheitlichen Aspekt. Verständnis, Empathie und Kommunikation auf Augenhöhe zählen als Qualitätskriterien genauso wie fachliche Expertise, Aus- und Weiterbildung.

Von bioidentischen Hormonen über Ernährungsberatung bis hin zu Entspannungstechniken und Naturheilverfahren: »Eine kompetente Wechseljahre-Beraterin versteht es, unterschiedliche Möglichkeiten auf dem Weg zurück zu mehr Wohlbefinden aufzuzeigen«, so Apotheken-Inhaberin und zertifizierte Wechseljahre-Beraterin Judith Schachenreiter.

Jede Frau erlebt die Wechseljahre anders, lebt in unterschiedlichen Lebensentwürfen mit unterschiedlichen Bedürfnissen. Ebenso individuell gilt es zu beraten. »Mir ist es wichtig, zu zeigen, wie man den Wechsel zu einem gewinnbringenden Lebensabschnitt machen kann«, betont Schachenreiter.

Info Kompetente Wechseljahre-Beraterinnen zeigen Zusammenhänge zwischen körperlichen, geistigen und seelischen Prozessen auf.

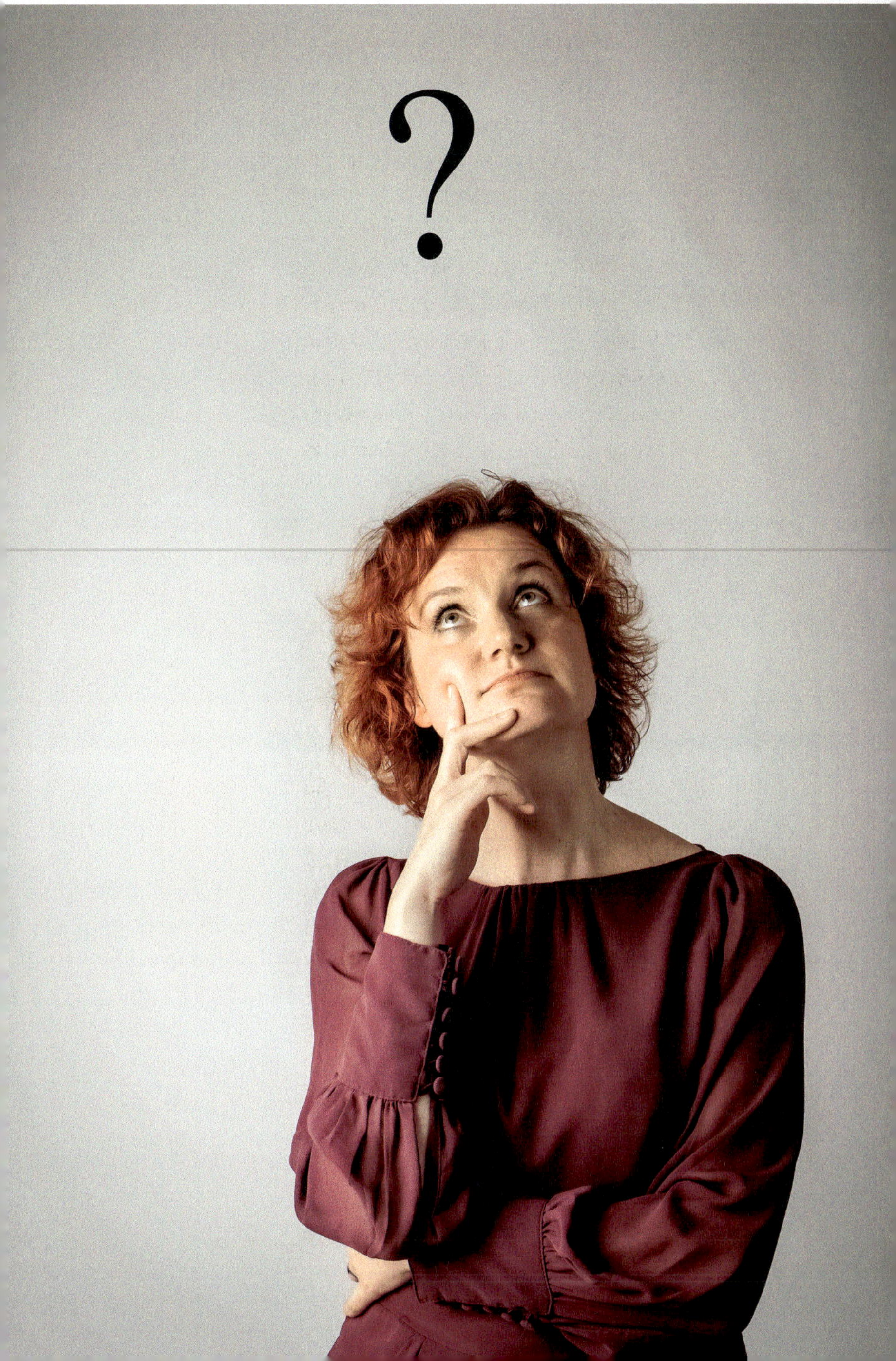

109 Menopositivity

Welches Image haben die Wechseljahre?

Am 14. Februar ist Valentinstag, am 8. März feiern wir den Frauentag – und am 18. Oktober? Da ist der internationale Menopause-Tag. Ich muss gestehen: Dieses Datum ist erst im Zuge meiner Recherchen für dieses Buch zu mir vorgedrungen.

Selbst wenn uns zahlreiche »Meno-Accounts« auf Instagram und Co. aufmunternden Content ins Wohnzimmern liefern und uns damit Menopositivity vermitteln möchten – sozusagen gute Stimmung zu unguten Beschwerden –, kursieren rund um die Wechseljahre immer noch viele Klischees, Unwissenheit und Schamgefühl.

Das Klimakterium scheint eines der letzten Tabuthemen der Frauengesundheit zu sein. Welche Frau redet schon gern über Hitzewallungen, Gehirnnebel oder trockene Schleimhäute? Alles Probleme, die weder privat noch im Beruf ihren Platz zu haben scheinen. Nur weil sie nicht zum Thema gemacht werden, heißt das aber noch lange nicht, dass sie keines sind. Ganz im Gegenteil: Die Studie MenoSupport der Hochschule für Wirtschaft und Recht in Berlin ergab, dass jede vierte befragte Frau während der Wechseljahre beruflich kürzertreten muss. Projekte wie diese zeigen, dass die Aufklärungsarbeit hinsichtlich der Menopause noch in den Kinderschuhen steckt.

Auch Autorin Miriam Stein thematisiert in ihrem Bestseller »Die gereizte Frau« den gesellschaftlichen Umgang mit den Wechseljahren. Absolut lesenswert! Frauen von heute stehen mit Mitte 40 voll im Leben. Geben privat und beruflich meist den Ton an und wollen es noch einmal wissen, ohne sich täglich neu erfinden zu müssen. Leise und verlegen vor sich hin zu leiden, wie es die Generationen vor ihnen gemacht haben, passt ihnen so gar nicht ins Konzept. Zum Glück wächst die Auswahl an inspirierenden Lektüren von Autorinnen wie Miriam Stein, Katja Burkhard oder Sheila de Liz stetig. Vielleicht gratulieren sich Freundinnen dann künftig auch zum internationalen Menopause-Tag.

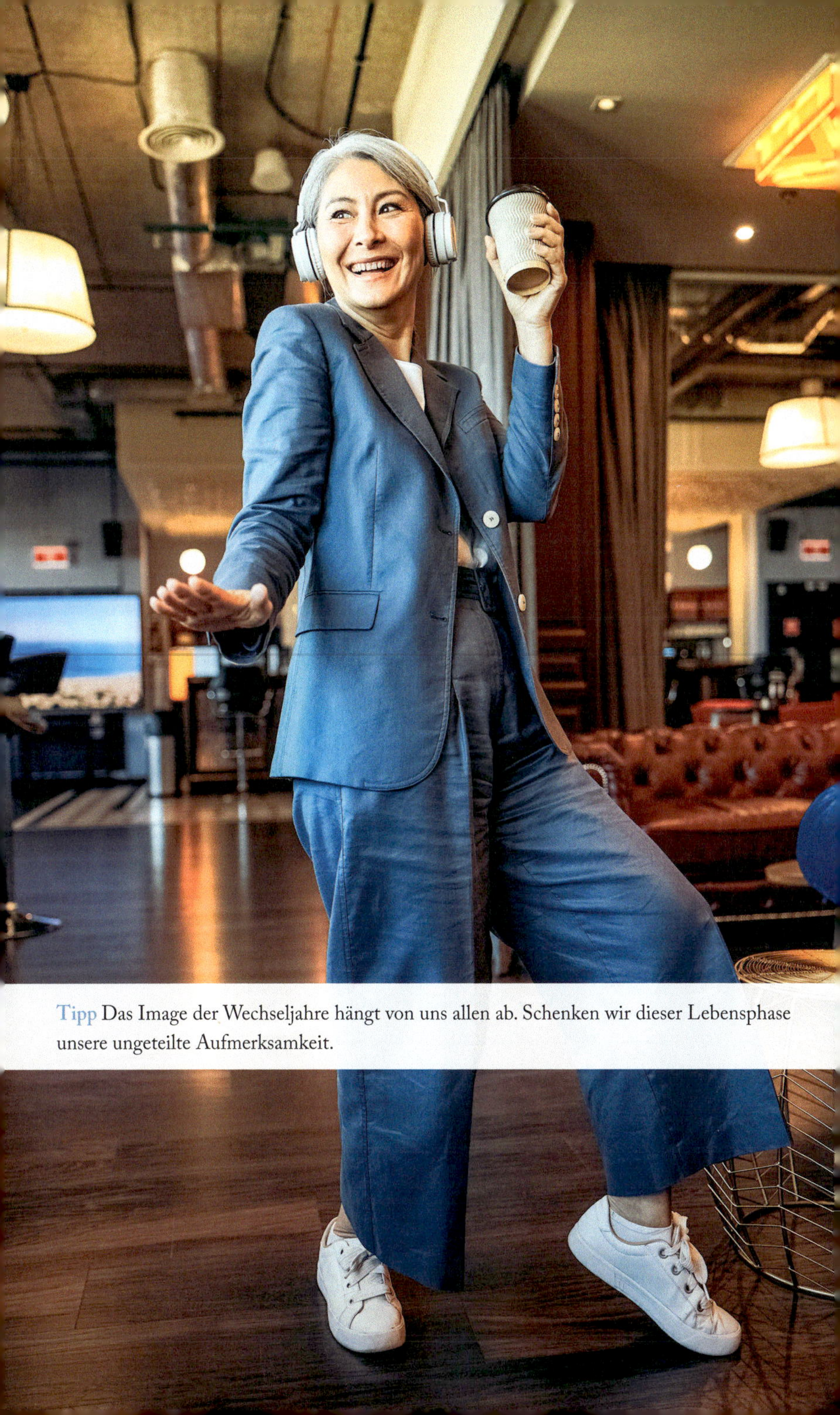

Tipp Das Image der Wechseljahre hängt von uns allen ab. Schenken wir dieser Lebensphase unsere ungeteilte Aufmerksamkeit.

110_Perspektivwechsel

Welches Potenzial steckt in der neuen Lebensphase?

Dass Frauen wahre Multitasking-Talente sind, steht außer Zweifel. Familie, Kindererziehung, Schule, Haushalt, Job, Sport, Freundschaften, Hobbys: Mit mehr oder weniger Stress bringen wir fast immer alles unter einen Hut und geraten dabei nicht selten ins Schwitzen und Schnaufen. Doch was, wenn der Körper nicht mehr mitspielt? Wenn Schlafstörungen, Konzentrationsschwäche, Stimmungsschwankungen, Herzrasen oder Kopfschmerzen dazwischenfunken? Der hormonelle Umstellungsprozess während des Klimakteriums bringt uns zwangsläufig zum Innehalten. Die Verschnaufpausen vom gewohnten Alltag erfolgen nicht nur auf körperlicher, sondern auch auf emotionaler Ebene. Beziehungen, Freundschaften und Gewohnheiten werden hinterfragt, und der Fokus wird auf das neue Ich gelegt. Was möchte ich? Was wünsche ich mir von einem erfüllten Leben? Passt mein Alltag noch zu mir, oder haben sich mittlerweile andere Wünsche, andere Bedürfnisse entwickelt? Was oder wer gehört nicht mehr in mein Leben, und was darf ich getrost loslassen? Welche Prioritäten möchte ich in Zukunft setzen?

Wie jede Krise bergen auch die Wechseljahre das Potenzial, in dieser Lebensphase eine Chance der Neuorientierung, der persönlichen Weiterentwicklung und des inneren Wachstums zu sehen. Gewohnte Routinen werden unterbrochen, neue Wege bestritten. Im Englischen werden die Wechseljahre als »change of life« bezeichnet – wie treffend. Diese Lebensphase schreit förmlich danach, sein Leben zu reflektieren und sich gegebenenfalls neu auszurichten. »Keine Frage: Sein Leben zu analysieren, neu zu sortieren und zu strukturieren, kann durchaus schmerzlich, aber schlussendlich auch zutiefst befreiend sein und zu einer gewissen Art von Aufbruchstimmung mit mehr Authentizität, Gelassenheit, Achtsamkeit, Lebensfreude Selbstbestimmtheit, Wertschätzung und Seelenfrieden führen«, so Psychotherapeut Hans Christian Jurceka.

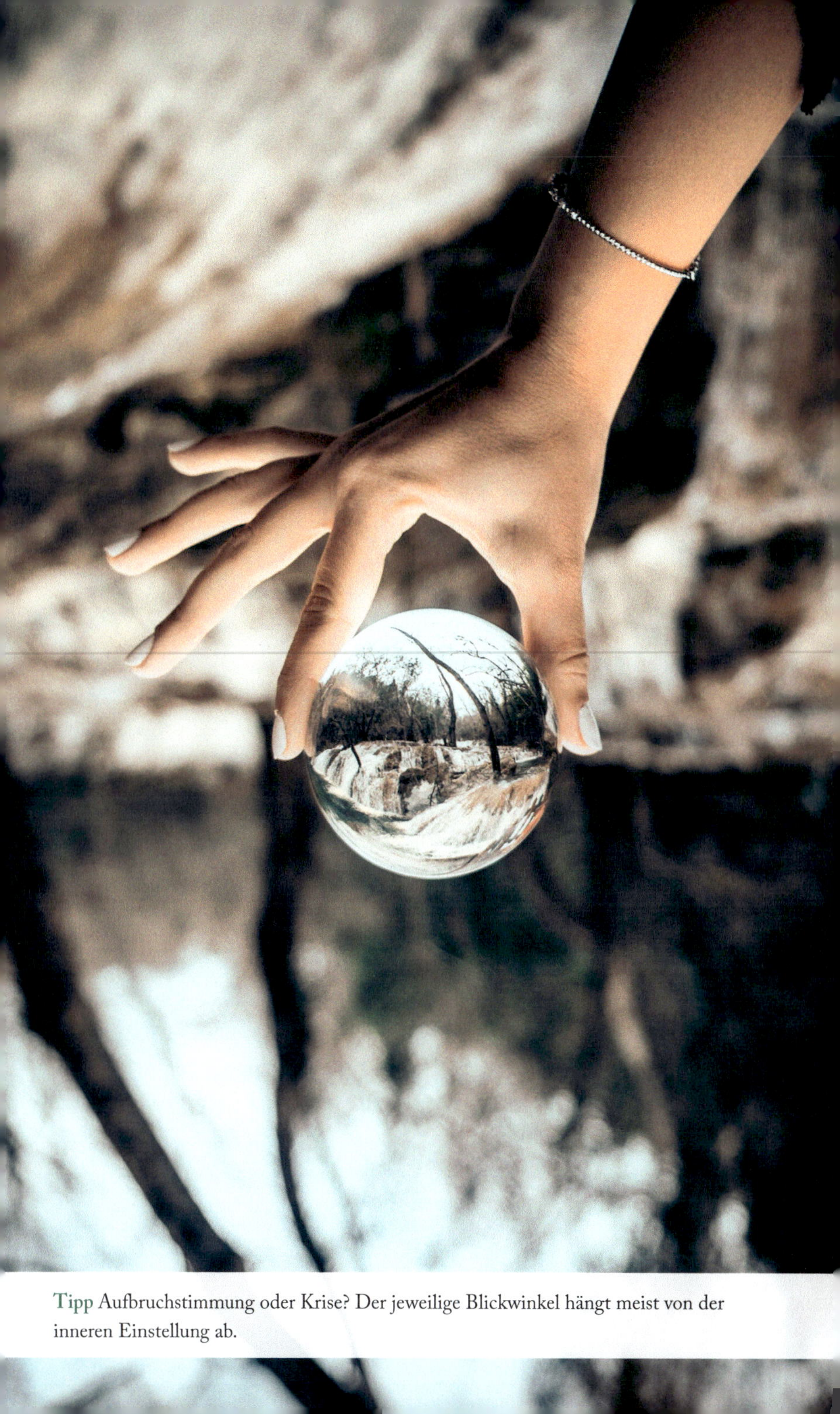

Tipp Aufbruchstimmung oder Krise? Der jeweilige Blickwinkel hängt meist von der inneren Einstellung ab.

111 Longevity

Wie lässt sich den Jahren mehr Leben geben?

Für alles scheint es mittlerweile ein Modewort zu geben. Dabei ist der Wunsch nach Langlebigkeit so alt wie die Menschheit selbst. »Es kommt nicht darauf an, dem Leben mehr Jahre zu geben, sondern den Jahren mehr Leben.« Dieser Kalenderspruch klingt poetisch, doch Longevity will mehr. Nicht nur die Kerzen auf der Geburtstagstorte zählen, sondern auch, dass die Torte schmeckt. Das Ziel lautet: Ein überdurchschnittlich langes Leben in einem gesunden Körper, der mindestens genauso auf Trab ist wie die kleinen grauen Zellen.

In Österreich beträgt die durchschnittliche Lebenserwartung von Männern 79,4 Jahre, bei Frauen sind es 84,2 Jahre. In Deutschland liegen die Zahlen bei 78,3 und 83,2. Weltweit gesehen leben Frauen im Schnitt vier bis fünf Jahre länger als Männer. Die Gründe dafür scheinen vielfältig zu sein, angefangen von der genetischen Komponente (doppeltes X-Chromosom) bis zum Lebensstil. Frauen dürften im Durchschnitt mehr auf eine gesunde Lebensweise mit bewusster Ernährung, regelmäßiger Bewegung sowie wenig Tabak- und Alkoholkonsum achten.

In der zweiten Lebenshälfte ändert sich vieles, auch das Bewusstsein um das eigene »Game Over«. Tatsache ist: Jedem von uns ist eine bestimmte Zeit in diesem Leben gegeben. Eine Zeit, die es bestmöglich zu genießen gilt – und das geht in einem gesunden Körper am besten. Angeblich spielen genetische Faktoren nur eine Nebenrolle auf der Bühne des Lebens. Hauptakteur ist der Lebensstil, und den haben wir selbst in der Hand.

Mein Großvater verstarb im 99. Lebensjahr. Er hatte einen Instagram-Account, bestellte bei Amazon und unterhielt sich mit mir über Robbie Williams. Abgesehen von ein paar körperlichen Wehwehchen klagte er über nichts. Für die einen ein Paradebeispiel für Longevity, für mich ein Grund, es ihm gleichzutun. Sein Geheimnis? Ich weiß es nicht, aber ich habe hoffentlich noch genügend Zeit, es herauszufinden.

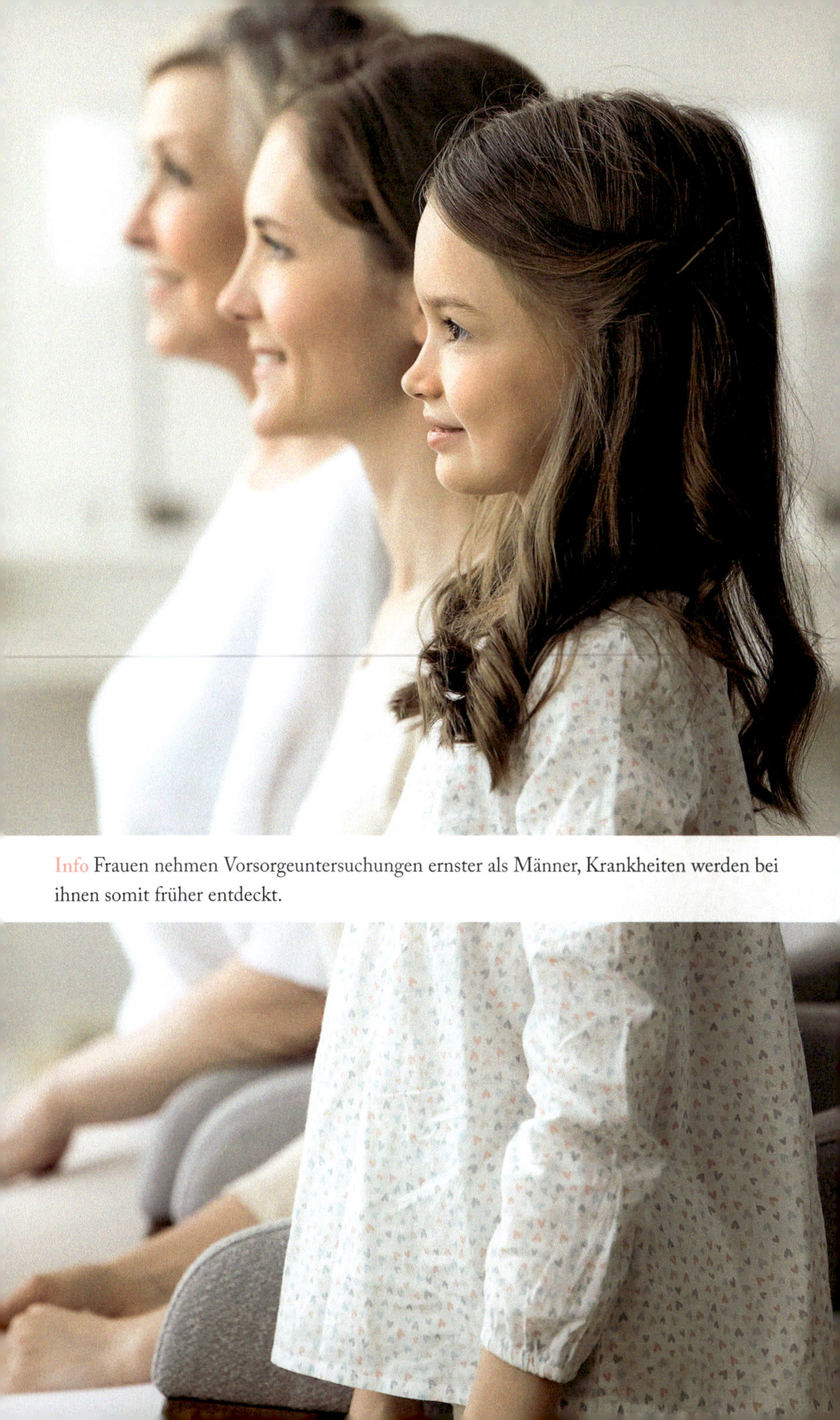

Info Frauen nehmen Vorsorgeuntersuchungen ernster als Männer, Krankheiten werden bei ihnen somit früher entdeckt.

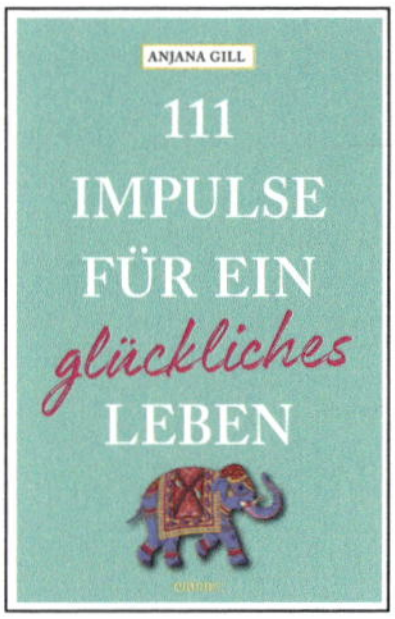

Anjana Gill
111 Impulse für ein glückliches Leben
ISBN 978-3-7408-1747-3

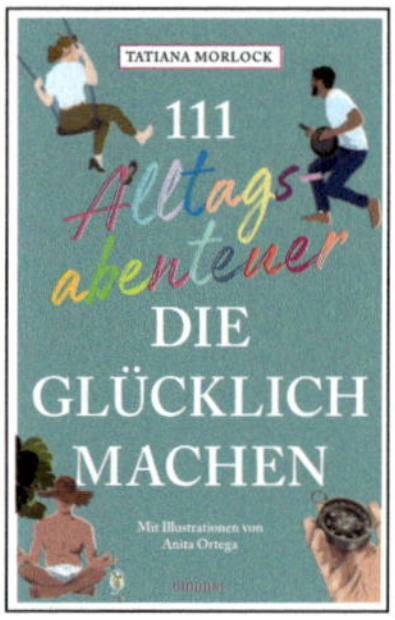

Tatiana Morlock
111 Alltagsabenteuer, die glücklich machen
ISBN 978-3-7408-1383-3

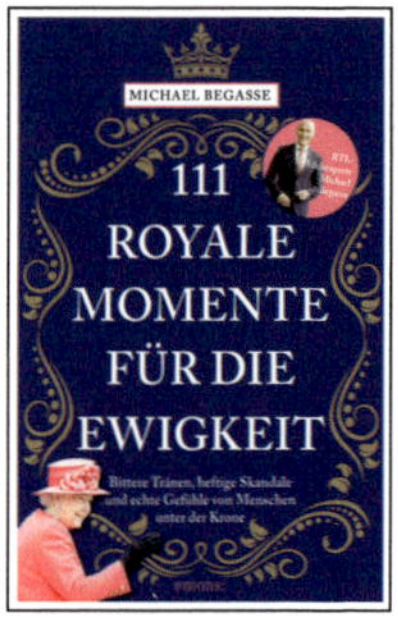

Michael Begasse
111 royale Momente für die Ewigkeit
ISBN 978-3-7408-1873-9

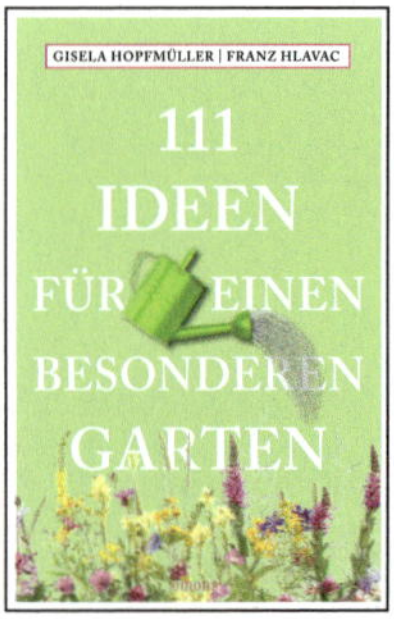

Gisela Hopfmüller,
Franz Hlavac
111 Ideen für einen besonderen Garten
ISBN 978-3-7408-1382-6

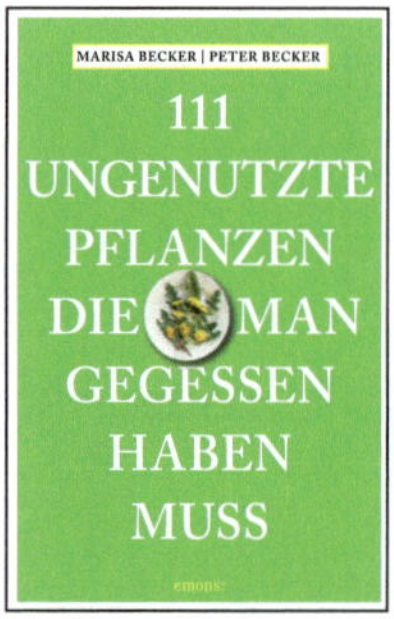

Marisa Becker, Peter Becker
111 ungenutzte Pflanzen, die man gegessen haben muss
ISBN 978-3-7408-1200-3

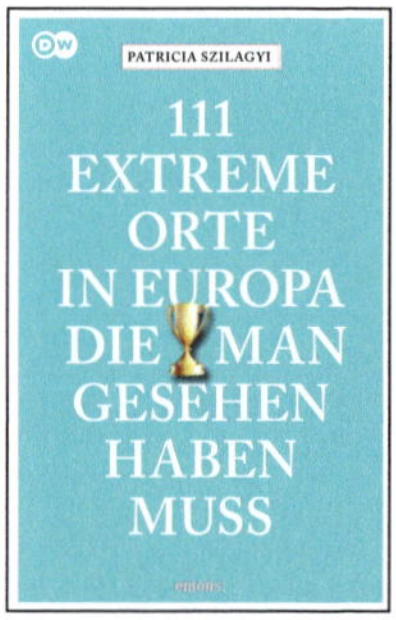

Patricia Szilagyi
111 extreme Orte in Europa, die man gesehen haben muss
ISBN 978-3-7408-0863-1

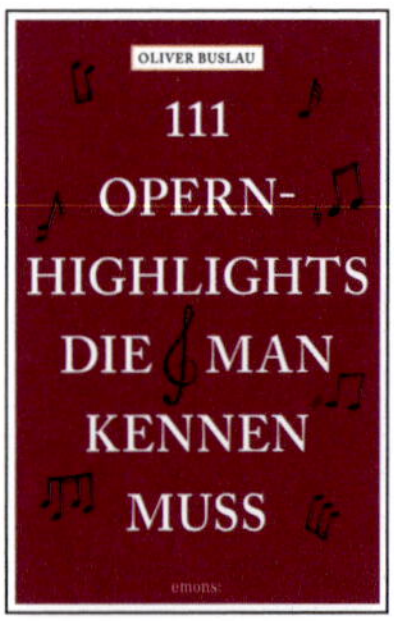

Oliver Buslau
111 Opernhighlights, die man kennen muss
ISBN 978-3-7408-0985-0

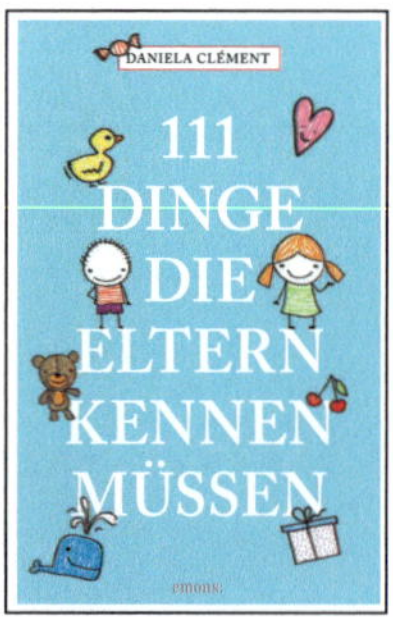

Daniela Clément
111 Dinge, die Eltern kennen müssen
ISBN 978-3-7408-0617-0

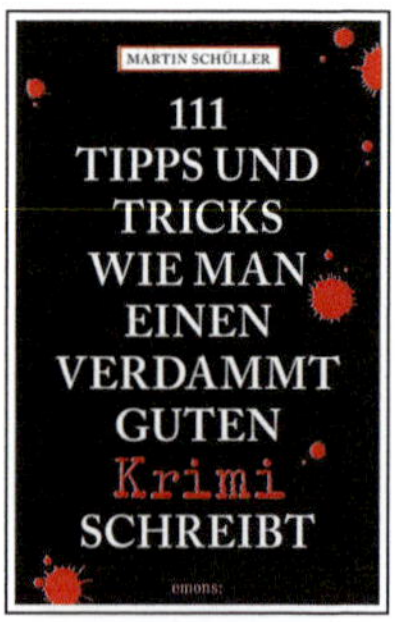

Martin Schüller
111 Tipps und Tricks, wie man einen verdammt guten Krimi schreibt
ISBN 978-3-7408-0460-2

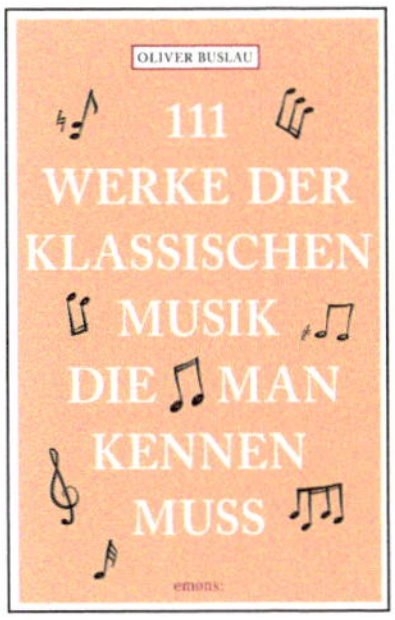

Oliver Buslau
111 Werke der klassischen Musik, die man kennen muss
ISBN 978-3-7408-0236-3

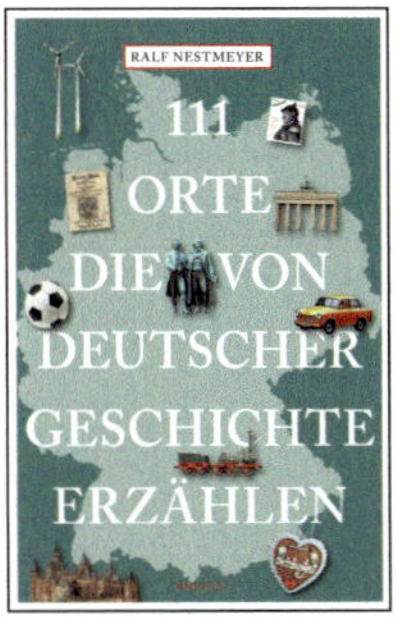

Ralf Nestmeyer
111 Orte, die von deutscher Geschichte erzählen
ISBN 978-3-7408-2004-6

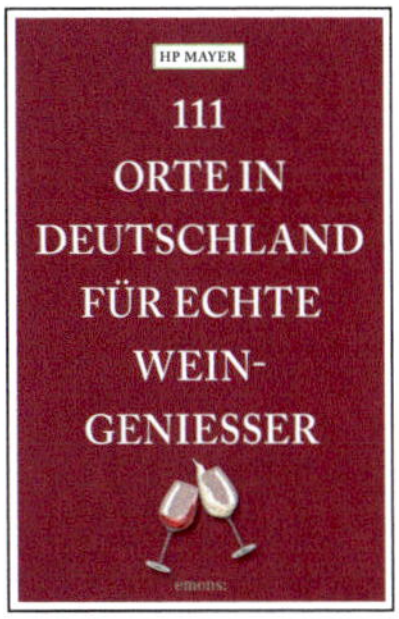

HP Mayer
111 Orte in Deutschland für echte Weingenießer
ISBN 978-3-7408-2201-9

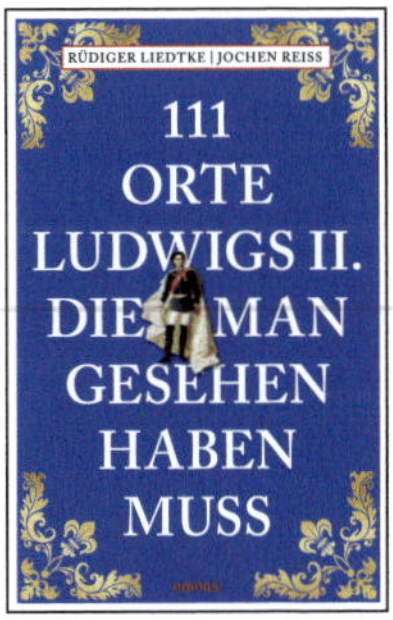

Jochen Reiss, Rüdiger Liedtke
111 Orte Ludwigs II., die man gesehen haben muss
ISBN 978-3-7408-2096-1

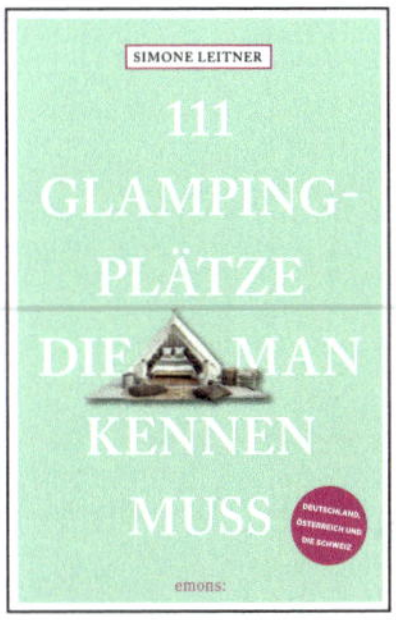

Simone Leitner
111 Glampingplätze, die man kennen muss
ISBN 978-3-7408-2062-6

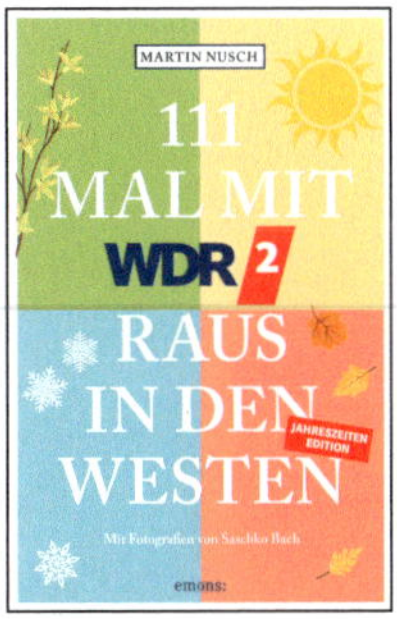

Martin Nusch
111 Mal mit WDR 2 raus in den Westen, Band 3
ISBN 978-3-7408-2090-9

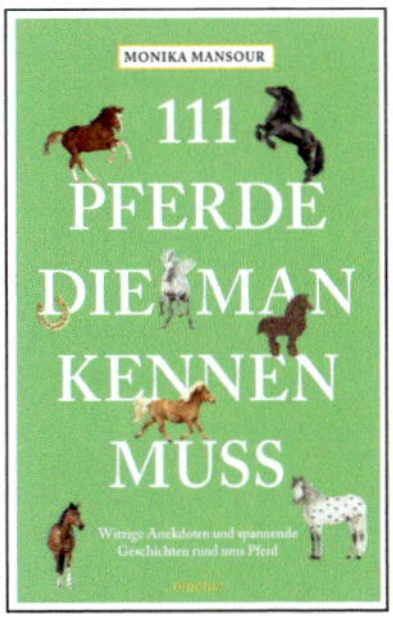

Franziska Weyer, Katrin Obst
111 Dinge über Pferde, die man wissen muss
ISBN 978-3-7408-1864-7

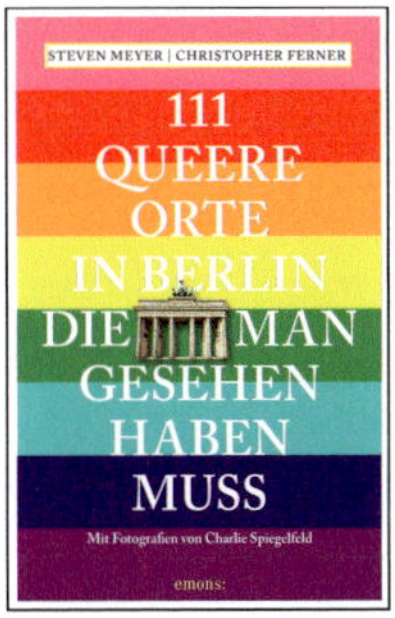

Steven Meyer, Christopher Ferner
111 queere Orte in Berlin, die man gesehen haben muss
ISBN 978-3-7408-1980-4

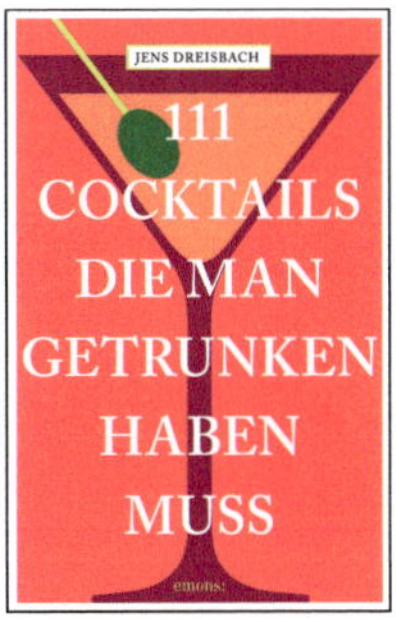

Jens Dreisbach
111 Cocktails, die man getrunken haben muss
ISBN 978-3-7408-1632-2

Quellen zum Nachlesen

Bundesministerium für Soziales, Gesundheit, Pflege und Konsumentenschutz, Österreichische Agentur für Gesundheit und Ernährungssicherheit (Hg.), Lebensmittelsicherheitsbericht (LMSB), Wien 2022.

Deutsche Herzstiftung (Hg.), Koronare Herzkrankheit und Herzschwäche – was ist bei Frauen anders?, Frankfurt am Main 2022.

DGE (Hg.), Referenzwerte für die Nährstoffzufuhr, 7. aktualisierte Auflage, Bonn 2021.

Faculty of Sexual & Reproductive Healthcare (FSRH), Guideline: Contraception for Women Aged Over 40 Years, Norwich 2017.

Leslie S. Greenberg, Goldman, R. N. (Hg.), Clinical handbook of emotion-focused therapy, American Psychological Association, Washington 2019.

Emi Hasegawa et al., Rapid eye movement sleep is initiated by basolateral amygdala dopamine signaling in mice, Sience, DOI: 10.1126/science.abl 6618, Washington 2022.

Institut für angewandte Forschung Berlin (Hg.), Studie MenoSupport, 2022–2024.

Harald Lass, Diana Bonderman, Johannes Huber, Irene Lang, Der Einfluss der Sexualhormone auf die Gefäßbiologie der Venen, Phlebologie 2011; 30 (04), S. 81–87.

Monika Nowotny, Daniela Kern, Elisabeth Breyer, Theresa Bengough, Robert Griebler (Hg.), Depressionsbericht Österreich. Eine interdisziplinäre und multiperspektivische Bestandsaufnahme. Bundesministerium für Arbeit, Soziales, Gesundheit und Konsumentenschutz, Wien 2019.

Petra Stute, Deutsche Menopause Gesellschaft e. V., Das kognitive »window of opportunity« der Hormontherapie, Gynäkologische Endokrinologie 11, 54, Springer-Verlag, Berlin, Heidelberg 2013.

Bernhard Watzl, Einfluss sekundärer Pflanzenstoffe auf die Gesundheit, in: Deutsche Gesellschaft für Ernährung (Hg.), Ernährungsbericht 2012, Bonn 2012.

Susanna Weidlinger, Magdalena Weidlinger, Kristine Heidemeyer, Die Menopause und ihre Auswirkungen auf Haut und Haare, Gynäkologische Endokrinologie 21, 290–297, Springer-Verlag, Berlin, Heidelberg 2023.

Women's Health Initiative, The Writing Group for the WHI Investigators. Risks and benefits of estrogen plus progestin in healthy post-menopausal women: Principal results of the Women's health initiative randomized controlled trial, Journal of the American Medical Association, 2002.

Bücher zum Weiterlesen

Klaus Bernhardt, Panikattacken und andere Angststörungen loswerden, Ariston Verlag, München 2017.

Dr. Ulrike Bossmann, People Pleasing, Beltz Verlag, Weinheim 2023.

Katja Burkard, Wechseljahre? Keine Panik!, Blanvalet, München 2019.

Benita Cantieni, Tigerfeeling. Das perfekte Bodentraining für sie und ihn, Südwest Verlag, München 2012.

Dami Charf, Die 3 Quellen echten Lebensglücks, Gräfe und Unzer, München 2020.

Dami Charf, Auch alte Wunden können heilen, Kösel Verlag, München 2018.

Dr. Susanne Esche-Belke, Dr. Souzann Kirschner-Brouns, Midlife Care, Lübbe Life, Köln 2020.

Heide Fischer, Mein Kompass durch die Wechseljahre, Herbig Verlag, München 2022.

Prof. Dr. Ingo Froböse, Die Beauty-Fitness-Formel, ZS Verlag, München 2018.

Erika Rischko, Prof. Dr. Ingo Froböse, Für Fitness ist es nie zu spät, ZS Verlag, München 2022.

Prof. Dr. Ingo Froböse, Muskeln – die Gesundmacher, Ullstein Verlag, München 2023.

Dr. Alexa Iwan, Prof. Dr. Ingo Froböse, Neustart Wechseljahre, Südwest Verlag, München 2023.

Dr. Michael Greger, How not to age, Piper Verlag, München 2024.

Prof. DDr. Johannes Huber, Bernd Österle, Die Anti-Aging Revolution. Spielend schlank, länger jung, edition a, Wien 2020.

Dr. Sheila de Liz, Woman on Fire, Rowohlt Polaris, Hamburg 2020.

Dr. Christian Matthai, Meine Sprechstunde für Frauen, die mitten im Leben stehen, Kneipp Verlag, Wien 2021.

Prof. Dr. Markus Metka, Kopfsache Jung, edition a, Wien 2023.

Prof. Dr. Markus Metka, Sündhaft gesund, Delta X Verlag, Wien 2021.

Dr. Peter Niemann, Bettina Snowdon, Medical Cooking: Antientzündliche Ernährung, Trias Verlag, Stuttgart 2024.

Dr. Christiane Northrup, Weisheit der Wechseljahre, ZS Verlag, München 2016.

Dr. Christiane Northrup, Lustvoll durch die Wechseljahre, Wilhelm Goldmann Verlag, München 2011.

Priv.-Doz. Dr. Daniela Paepke, Anna Cavelius, Ganz schön heiß hier, ZS Verlag, München 2022.

Ellen Cornely-Peeters, Ach, Meno! Eine Wechseljahre-Beraterin macht Mut, Kiepenheuer & Witsch, Köln 2021.

Alexandra Pope, Sjanie Hugo-Wurlitzer, Die verborgene Kraft der Wechseljahre, Integral Verlag, München 2023.

Dinah Rodrigues, Hormon-Yoga, Schirner Verlag, Darmstadt 2023.

Kerstin Rosenberg, Petra Wolfinger, Mit Ayurveda durch die Wechseljahre, Südwest Verlag, München 2019.

Miriam Stein, Die gereizte Frau, Wilhelm Goldmann Verlag, München 2022.

Bronnie Ware, Leben ohne Reue, Wilhelm Goldmann Verlag, München 2014.

Frances Elisa Weber, Eine Frage der Phase, Komplett Media Verlag, München 2024.

Katharina Ziegelbauer, Wechseljahre sind wie die Pubertät, nur schöner!, Kneipp Verlag, Wien 2020.

Fotonachweis

Kapitel 1: shutterstock.com/Fauzi Muda; Kapitel 2: shutterstock.com/Vitali Michkou; Kapitel 3: shutterstock.com/Lee Yiu Tung; Kapitel 4: shutterstock.com/Sergio Photone; Kapitel 5: shutterstock.com/simona pilolla 2; Kapitel 6, 96: shutterstock.com/YAKOBCHUK VIACHESLAV; Kapitel 7: shutterstock.com/focal point; Kapitel 8: shutterstock.com/ShotPrime Studio; Kapitel 9: shutterstock.com/Akarat Phasura; Kapitel 10: shutterstock.com/Andrey_Popov; Kapitel 11: shutterstock.com/wavebreakmedia; Kapitel 12: shutterstock.com/Aleksandr Simonov; Kapitel 13: shutterstock.com/angellodeco; Kapitel 14: shutterstock.com/Tyler Olson; Kapitel 15: shutterstock.com/Sony Herdiana; Kapitel 16, 18, 23: shutterstock.com/Jo Panuwat D; Kapitel 17: shutterstock.com/TukkataMoji; Kapitel 19: shutterstock.com/Serdar Tibet; Kapitel 20: shutterstock.com/Liudmyla Chuhunova; Kapitel 21: shutterstock.com/Diana Taliun; Kapitel 22: shutterstock.com/Albina Gavrilovic; Kapitel 24: shutterstock.com/Microgen; Kapitel 25, 60: shutterstock.com/Daisy Daisy; Kapitel 26, 57: shutterstock.com/New Africa; Kapitel 27: shutterstock.com/ARMMY PICCA; Kapitel 28: shutterstock.com/belushi; Kapitel 29: shutterstock.com/Wiktory; Kapitel 30: shutterstock.com/Studio Stek T; Kapitel 31: shutterstock.com/Phongsak Meedaenphai; Kapitel 32: shutterstock.com/vystekimages; Kapitel 33: shutterstock.com/DenisProduction.com; Kapitel 34, 58: shutterstock.com/ratmaner; Kapitel 35, 38: shutterstock.com/monticello; Kapitel 36: shutterstock.com/Dreke; Kapitel 37: shutterstock.com/Jacek Chabraszewski; Kapitel 39: shutterstock.com/images72; Kapitel 40: shutterstock.com/SpeedKingz; Kapitel 41: shutterstock.com/Africa Studio; Kapitel 42: shutterstock.com/Bildagentur Zoonar GmbH; Kapitel 43: shutterstock.com/Dmytro Zinkevych; Kapitel 44: shutterstock.com/Tatevosian Yana; Kapitel 45: shutterstock.com/Winai Tepsuttinun; Kapitel 46: shutterstock.com/Viktoriia Hnatiuk; Kapitel 47, 79: shutterstock.com/Prostock-studio; Kapitel 48, 59, 61, 70, 89: shutterstock.com/PeopleImages.com - Yuri A; Kapitel 49, 50: shutterstock.com/Pixel-Shot; Kapitel 51: shutterstock.com/Juan Rodriguez Pazos; Kapitel 52: shutterstock.com/Vladimir Konstantinov; Kapitel 53: shutterstock.com/Giulio_Fornasar; Kapitel 54: shutterstock.com/Image Point Fr; Kapitel 55: shutterstock.com/shurkin_son; Kapitel 56: shutterstock.com/Denis-Zav; Kapitel 62: shutterstock.com/Alliance Images; Kapitel 63: shutterstock.com/Gladskikh Tatiana; Kapitel 64: shutterstock.com/Phoenixproduction; Kapitel 65: shutterstock.com/Svitlana Denysiuk; Kapitel 66: shutterstock.

com/Followtheflow; Kapitel 67, 103: shutterstock.com/LightField Studios; Kapitel 68: shutterstock.com/FamVeld; Kapitel 69: shutterstock.com/Ground Picture; Kapitel 71, 74: shutterstock.com/Monkey Business Images; Kapitel 72: shutterstock.com/Nadya So; Kapitel 73: shutterstock.com/Saulich Elena; Kapitel 75: shutterstock.com/Anthony Mujica Viera; Kapitel 76: shutterstock.com/aslysun; Kapitel 77: shutterstock.com/Lenka Koutova; Kapitel 78: shutterstock.com/Sugarbox; Kapitel 80, 111: shutterstock.com/fizkes; Kapitel 81: shutterstock.com/IAMSUTHICHA; Kapitel 82: shutterstock.com/Robert Kneschke; Kapitel 83: shutterstock.com/Maksim Toome; Kapitel 84, 85, 99: shutterstock.com/Krakenimages.com; Kapitel 86: shutterstock.com/Kuttelvaserova Stuchelova; Kapitel 87: shutterstock.com/De Visu; Kapitel 88: shutterstock.com/Miljan Zivkovic; Kapitel 90: shutterstock.com/Media_Photos; Kapitel 91: shutterstock.com/StockPhotoDirectors; Kapitel 92: shutterstock.com/sirtravelalot; Kapitel 93: shutterstock.com/nanka; Kapitel 94: shutterstock.com/Jaume Capella Villalonga; Kapitel 95: shutterstock.com/Margarett24; Kapitel 97: shutterstock.com/Hyper Story; Kapitel 98: shutterstock.com/Mznyasx; Kapitel 100: shutterstock.com/Jonas Tufvesson; Kapitel 101: shutterstock.com/Dulin; Kapitel 102: shutterstock.com/michaeljung; Kapitel 104: shutterstock.com/Jacob Lund; Kapitel 105: shutterstock.com/Monika Wisniewska; Kapitel 106: shutterstock.com/Funstock; Kapitel 107: shutterstock.com/Albina Gavrilovic; Kapitel 108: shutterstock.com/Marijus Auruskevicius; Kapitel 109: shutterstock.com/Svitlana Hulko; Kapitel 110: shutterstock.com/Okman

Danksagung

Zuallererst gilt mein Dank dem Emons Verlag, der die Wichtigkeit dieses Themas erkannt hat und mit der Umsetzung dieses Buches interessierten Leserinnen und Lesern nun 111 wissenswerte Antworten auf 111 kompakte Fragen rund um die herausfordernde Lebensphase der Wechseljahre liefert.
Ein großes Dankeschön geht natürlich auch an die zahlreichen Experten aus Österreich, Deutschland und der Schweiz, die mir durch ihre Expertise Einblick in ihre jeweiligen Fachgebiete ermöglicht und wissenschaftliche Zusammenhänge klar, verständlich und prägnant vermittelt haben.
Danke auch an meine Familie, die mir nicht nur jede Menge kreativen Input geliefert, sondern auch viel Verständnis und Geduld für die arbeitsintensiven Monate entgegengebracht hat.

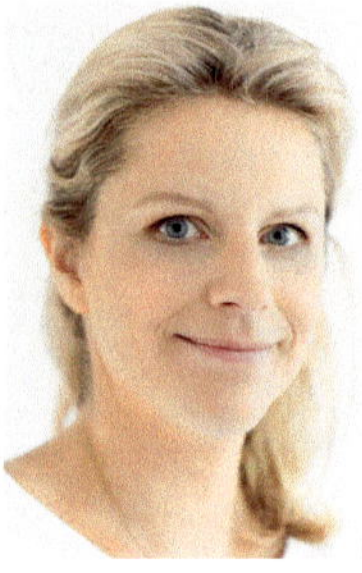

Christina Gschwendtner studierte Publizistik- und Kommunikationswissenschaft in Wien. Als freie Texterin und Redakteurin für Verlage und Unternehmen hat sie sich vor allem auf Gesundheits-, Ernährungs-, Sport- und Lifestyle-Themen spezialisiert.